全国百名杰出青年中医学术文库

刘健

学术集萃

主编 刘 健 万 磊

科学出版社

内 容 简 介

本书以风湿病中医临床思维总论,风湿病诊治规律,风湿病诊治学术思想撷要、风湿病诊治病案举隅,以及风湿病现代研究为纲,以四种常见风湿病——类风湿关节炎、强直性脊柱炎、干燥综合征、骨关节炎为目,分别进行阐述。本书主要阐述作者诊治四种常见风湿病的学术思想荟萃和自己独特的治疗心得,以及作者在临床应用和动物实验研究中发现的治疗风湿病的药物。本书出版有利于提高中医院校师生、中医或中西医临床医生运用风湿病相关知识分析风湿病相关问题的能力。

图书在版编目(CIP)数据

刘健学术集萃 / 刘健,万磊主编. —北京:科学
出版社,2017.6
（全国百名杰出青年中医学术文库）
ISBN 978-7-03-053000-4

Ⅰ.①刘… Ⅱ.①刘… ②万… Ⅲ.①风湿病-诊疗
-研究 Ⅳ.①R593.21

中国版本图书馆 CIP 数据核字(2017)第 118100 号

责任编辑:潘志坚 陆纯燕
责任印制:谭宏宇 / 封面设计:殷 靓

科学出版社 出版
北京东黄城根北街 16 号
邮政编码:100717
http://www.sciencep.com

南京展望文化发展有限公司排版
江苏省句容市排印厂印刷
科学出版社发行 各地新华书店经销

*

2017 年 6 月第 一 版 开本:787×1092 1/16
2017 年 6 月第一次印刷 印张:15 1/4
字数:298 000

定价:68.00 元
(如有印装质量问题,我社负责调换)

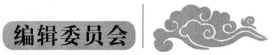

　　风湿病归属于中医"痹病""痹证"的范畴，是人体正气不足，风、寒、湿、热、燥等外邪侵袭人体，闭阻经络，气血运行不畅所致的以关节、肌肉疼痛、肿胀，关节屈伸不利，甚至关节僵硬、变形，或累及脏腑为特征的一类病证的总称。风湿病包括类风湿关节炎、强直性脊柱炎、骨关节炎、干燥综合征、系统性红斑狼疮，以及血管炎一类的疾病。本人长期从事风湿病的临床、教学与科研工作，在进行大量文献研究、中医证候学调查，以及长期临床实践的基础上，在运用中医药治疗痹病方面有着独特见解和方法，创立了痹病"脾虚"理论基础，积累了丰富的临床经验，奠定了创新性的实验研究。

　　本书共分为5章，以风湿病中医临床思维总论、风湿病诊治规律、风湿病诊治学术思想撷要、风湿病诊治病案举隅、风湿病现代研究为纲，以四种常见风湿病——类风湿关节炎、强直性脊柱炎、干燥综合征、骨关节炎为目，分别进行阐述。本书主要阐述作者诊治四种常见风湿病的学术思想和自己独特的治疗心得，以及作者在临床应用和动物实验研究中发现的治疗风湿病的药物。学术思想和药物应用则是以医话、医案形式呈现，丰富了本书的内容，在形式上也是独具特色。

　　本书的出版有利于提高中医院校师生、中医或中西医临床医生运用风湿病知识的能力，掌握分析研究风湿病相关问题的方法，提高科研能力、科研水平及理论思维水平，提高医务工作者的医学素质，对风湿病的科学研究也有一定指导价值。

　　由于编者水平及编写时间有限，如有不足之处，敬请广大同仁不吝批评指正！

2016 年 12 月

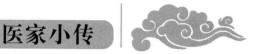

　　刘　健,男,医学博士,一级主任医师,二级教授,博士生导师,国家临床重点专科风湿病科、国家中医药管理局重点学科中医痹病学科、国家中医药管理局重点专科风湿病科、国家药物临床试验机构风湿病专业学科带头人,安徽省学术和技术带头人,安徽省重点学科中医内科学学科带头人。中华中医药学会风湿病分会副主任委员,中国中西医结合学会循证医学专业委员会副主任委员,中国民族医药学会风湿病分会副会长,安徽省中医药学会风湿病专业委员会主任委员。

　　刘健在医药卫生实践和理论研究中,以中医、中西医结合方法和手段治疗风湿性疾病如类风湿关节炎、强直性脊柱炎、骨关节炎、干燥综合征、痛风等,疗效显著,副反应少;应用现代风湿病学技术进行诊断和治疗,吸收并引进最新的诊断指标用于临床诊断;在中医学理论和新安医学学术思想指导下提出了风湿病正气不足、痰瘀阻滞、血脉瘀阻的基本病机,建立了风湿病益气健脾、化湿通络的综合治疗体系。在科技成果的推广、开发中,研制的治疗类风湿关节炎的中药院内制剂新风胶囊临床应用 20 余年,取得了显著的社会效益和经济效益,在国内同行中享有较高的声誉。一直工作在医疗卫生保健事业第一线,年平均门诊量 9 000 人次,年收住院 500 余人次;所诊治患者来自澳大利亚、瑞士、乌拉圭等国家及云南、福建、广东、新疆等 15 个省、市、自治区。积极参与安徽省保健委员会组织的干部保健知识讲座,先后被省保健委员会派往安庆、阜阳和淮北等市做中医养生保健专题报告,直接听众约 2 000 人,受到广大保健对象的欢迎。

　　刘健先后主持承担国家卫生和计划生育委员会、国家中医药管理局、国家自然基金委、安徽省科技厅、安徽省自然科学基金等政府资助的研究课题 20 余项,获科技成果 15 余项,发表学术论文 300 余篇,出版学术专著 20 余部,并获安徽省自然科学、科技进步、中华中医药学会科学技术三等奖及省教学成果二等奖等多项奖项,获得 4 项治疗痹病的药物实用专利。参加国际学术会议 10 余次,全国性学术会议 100 余次。培养博士、硕士研究生 60 余名。

第一章

风湿病中医临床思维总论

第一节 风湿病概述

风湿病归属于"痹病""痹证",是因人体正气不足,风、寒、湿、热、燥等外邪侵袭人体,闭阻经络,气血运行不畅所致的以关节、肌肉、筋骨疼痛、重着、肿胀、酸楚、麻木,关节屈伸不利,甚至关节僵硬、变形,或累及脏腑为特征的一类病证的总称。风湿病为临床常见病、多发病,且多缠绵难愈,危害极大。西医学所说的某些风湿性疾病,如类风湿关节炎、强直性脊柱炎、系统性红斑狼疮、系统性硬皮病、皮肌炎、风湿热、骨关节炎、干燥综合征、骨质疏松症、肩周炎、坐骨神经痛、痛风,以及血管炎一类的疾病,因此类病影响骨、关节及其周围软组织(如肌肉、滑囊、肌腱、筋膜、神经等)而发生病变,都归属于中医"痹病"的范畴。

一 风湿病沿革

"风湿病"之名,自古有之。湖南长沙出土的《五十二病方》中就有"风湿"记载,《神农本草经》中记载"风湿"有 26 处之多。《黄帝内经》除痹论篇外,以"风湿"单独出现者有 17 处。汉代张仲景《金匮要略》首次以"风湿"作为病名,曰:"患者一身尽痛,发热日晡所剧者,名风湿。"隋代巢元方《诸病源候论》将"痹"隶属于"风候"项下,如在"风候"项下列有"风痹候""历节风候""风湿痹候"等。及至清代喻嘉言《医门法律》则更以"风湿"作为专论,详尽论述风湿为患引起肌肉、关节病证的机制及处方。

二 中医学对痹病的认识

(一) 中医学对痹的认识

中医学对痹的认识较早,"痹"为形声字,古文有"卑"之说,"卑"有举、低下、卑微之义。《说文解字》说:"痹,湿病也。"说明痹(主要是肢体痹)的形成与湿有密切关系,这可能是痹字从"卑"的缘故,因低下的地方多湿。后世运用中,将"痹"引申为"闭",均示壅滞、阻塞、闭塞不通之义。因此,"痹"属于中医学特有的病理概念,即病邪痹阻而经气不利之义。

广义的"痹",是泛指病邪闭(痹)阻肢体、经络、脏腑所致的各种疾病。《中藏经·论痹》说:"痹者,闭也。五脏六府,感于邪气,乱于真气,闭而不仁,故曰痹。"《景岳全书·风

3

痹》亦说:"痹者,闭也。以血气为邪所闭,不得通行而病也。"因此,"痹"是一种病理变化,即邪气阻闭(痹)气血而经气不通利的病理。据此,则"痹"不限于现代通常所说痹病或痹证,凡符合邪气阻闭(痹)、经气不利之病理者,均可用"痹"加以解释。

狭义的"痹",是指将痹作为病名使用。《素问·痹论》所谓"风寒湿三气杂至,合而为痹也"便是明训。由于痹病有许多种,并各自有其表现特点,如"胞痹者,少腹膀胱按之内痛,若沃以汤,涩于小便"(《素问·痹论》);"病在筋,筋挛节痛,不可以行,名曰筋痹"(《素问·长刺节论》)。于是《素问·移精变气论》即有"五痹"之说。因此,"痹"并非一病之专名,而是据病理而命名,包含有多种具体疾病的病类概念。

(二) 中医学对痹病的认识

1. 从病机概念理解

《华氏中藏经·论痹》曰"痹者,闭也",即痹有闭塞不通的意思。《黄帝内经》所提到"痹"的多种表现,或痛,或不仁,或咳喘,或心下鼓等,大多可用"痹者,闭也",即闭塞不通的病机加以解释。

2. 从病证概念理解

痹指由经络阻滞、营卫凝涩、脏腑气血运行不畅而导致的疾病,如行痹、筋痹、骨痹等。且每一种病证都有着不同的表现特点,如《素问·痹论》云:"肺痹者,烦满喘而呕;心痹者,脉不通,烦则心下鼓,暴上气而喘,嗌干,善噫,厥气上则恐。"其就肺痹的肺气闭阻而喘满的特点、与心痹的血脉不通而心悸的特点作了说明。

3. 从症状特点理解

痹可作疼痛、麻痹之义。如《黄帝内经》中常见有"咽肿、喉痹"二症相连,即有咽喉肿痛之义。《灵枢·刺节真邪》有"搏于皮肤之间……留而不去,则痹。卫气不行,则为不仁",此痹则有麻木不仁之义。

三　风湿病分类

(一) 按病因分类

《素问·痹论》曰:"风寒湿三气杂至,合而为痹也。"并根据三气之偏盛而又分为三痹,谓"风气胜者为行痹,寒气胜者为痛痹,湿气胜者为着痹"。认为其临床表现有"或痛,或不痛,或不红,或寒,或热,或燥,或湿"等。《金匮要略》载"风湿,此病伤于汗出当风,或久伤取冷所致也""太阳病,关节疼痛而烦,脉沉而细,此名湿痹"《中藏经·论痹》曰:"痹者……有风痹,有寒痹,有湿痹,有热痹,有气痹。"《症因脉治》中进行了全面的归纳,将痹病分为外感痹、内伤痹。《温病条辨》将痹病分为寒热两类,谓痹病"大抵不越寒热两条",并提出"暑湿痹"之名。《临证集要·痹证》曰:"一为风湿夹寒邪为痹者,为风寒湿痹;二以内湿夹热邪病痹者,为风湿热痹。"此种分类比较简明。

(二) 按部位分类

1. 按体表部位分类

《医林改错》曰:"凡肩痛、臂痛、腰痛、腿痛或周身痛,总名曰痹证。"因此,此类痹病名称一般称之为某部位疼痛,如身痛、臂痛、颈痛、背痛、腰痛、骶痛、膝痛、足痛、腿痛等。此类痹病中,以颈、肩、腰、腿痛为重点,因为按体表部位分类的痹病,与现代医学解剖学关系密切,故近年来按此分类的痹病在病因学、病理学、治疗学、康复学等方面发展较快。

2. 按脏腑分为五脏痹、六腑痹

《素问·痹论》说:"五脏皆有合,病久而不去者,内舍于其舍也。故骨痹不已,复感于邪,内舍于肾。筋痹不已,复感于邪,内舍于肝。脉痹不已,复感于邪,内舍于心。肌痹不已,复感于邪,内舍于脾。皮痹不已,复感于邪,内舍于肺。"

脏腑痹的产生主要有两条途径:① 五体痹病久,邪留不去,正气虚衰,复感于邪,内舍所合之脏而成五脏痹。② 由于饮食起居失宜等,致人体正气内虚,然后风、寒、湿气中六腑之俞穴,食饮应之,痹邪乘虚而入,内舍六腑而成六腑痹。另外,各种痹病日久不愈,病邪也可从外向里发展,此即"诸痹不已者,亦益内也"。因此,正气内虚是脏腑痹产生的基础。

3. 按组织分为五体痹

《素问·痹论》指出,风寒湿之气,冬气通于肾,肾主骨。骨痹者,骨酸痛而沉重,具有麻木感。春气通于肝,肝主筋,筋痹者,筋脉拘挛,关节疼痛,屈伸不利。夏气通于心,心主血脉,脉痹者,发热,肌肤有灼热感,肢体酸痛。长夏之气通于脾,脾主肌肉,肌痹者,肌肉麻木,酸痛无力或困倦。秋气通于肺,肺主皮毛,皮痹者,肢体微麻,但知痛痒。故有"以冬遇此者为骨痹,以春遇此者为筋痹,以夏遇此者为脉痹,以至阴遇此者为肌痹,以秋遇此者为皮痹"。五体痹在临床上有重要的意义,中华中医药学会风湿病分会专门多次对其进行研讨,统一了五体痹的概念、诊疗标准、证候分类、疗效评定标准,为痹病的深入研究打下了良好的基础。

(三) 按邪气分类

1. 致病邪气的偏胜

即从辨邪气的性质入手。如《素问·痹论》篇所述:"风寒湿三气杂至,合而为痹也。其风气胜者为行痹,寒气胜者为痛痹,湿气胜者为着痹也。"这种分类目前被普遍用来指导临床治疗。《灵枢·四时气》指出:"着痹不去,久寒不已,卒取其三里。"足三里是足阳明胃经的合穴,脾胃相表里,刺之以健脾燥湿而祛寒,则此痹可解。在指导方药上这一分类法也十分有意义,每一型均有相应的方药以治之,故这一分类目前乃被中医内科学普遍运用。

2. 邪气与部位的关系

《灵枢·周痹》篇云,"众痹……此各在其处,更发更止,更居更起,以右应左,以左应右,非能周也,更发更休也""周痹者,在于血脉之中,随脉以上,随脉以下,不能左右,各当其所"。众痹邪在左右各处,更发更止,故见痹痛时左时右,时痛时止;而周痹其厥气逆于脉中,随脉上下,故见痹痛随经脉走窜而痛,但不见左右之移。综上两者均有走痛之性。众痹"痛虽已止,必刺其处,勿令复起",是重视其病位的治疗;周痹"痛从上下者先刺其下以过(遏)之,后刺其上以脱之",是重视其痹痛部位的先后,先治其标部,后治其本位,以遏制病势而后除其根。

3. 邪气侵犯部位的不同层次

邪气侵犯人体部位的不同层次,痹痛有其各自特点。根据其不同的特点进行辨证分类,皮痹常见皮肤麻木、知觉不敏、隐疹;肌痹则肌肉酸痛、板滞;筋痹则肢体拘急,屈而不伸,不可以行;脉痹则血脉凝滞或"身时热"或痹痛日久不愈;骨痹则骨重难举,伸而不能屈,骨髓酸痛。

(四) 按病程分类

按病程分类可分为暴痹、久痹、顽痹。

暴痹:突然发作的痹病(《灵枢·九针论》)。

久痹:邪气久留,病程长久,且反复发作,经久不愈的痹病(《灵枢·寿夭刚柔》),《灵枢·官针》又称留痹。

顽痹:久病难愈的痹病(《诸病源候论》)。

(五) 按季节分类

以季节者,有仲春痹、孟春痹、季春痹、仲秋痹、孟秋痹、季秋痹、仲夏痹、孟夏痹、季夏痹、仲冬痹、孟冬痹、季冬痹等。

(六) 按症状特征分类

行痹:疼痛呈游走不定。

痛痹:疼痛较剧烈。

着痹:肢体重着为主者。

周痹:风、寒、湿侵入血脉,上下移走随脉,其上下左右相应,间不容空。

众痹:疼痛各在其处,更发更止,更居更起,以左应右,以右应左(《黄帝内经》)。

历节病：疼痛遍历关节者(《金匮要略》)。

白虎历节风：遍历关节疼痛，昼轻夜重，如虎咬之状。

痛风：以四肢上或身上一处肿痛，或移动他处，色红，参差肿起，按之滚热(《丹溪心法》)。

鹤膝风：膝关节肿痛，股胫细小，如鹤膝之形。

鼓槌风：两膝肿大，皮肤拘挛，不能屈伸，腿骨枯细。

鸡爪风：产后血脉空虚，气血不足，复感风寒之邪，致筋脉疼痛，手足指拘挛不能屈伸，手状如鸡爪(《解围元薮》)。

(七) 按证候分类

根据痹病正邪盛衰之不同，分虚痹、实痹两大类。如《医宗金鉴·杂病心法要诀·痹病总括》载："痹虚，谓气虚之人病诸痹者……痹实，谓气血实之人病诸痹也。"《湿病条辨·中焦篇》也指出对痹病要虚实异治。现代黄文东主审的《实用中医内科学》也以虚实为纲，将行、痛、着、热痹列为实痹，将气血虚、阳虚、阴虚列为虚痹。

第二节　风湿病中医思维

一　细问参悟病史

病史对风湿性疾病的诊断有着举足轻重的作用，是其他方法不可替代的。有时不详细了解病史，就无法对风湿性疾病做出正确诊断。病史的询问主要从现病史和相关病史方面入手。

(一) 现病史的采集

询问风湿病发病的时间、地点，起病的缓急、前驱症状，详细询问环境的潮湿、寒冷，劳累病史或高温作业史，感染，饮食，生活，情志等病因和诱因。

询问风湿病主要症状和体征，应根据患者陈述及该病病名可能有的主要症状进行提问，如详细询问有无关节疼痛、肿胀和活动障碍、发热等。

询问风湿病伴随症状和体征，应根据该病病名的证型特点、表现进行提问。结合"十问歌"[一问寒热，二问汗，三问头身(头痛、头晕、四肢关节酸痛)，四问便(大便的便质、便次、排便感异常，小便的尿量、尿次、排尿感异常)，五问饮食，六问腹胸(胸痛、胁痛、脘痛、腹痛),七聋八渴俱当辨,九问旧病十问因,再兼服药参机变;妇女尤必问经期,迟速闭崩皆可见;再添片语告儿科,天花麻疹全占验]进行全面询问。

(二) 相关病史的采集

询问既往史,包括既往健康状况、类似疾病(可用于类证鉴别)、诱发病、兼证、变证等(包括中西医病证),询问有无手术史、外伤史、中毒史、输血史。询问既往有无类似病史,有无药物、食物、花粉过敏史,个人生活史,居住情况,饮食偏嗜,烟酒嗜好,性情,毒物、粉尘、放射线接触史,传染病史、婚育史、家族史、月经史。

(三) 细问病史的注意事项

避免审问式问诊,要态度和蔼、仪表端庄、言行得体。避免暗示性的询问,让患者陈述,不要随意打断,并逐渐地引导患者对疾病的表述。避免用医学方面术语进行提问,如关节功能障碍、炎性疼痛、晨僵等。根据患者不同文化程度,采用不同的问诊方式。文化程度低的尽量采用直白的表述方式,文化程度高的可采用比喻(与之职业相关的)、说理的方式表述。

二 据理审证求因

中医对风湿病的病因的认识最早见于《黄帝内经》。"风寒湿三气杂至,合而为痹,其风气胜者为行痹,寒气胜者为痛痹,湿气胜者为着痹也""所谓痹者,各以其时重感于风寒湿之气也"(《素问·痹论》);"风雨寒热,不得虚,不能独伤人"(《素问·评热病论》)。风湿病的发病不外乎外因和内因,风、寒、湿、热邪是风湿性疾病发生发展的外部条件,而诸虚、正气不足是其发病的内部原因。内因为本,外因为标,内外相互联系,相互作用,致使风湿病的发生。

(一) 风湿病发生的外部因素——外感六淫诸邪

外邪侵及人体,是痹病发生的重要外因。风湿病发病的外因是风、寒、湿、热之邪侵袭,导致外邪入侵的因素主要为季节气候异常、居住潮湿、起居调摄不慎等。风为百病之长,其为阳邪,开发腠理,又具穿透之力,寒借此力内犯,风又借寒凝之积,使邪附病位,而成伤人致病之基。湿邪借风邪的疏泄之力、寒邪的收引之能;风寒又借湿邪黏着、胶固之性,造成经络壅塞,气血运行不畅,则筋脉失养,绌急而痛发为本病。或久居湿热之地,外感风、湿、热邪,高温作业,素体阳气偏盛,喜食辛辣肥甘,内有蕴热,或久病而化热;与风、寒、湿气侵袭机体,壅于经络、关节,气血郁滞不通,关节疼痛不能屈伸而为病。正如叶天士在《临证指南医案·痹》所言:"痹证,每以风寒湿之气杂感主治。召恙不同,由于暑外加之湿热,水谷内蕴之湿热,外来之邪,着于经络,内受之邪,着于腑络。"

(二) 风湿病发生的根本内因——正气不足

人的禀赋不足,劳累过度或病后产后体虚,精、气、血、津液等不足,或脏腑组织等功能低下致虚,是引起痹病的内在因素。皆因体虚,腠理空疏,受风、寒、湿气而成痹也。《济生方·痹证》中述,在正常情况下,营行脉中,卫行脉外,阴阳相贯,气调血畅,乃濡养四肢百骸、脏腑经络,营卫调和,卫外御邪。如营卫不和,则邪气乘虚而入,故营卫失调是风湿病发病的重要原因之一。若先天禀赋不足或素体不健,营阴不足,卫气虚弱,或因起居不慎,寒湿不适,或因劳倦内伤,生活失调,腠理失密,卫外不固,则外邪乘虚而入,外邪留著营卫,营卫不合,气血痹阻不通则发为痹痛。概括地说,正气不足是风湿病发生的内因,正如《黄帝内经》所云:"粗理而肉不坚者,善病痹。"

(三) 风湿病发生的病理关键——痰瘀互结

痰浊、瘀血是人体受某种致病因素作用后,在疾病过程中所形成的病理产物,这些病理产物能直接或间接作用于人体,引起新的病证。饮食不节,脾失健运,或脾气虚弱,运化无力,水湿不行,聚湿成痰;外感湿邪,湿聚成痰;瘀血阻滞,经脉不利,水液道路不畅,水湿停滞,聚湿成痰。痰浊流窜骨节经络,闭阻气血,而为本病。风湿病大多为慢性进行过程,疾病既久,则病邪由表入里,由轻而重,导致脏腑的功能失调,而脏腑功能失调的结果之一就是产生痰浊与瘀血。引起风湿病发病的重要内部因素是正气不足,脏腑气血阴阳失调,并会产生瘀血与痰饮。同时,风湿病又是一种慢性缠绵日久的病变,留连日久,与外邪的作用相合,又可以加重瘀血和痰浊。

三 立法谨守病机

病机即疾病发生、发展和变化的机制,又称为病理机制,是认识疾病证候并进行诊断辨证、预防治疗的内在依据和理论指导,是研究和阐明疾病病理机制及变化规律的理论,其研究目的在于揭示疾病发生、发展、变化,以及转归的本质特点和基本规律。风湿病病种多样,表现复杂,预后不一,所涉及的病机极为复杂。作者通过多年临床总结,认为风湿病的病机是本虚标实、虚实夹杂,同时也呈现传变、传化的病机特点。

(一) 正虚为本

在风湿病的发病机制中,正虚是风湿病发病的内在因素,起决定性作用。当正气亏虚之时,外来风、寒、湿、热之邪才可乘虚侵袭机体,使经络气血闭阻不通,而发风湿病。在其病变机制中,正虚有营卫不和、气血亏虚、脏腑虚衰等表现形式。

1. 营卫不和

《素问·痹论》云:"营者,水谷之精气也,和调于五脏,洒陈于六腑,故循脉上下,贯五脏,络六腑也。卫者,水谷之悍气也,其气慓疾滑利,不能入于脉也,故循皮肤之中,分肉之间,熏于肓膜,散于胸腹。逆其气则病,从其气则愈。不与风寒湿气合,故不为痹。"清代林佩琴《类证治裁·痹证》曰:"诸痹,良由营先虚,腠理不密,风寒湿乘虚内袭,正气为邪所阻,不能宣行,因而留滞,气血凝滞,久而成痹。"

2. 气血亏虚

气血为人体生命活动的重要物质基础,气血亏虚,机体失于濡养,则抗邪、防御、适应能力低下,外邪乘虚侵入,而发为风湿病。《金匮要略》曰:"少阴脉浮而弱,弱则血不足,浮则为风,风血相搏,即疼痛如掣。"当然,就风湿病言,气血亏虚时也必然先见营卫不和。

3. 五脏虚衰

风湿病主要责之脾、肝、肾三脏。脾主肌肉、四肢,为气血生化之源;肝主筋,主藏血;肾主骨,主藏精。风湿病的病位主要在肌肉、筋骨。若脾、肝、肾虚损,则肌肉、筋骨失养,风、寒、湿、热之邪乘虚侵入。根据"至虚之处,便是受邪之处"的理论,病邪往往直接深入虚者所主的机体组织或直接犯及内脏,引起五体痹或五脏痹。

(二) 邪实为标

邪气为标,在正气不足的情况下,感受风、寒、湿、热、燥、火六淫之邪,黏滞缠绵,闭阻经络气血,即所谓"至虚之处,便为受邪之所"。风、寒、湿、热诸邪气具有致病特异性和选择性,并因五脏阴阳偏颇,而侵袭不同脏腑经络。风邪易侵袭肌表肺卫,寒入肾脏,湿易困脾,火热犯心,在外表现为筋骨肌表关节不利,在内则表现为脏腑功能失调。痹病既得,风、寒、湿、热之邪充斥经络,气血运行不畅。邪留日久,寒凝津为痰,湿停聚为痰,热炼津为痰。同时,邪留日久,气血运行不畅则瘀血内生。痰瘀形成,又阻滞经络,壅遏邪气,痰瘀邪气相搏,经络气血闭阻,故痹病渐趋加重,疼痛、肿胀、重着等症状突出。痰和瘀既可单独为患,亦可合而为病,闭阻经络,流注关节,不通则痛,不通而肿,经久不愈,甚至变生或合并脏腑病变。

(三) 风湿病的传化病机

风湿病的传化机制指其传变、演化的机制。由于风湿病的发生、发展机制复杂,其传变、演化情况与治疗是否及时、正确关系密切,一般其传化途径主要是五体传化、表里传化、脏腑传化。

1. 五体传化

痹病日久,正气虚弱,可由皮肤影响肌肉、血脉、筋骨等。《儒门事亲》曰:"皮痹不已而成肉痹,肉痹不已而成脉痹,脉痹不已成筋痹,筋痹不已而成骨痹。"

2. 表里传化

《素问·痹论》曰:"骨痹不已,复感于邪,内舍于肾;筋痹不已,复感于邪,内舍于肝;脉痹不已,复感于邪,内舍于心;肌痹不已,复感于邪,内舍于脾;皮痹不已,复感于邪,内舍于肺。"痹病日久不解,均可导致肺痹、心痹等的发生。

3. 脏腑传化

《素问·玉机真脏论》曰:"肺痹,发咳上气,弗治,肺即传而行之肝,病名曰肝痹。"五体痹传变及脏者,形成五脏痹,《黄帝内经》所云:"久痹不已,复感外邪,内舍其合,可致五脏痹。"其由五体痹不已,而五脏精气逆乱,复"各以其时重感于风寒湿气"而成。

四　整体单元治疗

风湿病是一种范围较广、致病因素多样、病变部位深浅不一、病理属性复杂的疾病,临床上若用单一的治疗方法,很难取得满意效果。因此采用中医药整体-单元治疗方法非常重要。中医学早在《黄帝内经》就提出了内服药、外用药、摩膏、针灸结合治疗痹病的原则。中医药整体-单元治疗方法是建立在辨证论治的基础上,以内治法(内服药)为主,配合外治法(外用药、外洗、外敷、外贴等)、针灸疗法,结合各方面治疗方法综合治疗。根据风湿病的病因病机分析,风湿病的发生可分为活动期和缓解期。活动期分为风寒阻络和湿热痹阻两型;缓解期分为痰瘀阻脉和气血亏虚两型。

(一) 活动期

1. 中药内治

(1) 风寒阻络型:症见发热,恶风,畏寒,汗出,晨僵明显,周身关节疼痛剧烈,甚则屈曲不利,遇冷则痛甚,得热则可安,舌淡,苔薄,脉浮紧或沉紧。治以祛风除湿,散寒通络。方用防己黄芪汤合防风汤加减(防己、防风、黄芪、白术、秦艽、羌活、独活、桂枝、当归、茯苓、甘草、生姜、大枣)。

(2) 湿热痹阻型:症见恶风,发热,关节红肿热痛,得凉则痛减,关节活动受限,手不能握,足不能行,晨僵,口渴或渴不欲饮,溲黄赤,大便不爽或不实,舌质红,苔腻或黄腻,脉数。治以清热除湿,宣痹通络。方用宣痹汤合三妙散加减(防己、蚕沙、薏苡仁、连翘、苍术、赤小豆、滑石、山栀子、黄柏、怀牛膝)。

2. 中药外治

(1) 芙蓉膏:外敷芙蓉膏主要由芙蓉叶、藤黄、天南星、冬绿油、薄荷油等调制而成,具有清热解毒之功。治疗方法:用温水洗净患处,擦干水后,用芙蓉膏均匀敷于患面,厚度

3 mm 左右,然后用纱布外敷并固定,每12小时换敷1次。

(2) 消瘀散:外敷消瘀散主要由丹参、乳香、没药、川芎、荜茇、三七等组成,具有活血化瘀止痛之功。治疗方法:每次取药15 g,用适量蜂蜜调成糊状,敷于关节周围,上下约4 cm,敷药后用纱布外敷并固定,每12小时更换1次。两药交替外敷,每日1次,时间大于12小时。

(3) 中药熏蒸治疗:使用自拟熏蒸方,主要由羌活、独活、防风、桂枝、细辛、川芎、海风藤、徐长卿、姜黄、苏木、冰片等组成,具有祛风除湿、活血通络之功。熏蒸每日1次,每次20分钟。

3. 针灸治疗

(1) 风寒湿痹者选大椎、气海、关元、神阙等穴位为主穴,配合关节局部取穴。

(2) 风热湿痹者选大椎、身柱、曲池为主穴,配合关节局部取穴。

(二) 缓解期

1. 中药内治

(1) 痰瘀阻脉型:症见关节肿痛且变形,活动时痛,屈伸受限,肌肉刺痛,痛处不移,皮肤失去弹性,按之稍硬,肌肤紫暗,面色黧黑,或有皮下结节,或肢体麻木,眼睑水肿,舌质暗红或有瘀斑、瘀点,苔薄白,脉弦涩。治以活血化瘀,祛痰通络。方用身痛逐瘀汤合指迷茯苓丸(当归、秦艽、桃仁、红花、香附、地龙、五灵脂、没药、羌活、川芎、牛膝、甘草、制半夏、枳壳)。

(2) 气血亏虚型:症见形体消瘦,关节变形,肌肉萎缩,骨节烦痛、僵硬、活动受限,关节功能4级,筋脉拘急,腰膝酸软无力,眩晕,心悸,气短,指甲淡白,舌淡无华,苔薄,脉细弱。治以补气养血,培补肝肾。方用十全大补汤合独活寄生汤(党参、独活、桑寄生、秦艽、防风、细辛、当归、芍药、川芎、地黄、杜仲、牛膝、茯苓、黄芪、白术、肉桂)。

2. 中药熏蒸治疗

使用自拟熏蒸方,主要由羌活、独活、防风、桂枝、细辛、川芎、海风藤、徐长卿、姜黄、苏木、冰片等组成,具有祛风除湿、活血通络之功。熏蒸每日1次,每次20分钟。

3. 针灸治疗

(1) 痰瘀痹阻者选膈俞、脾俞、血海为主穴配合关节局部取穴。

(2) 气血亏虚者选肝俞、肾俞、足三里为主穴,配合关节局部取穴。在此基础上,还可以通过冬病夏治、物理康复、职业训练、心理等治疗,对风湿病进行综合治疗。

五 遵循三因制宜

在中医诸多的治则中,因时、因地、因人制宜三大治则是中医的精华所在。中医学认为疾病的发生、发展与转归受多方面因素的影响,尤其是时令气候、地理环境和患者的身体状况。风湿病的发生、转化与自然界和人的体质亦密切相关,临床治疗必须根据不同季节、不同地域和不同体质,具体分析区别对待。因此,在风湿病的治疗上提出了因时制宜、因地制宜、因人制宜的原则,称为"三因制宜"。

（一）因时制宜

这是根据不同时间节律变化和不同季节气候特点,考虑治疗用药的原则。人体因四时所受邪气不同,治疗用药就有区别。如春天风温宜辛凉解表,夏季暑热夹湿宜清热解暑化湿,秋天外感秋燥宜辛凉润燥,冬季风寒宜辛温解表。春夏气候由温渐热,人体腠理疏松开泄,即使外感风寒,也不宜过用辛温发散药物,以免开泄太过;秋冬气候由凉变寒,人体腠理致密,此时若非大热之证,当慎用寒凉药物,以防伤阳。夏天,火热时令阳气旺盛,机体腠理疏松、多汗,患风寒湿痹应用辛温发散之药时,如麻黄、桂枝、防风、川乌、草乌等,量不可过大,药不可常用,以防汗多伤阴。冬天,寒凉时令阴气旺盛,机体腠理致密,患风湿热痹时应用寒凉之品时,如石膏、知母、黄柏、牡丹皮等,量不可过大,以防阳气耗散而伤阳。

（二）因地制宜

这是根据不同地区的地理特点,进行治疗用药的一个原则。人生活在自然界中,不管是生理或病理方面的变化,都与不同的自然环境、生活条件息息相关。地区不同,地势高低、水土品质及生活习惯也不同,人的生理活动和病理特点也有差异。《素问·异法方宜论》认为,五方地域的差异,其自然气候、饮食起居、生活习惯等各有不同,人们的体质,以及发生疾病时,都各有其特殊性。因此,同一病情,不同的地域,往往采取不同的治法和不同的药物。西北寒冷地区,人们腠理多致密,多重用辛温解表药,常选用麻黄、桂枝;东南温热地区,人们腠理多疏松,用辛温解表药不可太重,常选用防风、荆芥。东方天气潮湿,人体腠理多疏松,多有湿热,治病重在祛湿,而用药多取清热化湿之品。南方天气炎热,人体质多柔弱,且酗酒纵欲,最易损伤肾阴,治病多用滋阴降火之法,常获良效。西方天气干燥,人皮肤干燥,易受风寒,根据当地情况,用药多为疏通之剂。北方天气寒冷,人体质一般都较为刚劲壮实,饮食厚浊,多嗜酒,久而蕴热,根据当时当地的客观情况,治病重在驱邪,而用药多取寒凉之品。

（三）因人制宜

这是根据患者年龄、性别、体质等不同特点,进行治疗用药的原则。在治疗上要照顾到患者的年龄、性别、职业、生活饮食习惯的特点,然后给予适当的治疗。老年人气血亏虚,脏腑功能衰弱,发生风湿病多为虚证,故治疗时以补为主,并中病即止;小儿生机旺盛,但气血未充,脏腑娇嫩,发生病变后,易寒易热,易虚易实,病情变化较快,故治疗小儿疾患,少用补益剂,也不宜用峻攻之品,用药量宜轻,时间宜短。妇女月经期,慎用破血逐瘀之品,以免造成出血不止;妊娠期,慎用峻下、破血、滑利、走窜伤胎或有毒药物,以防伤及胎儿;产后期间,当考虑气血亏虚及恶露滞留,治疗时宜补益气血和化瘀除恶相结合。因职业的不同在体质上有差异,体力劳动者,经常风吹日晒,腠理密而外邪难以侵入,体质强壮;脑力劳动者,静坐而少锻炼,腠理疏而抵抗力差,体质较弱。食膏粱厚味者脏腑虚弱;食蔬菜粗饭者脏腑坚固。

六 法以病证结合

类风湿关节炎、强直性脊柱炎、骨关节炎、痛风等疾病,临床上皆有关节疼痛的表现,归属于中医学"痹病""痹证"的范畴,且在病变的某一阶段也往往表现为相同的证候,故单一的中医辨证不利于把握疾病的发展、转归和预后。因此,将辨病与辨证相结合,既体现辨证论治的整体性和灵活性,又具有辨病论治在治疗上的针对性;病证结合发挥各自的优势,不仅可提高疗效,缩短病程,还可减轻某些药物的不良反应。

(一) 对风湿病临床症状的治疗

风湿病是以累及骨、关节及其周围组织,如肌肉、肌腱、滑囊、筋膜、韧带、神经等部位,以疼痛、肿胀、晨僵、发热为主要临床表现的一大类疾病的总称。

1. 疼痛的治疗

(1)散寒除湿,通络止痛:临床上常选用羌活、威灵仙、独活、炙麻黄、川乌、草乌、制附片、桂枝、青风藤、海风藤、细辛等。

(2)清热解毒,通络止痛:临床上常选用金银花、土茯苓、土贝母、蒲公英、虎杖、生甘草、连翘、白花蛇舌草、紫花地丁、苦参、栀子、天花粉、忍冬藤等。

(3)祛瘀除痰,活血止痛:临床上常选用白芥子、制南星、僵蚕、川芎、赤芍、桃仁、红花、炮穿山甲、土鳖虫、蜈蚣、乌梢蛇、当归、乳香、没药、地龙、莪术、片姜黄、川牛膝等。

2. 肿胀的治疗

(1)散寒祛湿消肿:临床上常选用制附子、桂枝、细辛、川乌、羌活、海桐皮、独活、防己、麻黄、干姜、木瓜、白术、威灵仙、透骨草等。

(2)清热利湿消肿:临床上常选用苍术、黄柏、知母、虎杖、忍冬藤、萆薢、防己、桑枝、连翘、栀子、滑石、苦参、生大黄、芒硝、车前子、薏苡仁、赤小豆、石膏等。

(3)化痰行瘀消肿:临床上常选用夏枯草、皂角刺、白芥子、制南星、桃仁、红花、川芎、当归、威灵仙、地龙、土鳖虫、蜈蚣、炮穿山甲等。

3. 晨僵的治疗

(1) 祛湿化痰除僵：临床上常选用薏苡仁、陈皮、桂枝、杏仁、黄芩、连翘、佩兰、藿香、半夏、白豆蔻、厚朴、蜈蚣、制南星、僵蚕等。

(2) 行气利湿除僵：临床上常选用黄芪、乳香、没药、川芎、草薢、车前子、薏苡仁、赤小豆、防己、茯苓、桂枝、川牛膝等。

(3) 祛瘀通络除僵：临床上常选用桃仁、红花、当归、炮穿山甲、土鳖虫、蜈蚣、僵蚕、地龙、乌梢蛇、白芥子、制南星、赤芍、莪术、片姜黄、桂枝等。

4. 发热的治疗

(1) 清热凉血：临床上常选用生石膏、知母、甘草、生地黄、玄参、麦冬、连翘、金银花、竹叶、羚羊角粉、水牛角、蒲公英、黄芩等。

(2) 清热化湿：临床上常选用薏苡仁、茵陈、杏仁、金银花、黄芩、连翘、栀子、车前子、藿香、白豆蔻、厚朴等。

(3) 滋阴清热：临床上常选用青蒿、鳖甲、龟板、生地黄、知母、银柴胡、牡丹皮、地骨皮、秦艽、胡黄连、玄参等。

(二) 对风湿病实验室指标的影响

1. 对活动性指标的影响

研究表明，中药蒲公英、黄芩、金银花、黄芪、黄连、苦参、忍冬藤、雷公藤、土茯苓、山慈菇、胆南星、半夏等明显改善红细胞沉降率(简称血沉，ESR)；乌蛇、全蝎、蜈蚣、雷公藤、白芍、制草乌、黄芪、蒲公英、桂枝、防风、牛膝等能明显改善 C 反应蛋白(CRP)；马钱子、雷公藤、青风藤、白芍、炒僵蚕、桂枝、川牛膝、草乌、川乌、制草乌、制川乌、附子等能明显改善类风湿关节炎；人参、黄芪、胆南星、半夏、熟地黄、黄精、枸杞子、石斛、天花粉、麦冬、参三七、红花、柴胡、鳖甲等能明显改善 IgA、IgM、IgG；生地黄、熟地黄、沙参、玄参、麦冬、黄芩、黄连、苦参、忍冬藤、土茯苓、山豆根、金雀根、羊蹄根、虎杖、郁金、牡丹皮、赤芍、川芎、徐长卿、蒲黄、莪术、制首乌、决明子、山慈菇、胆南星、半夏等能明显改善自身抗体。

2. 对血流变及微循环的影响

有研究发现分别对类风湿关节炎患者的血流变和微循环进行了测定，发现类风湿关节炎患者处于高黏血液状态、微循环异常改变，中医辨证属血瘀证。经活血化瘀中药(川芎、赤芍、桃仁、红花、炮穿山甲、土鳖虫、蜈蚣、乌梢蛇、当归、乳香、没药、地龙、莪术、片姜黄、川牛膝等)治疗前后对照表明，该药对抗原-抗体复合物能够进行清除，改善组织的乏氧缺血状态，清除自由基，促进机体的血液循环及组织代谢，从而增强免疫力，改善高黏血液状态和微循环异常状态。

3. 对免疫学指标的影响

研究表明，使用治疗痹病的中药通痹汤治疗类风湿关节炎，通过对其临床及外周血 T

细胞亚群的观察,结果发现其临床症状及实验室常规检查项目、T 细胞亚群得到明显改善;用中药复方新风胶囊治疗痹病,观察外周血调节性 T 细胞(Treg)的表达,结果患者 Treg 改善;用类风关合剂治疗类风湿关节炎后,患者 CD4/CD8 比值下降,有助于纠正 T 细胞亚群分布紊乱,恢复免疫稳定状态,抑制过多抗体产生,加速清除变性细胞等免疫调节作用;采用中药复方新风胶囊治疗类风湿关节炎后,患者血清中补体受体(CRI)、人白细胞分化抗原(CD59)表达明显改善。

4. 对细胞因子的影响

风湿病患者体内存在细胞因子主要分为两类,致炎性细胞因子(IL-1、TNF-A、IL-6、IL-8 等)和抑炎性细胞因子(IL-4、IL-10 等)。对细胞因子(IL-1、TNF-A、IL-4、IL-10)进行研究,发现类风湿关节炎患者存在或高或低的异常改变。对白细胞介素 1(IL-1)和肿瘤坏死因子(TNF-A)进行研究中发现,该因子是类风湿关节炎的重要病理递质,是引起骨关节破坏的重要因子。经中药(蒲公英、金银花、黄芪、苦参、忍冬藤、雷公藤、土茯苓、山慈菇、胆南星、半夏、乌梢蛇、全蝎、蜈蚣、白芍、制草乌、玄参、麦冬、黄芩、黄连、川芎、徐长卿等)治疗后,可明显抑制其分泌,从而阻止骨膜的破坏,均有不同程度的双向调节作用,起到治疗类风湿关节炎的作用,并随用药剂量增大而抑制作用增强,具有较好的剂量-效应关系。

七　临证心得体会

(一) 扶正祛邪并举

风湿病的病机最根本是本虚标实,风湿病发生、发展是内外合邪而致,内外之间又以正虚为本,正气不足在风湿病发病早期即已存在,正虚则以脾虚为先,在此基础上外邪得以肆虐,故在治疗上应扶正与祛邪并举。盖祛邪之剂多辛温宣散,走而不守,单纯祛邪易有邪去而复来之弊,扶正御邪,方能使药力增强且疗效持久,在祛邪基础上,应用补气血、健脾胃等扶正之品。针对本病脾胃虚弱,中气不足,气血亏虚,筋脉失养之特点,善用补益脾胃、益气养血之法,常用黄芪、党参、白术、黄精、玉竹、扁豆、山药、鸡血藤、桂枝等,补益气血,补而不腻。应用蒲公英、大黄、泽泻、猪苓、车前草等,使邪有去路。并在临床应用新风胶囊(黄芪、薏苡仁、蜈蚣、雷公藤等),在扶正固本的同时,搜风通络以祛邪,并取得了很好的临床效果。

(二) 时刻顾护脾胃

《素问·评热病论》云:"风雨寒热,不得虚,邪不能独伤人……脾健湿邪可去,气旺顽痹自除。"然风湿病在治疗过程中往往出现胃纳不佳,食入难化,脘腹痞闷,胃脘胀痛不适,嗳气恶心，食欲不振，大便稀溏，甚至大便隐血等消化道症状。究其原因，多为久服损伤脾胃之药，如非甾体抗炎药、糖皮质激素、慢作用药等，所谓"保得一份胃气，便增加一份生机"，脾胃为后天之本，气血生化之源，故治疗风湿病用药时应时时顾护脾胃，常用苍术、半夏、陈皮、藿香、佩兰、白术、白及、白芍、木香等，既可以祛除痰湿，又可以保护胃黏膜不受辛烈药物的损伤；用党参、茯苓、山药、薏苡仁、甘草健脾和胃以养后天，促进气血生成，并嘱患者服药时间宜在饭后以减少对胃的刺激。用健脾和胃之法则在很大程度上避免和抑制了这些药物的毒副反应，使治疗药物能够发挥最大的治疗效果。

（三）衷中参西治疗

目前风湿病的发病机制尚不十分明了，亦无特效疗法与特效药物，治疗目的主要是减轻患者症状、控制病情，提高患者生活质量和生存质量，因此采用内治法（中西医结合）及外治法综合治疗。应用西药时应充分认识其有效的一面，同时也要认识其副反应的一面，在服用中药治疗疾病同时，并使西药的副反应降到最低点。遵照中医辨证拟定中药组方，再联合使用非甾体抗炎药、糖皮质激素类、慢作用药等，根据患者的实际情况合理选用西药控制症状以治标，标本兼治则常获佳效。由于西药对胃肠道的刺激反应较大，采用中药外洗，利用药液的蒸汽熏蒸使药液从局部吸收，从促进血液循环，有活血化瘀、通经活络之功。熏蒸之后再用外敷（涂）药膏帮助药物吸收，同时采用穴位敷贴、药物纳肛等多途径多角度、全方位的给药方式，尽量避免众多口服药物所带来的负担，最大限度地保证患者脾胃功能的运化正常。

八 防治不良反应

（一）消化系统的不良反应

治疗风湿性疾病引起的胃肠道反应是脾胃运化升降功能失常。引起这一病理基础的原因：一是抗风湿药物的毒性；二是患者病体的病理基础。通常表现为恶心、呕吐痰涎、腹胀纳呆、腹痛、肝功能受损。临床可采用相应的治疗，属于脾胃湿热型用半夏泻心汤，脾胃气虚型用香砂六君子汤，胃阴不足型用沙参麦冬汤，脾胃气滞型用枳实消痞丸，脾胃阳虚型用理中丸；胃肠反应者，加砂仁、木香、苏梗、延胡索，慎用苦寒败胃和滋腻碍胃之品；肝酶升高者，宜虎杖、五味子、金银花、佩兰，慎用乌头、附子大热大毒和虫类有毒之品。

（二）泌尿系统的不良反应

每种西药基本上都有一定的肾毒性，药毒伤肾，气化失司，不能通调水道，下输膀胱，水毒不能排出所致。通常表现为水肿、尿血、无尿、小便滴沥不畅、尿痛、尿急等。临床治疗时湿毒内盛型用五味消毒饮,膀胱湿热型用八正散,肾络瘀阻型用代抵当丸,肾阳虚衰型用济生右归丸,肾阴亏虚型用左归丸;护肾宜用山药、山茱萸、泽泻;肾功能受损者慎用或忌用木通、木防己、独活、细辛。

(三) 血液系统的不良反应

血液系统的不良反应主要表现为白细胞减少和粒细胞缺乏症,中医学认为此副反应出现与先天禀赋薄弱,劳倦过度,饮食不节,损伤心脾;或外感六淫,迁延失治,邪气久羁,正气耗伤有关。在此基础上,药物毒性,或用药不当,使药毒入里,伤及脏腑营血,毒及骨髓,生血障碍或生血不足。常用中成药地榆生白片刺激骨髓造血,促进造血干祖细胞增殖分化,增加血细胞的生成数量,能有效提高白细胞;白细胞、血小板下降者,加黄芪、当归、熟地黄,慎用耗气、攻伐之品。

(四) 激素的不良反应

临床上常用的激素指的是糖皮质激素,若不适当使用糖皮质激素将会导致两个方面的不良反应:医源性皮质醇增多症和长期大剂量糖皮质激素治疗的副反应。常见的副反应有:向心性肥胖症、类固醇糖尿病、骨质疏松、应激性溃疡等。

1. 医源性皮质醇增多症的治疗

(1) 阴虚火旺:由于激素服用量大且时间较长,耗伤阴液,阴不制阳,则阳热之气相对偏旺。患者表现为心烦易怒、五心烦热、失眠盗汗、口咽干、舌红少津、脉细数等。治以滋阴降火,常用知柏地黄丸、六味地黄丸、大补阴煎等治疗。

(2) 阴阳两虚:由于患者阴虚已甚,病变发展阴损及阳,阳气生化不足且耗散。表现为畏寒肢冷、倦怠乏力、自汗盗汗、五心烦热、舌淡胖少津、脉弱而数。治以滋阴助阳,常用金匮肾气丸等治疗。

(3) 脾肾阳虚:由于机体正气逐渐恢复以调整原有阴阳平衡,病情较为稳定。临床表现为五更泄泻、肢体水肿、畏寒肢冷、腰膝冷痛、舌质淡胖、舌苔白滑、脉沉迟无力。治以温肾暖脾,常用实脾饮、济生肾气丸等治疗。

2. 糖皮质激素副反应的中医药治疗

(1) 感染的治疗:应用中药治疗可减轻副反应,中药选用以增强机体免疫力的药物为主,如人参、黄芪、白术、熟地黄、当归等补益气血之品。发生继发感染,如呼吸系统、泌尿系统感染,用金银花、连翘、蒲公英、赤芍等清热解毒化瘀之品。

(2) 骨质疏松的治疗:长期使用肾上腺糖皮质激素最突出的副反应是骨质疏松和易骨折,治疗采用滋补肾阴、清热降火之知柏地黄丸,加用杜仲、川断、五加皮等补肝肾、强筋骨药。由于肾阴不足,累及阳气,使阳气生化不足,从而出现腰膝冷痛、形寒肢冷等肾阳虚证时,治疗采用温补肾阳之右归丸,加用胡桃肉、川断、巴戟天等补肾阳、强筋骨药。

（3）瘀点、瘀斑的治疗：长期应用大剂量激素能损害血管内皮细胞，使内皮增生，还可影响血管的收缩活性和血液黏稠度，易发生血栓形成，表现为疼痛、肌肤甲错、舌有瘀点或青紫。治以活血通络，常用处方为桃红四物汤、血府逐瘀汤等。

九　注重调摄护理

由于风湿病的病程长，病情反复大，患者的思想活动、情志变化更为复杂，因此，对于风湿病的调护显得尤为重要。

（一）注重饮食调控

风湿病的饮食要根据具体病情而有所选择。由于风湿病患者常年用药，且多数药对胃肠有很强的刺激性，因而主张少吃多餐，一般以清淡饮食为主，少吃辛辣刺激性的食物，以及生冷、油腻之物；切忌暴饮暴食，以免损伤脾胃的消化吸收功能；正确对待药补、食补问题，不要一味地追求进补和食补，瓜果、蔬菜需酌情食用。

（二）加强锻炼，增强身体素质

急性期患者应卧床休息，以后要逐步加强活动，进行适当的体育锻炼，如散步、蹬楼梯、打太极拳、慢步长跑、气功、康复练习。凡坚持体育锻炼的人，身体就强壮，抗病能力强，很少患病；其抗御风寒湿邪侵袭的能力比一般没经过体育锻炼者强得多。病情较重患者需自己在床上进行关节牵拉、伸展等功能锻炼。

（三）保持正常的心理状态

有一些患者是由于精神受刺激，过度悲伤，心情压抑等而诱发本病的；而在患了本病之后，情绪的波动又往往使病情加重。这些都提示精神（或心理）因素对本病有一定的影响。因此，保持正常的心理状态，对维持机体的正常免疫功能是重要的。

（四）注意环境气候的变化

积极预防外感。春季正是万物萌发之际，也是风湿性疾病的好发季节，因此要预防受冷、淋雨和受潮；关节处要注重保热；不穿湿衣、湿鞋、湿袜等。夏季暑热，不要贪凉受露，夜间睡觉，避免凉风直吹床铺，不可让电扇直吹身体，也不要在冷气房内赤身睡觉；居住的房屋要通风、向阳，保持空气新鲜；避免暴饮冷饮等。秋季气候干燥，但秋风送爽，天气转凉，要预防受风冷侵袭。冬季冷风刺骨，注重保温是最重要的，患者出汗较多时，须用干毛巾及时擦干，衣服汗湿后应及时更换，避免风、冷、湿侵体。

（五）预防和控制感染

有些风湿性疾病是在患了扁桃体炎、咽喉炎、鼻窦炎、慢性胆囊炎、龋齿等感染性疾病之后而发病的,这是由于人体对这些感染的病原体发生了免疫反应而引起本病的。因此,预防感染和控制体内的感染病灶也是重要的。一旦发生这些疾病,要及时应用有效抗生素治疗,疗程 7～10 天。

（六）注重劳逸结合

饮食有节、起居有常、劳逸结合是强身保健的主要措施。临床上,有些风湿病患者的病情虽然基本控制,处于疾病恢复期,往往由于劳累而重新加重或复发,因此要劳逸结合,活动与休息要适度。

十　综合多维评价

中医辨证论治体现了个体化诊疗的思想,在临床中发挥了重要作用,但是中医药的这种特色疗效尚未能够得到全面的表达,以至于对其疗效产生了多方面的质疑。因此,从整体水平上对风湿病的临床疗效、功能状态、证候相关指标、中医药的卫生经济学、受试者对治疗效果的总体满意度和生存质量在内的多维指标进行综合评价是十分必要的。

（一）诊疗标准评价

风湿病的诊疗标准是在不断地改善,对其评价也是处于逐渐完善之中。1984 年全国中医学会内科学会痹证诊断、疗效评定标准(试行)特点:确定了中医辨证的证型及症候,将痹证分为湿热阻络证、寒湿阻络证、寒热错杂证、瘀血阻络证、肝肾两虚证、风邪偏胜证、湿邪偏胜证、热邪偏胜证、痰湿阻络证、营卫不和证、气阴(血)两虚证,并规范了处方用药。疗效评定标准分为临床治愈、显效、好转、无效。1993 年卫生部制定发布的中药新药治疗痹病的临床研究指导原则:提出了西医诊断标准、中医诊断标准,中医辨证分为寒湿阻络证、寒热错杂证、瘀血阻络证、肝肾两虚证、痰湿阻络证 5 型。1994 年国家中医药管理局发布的《中医病证诊断疗效标准·尪痹的诊断依据、证候分类、疗效评定》中将痹病证候分为:风寒湿阻、风湿热郁、痰瘀互结、肾虚寒凝、肝肾阴虚、气血亏虚 6 型,疗效标准极其简单,分为治愈、好转、未愈。2002 年中药新药治疗类风湿关节炎的临床研究指导原则提出了湿热痹阻证、寒湿痹阻证、肾气虚寒证、虚证、瘀血痹阻证的诊断标准,并对中医证候进行了轻、中、重三级量化,在疗效判定中既采用了疾病疗效判定标准,又有证候疗效判定标准,首次将中医证候引入到疗效评价之中。风湿病诊疗标准的不断完善,为中医药治疗风湿病研究起到很好的规范作用,也使风湿病诊疗标准更加科学严谨。

(二) 中医药临床疗效评价

受近代生物医学模式的影响,在相当长的时间里,人们习惯地套用西医的理化指标体系来评价风湿病的中医药临床疗效,其结果是由于西医学对于风湿病的常规疗效评价标准,着重于解剖学指标、病理损害指标、实验室改变指标等,以"病"为核心的理化指标体系的评价,并没能客观、全面地反映中医药治疗风湿病的临床疗效,尤其是没能够彰显中医药在治疗风湿病方面的优势和特色疗效。临床疗效是中医药学的核心竞争力,是继承和发展中医药工作的重要内容。中医药临床疗效评价指标体系中既应重视现代医学疾病评价指标,还应提取能够从整体水平上体现整体状况改善的相关中医四诊信息;不仅要静态地评价疾病指标和四诊信息,还应当从四诊信息的动态演变中寻找中医药治疗不同疾病的疗效规律;不仅应当重视近期效应,还应当重视中期效果及终点结局。采用复杂科学的相关原理和方法(如循证医学、Meta 分析),分析、整合多个层次的信息,提出相关疾病规范的中医特色疗效评价指标和方法。今后的研究重点不仅注重中医理论依据、突出中医特色,还要重视主要结局指标在临床疗效评价中的作用,借鉴循证医学的思路和方法,引入纵向数据分析、模糊数学法,建立中医临床疗效评价体系。创新中医药疗效评价方法,促进中医药疗效评价的研究,这样既体现辨证施治的中医药学特点,又提高了中医药诊疗标准的普遍性,全面、系统、科学、客观地反映中医药的临床疗效。

(三) 生活质量评价

现代医学模式的转变肯定了评价生活质量(QOL)的重要性,QOL 被公认为评价患者整体功能康复的一个指标,传统临床观察指标不能完全表达患者的感受,因而不能替代QOL 的评价。QOL 作为一个多维的概念,包括了身体状态、心理与社会的良好状态、健康感觉,以及与疾病或治疗有关的症状。它强调患者对自身的生理功能、心理健康、经济状况、家庭生活、工作状况和社会交往等方面的主观满意程度,因此在一定程度上弥补了传统指标的不足。这种强调患者自身对生活经历的良好状态的主观感受,比起既往单从生物学角度评价疾病防护措施的有效性所采用的患病率、病死率、存活率、致残率,以及患者个体的痊愈、显效、好转、无效等指标,无疑是更全面、更准确、更客观。为此,应从中医药"整体治疗"的特点出发,建立包括生存质量在内的多维的疗效评价体系,提供中医药对疾病和亚健康状态生存质量影响的证据,以反映中医药防治疾病所具有的真正效能。据大多数临床研究报道,中医药不但对抗炎镇痛有良好效果,而且对患者生存质量有明显的改善。

(四) 安全性评价

由于医学技术的限制,以往对于中医药安全性的评价主要建立在医生经验总结的基础上。随着现代科技的发展,以及人们对医学解读能力要求的不断提高,对于中医药安全性评价的研究势在必行。在中药的临床安全性评价中,应充分利用流行病学与循证医学的方法,严谨设计实施临床实验,严格监控数据质量,合理应用数据库、生物信息学、复杂系统分析、数据挖掘及多元统计分析等方法对数据进行分析,为构建有中医药特色的药物安全性评价方法体系提供技术支持。有 Meta 分析研究如下:通过检索中国期刊全文数据库、中国科技期刊全文数据库等数据库,采用随机对照、双盲的方法,设立治疗组和对照组,治疗组为中药,包括辨证论治汤剂、中成药、单味中药或中药提取物。对照组为安慰剂、西药或空白对照。观察中医药治疗风湿性疾病的安全性指标。安全性指标,包括血常规,尿常规,肝、肾功能检查,心电图,不良反应,毒副反应。结果显示单独西药治疗的不良反应发生率高于治疗组。

(五) 卫生经济学评价

卫生经济学评价是应用技术经济分析与评价方法,对各种不同卫生活动方案的成本与收益两个方面进行科学的分析,选择单位成本收益最大的方案。借助临床卫生经济学研究,在减少支出的同时,能够最大限度地合理配置、利用有限的卫生资源,让更广大的人群受益。随着社会的发展、生活节奏的加快、饮食结构的改变等,风湿病的发病率呈逐年增加趋势,耗费了大量、有限的医疗资源。如何在安全、有效的前提下,寻求一种更为经济的、有效的治疗方案,需要卫生经济学分析的介入。在治疗风湿性疾病中,中医药有独特之处,在建立客观、公认的风湿病中医药疗效评价体系的前提下,对治疗方案进行卫生经济学评价,可以更科学地反映中医药治疗本病的效能。卫生经济学单项指标的比较:年门诊次数、年门诊治疗费用、年住院次数、年住院治疗费用、年中药费用、年西药费用。卫生经济学分析常用方法中成本效果(CEA)分析的理论比较成熟,评价方法明确。

(六) 整体评价

中医药在治疗风湿病中具有独特的优势,这些优势集中体现在以下几个方面。

(1) 有效性:中医药在治疗风湿病中既有抗炎镇痛作用,又有免疫抑制及免疫调节作用,无论是改善或减轻临床症状、体征方面,还是改善某些实验指标,均取得一定的效果。

(2) 安全性:大多数中草药毒副反应相对较小,易坚持服用。

(3) 双向性:根据整体情况进行多途径、多环节的调节。本病晚期多体现本虚标实,中医既可扶正固本,调整机体免疫功能,又可解毒祛邪,改善微循环、抗炎镇痛。

(4) 针对性:中医药治疗风湿病的针对性主要体现在治疗的个体化,治疗方案的个体化对长期缓解症状及减少不良反应至关重要。中医药所使用的因人而异、个体化的治疗方案,既能使这些慢性病逐渐控制、好转、缓解,也保证了长期服用中药安全有效。

第三节 风湿病从脾论治

痹证是因风、寒、湿、热等外邪侵袭人体,闭阻经络而导致气血运行不畅的病证。主要表现为肌肉、筋骨、关节等部位酸痛或麻木、重着、屈伸不利,甚或关节肿大灼热等。临床上具有渐进性或反复发作的特点。痹病的发生,与体质的盛衰,以及气候条件、生活环境有关。痹病初起,不难获愈,晚期病程缠绵。其发病原因与正虚、邪侵有关,而脾虚在痹病的发病、发展、演变过程中占重要作用。

一 痹病的病因病机与脾虚的关系

(一)脾胃虚弱,湿浊内生

"湿"是痹病主要致痹之因,素有"无湿不成痹"说。湿者一则外感,二则脾虚湿胜。内湿易招致外湿侵入,外感湿邪可引动内在之湿,内外相引,同气相求。脾为后天之本,主司运化。脾位于中焦,主运化、升清和统血,为气血生化之源,机体生命活动的维持和气血津液的化生有赖于脾所运化的水谷精微。《难经》曰"四季脾旺不受邪",脾胃功能正常,气血化源充足,营卫得养,外邪不易侵袭,关节功能正常;反之,脾胃功能失常,气血化源不足,营卫失养,外邪侵袭,关节易受邪而发病。脾虚运化无力,气血生化之源不足,筋骨血脉失于调养,发为痹病。素体气虚血弱,卫外不固,寒湿之邪乘虚而入,积痰成饮;或恣食肥甘厚腻之味,损伤脾胃,或素有脾胃虚弱,脾失健运,饮水食浆不能化为水谷精微,反而聚为痰饮,注于关节、留于脏腑、浸于经络,致遍身皆痛,发为痹病,呈现关节肿胀、疼痛、晨僵的特点。脾主升清,若脾不升清,水谷不能运化,胃气上逆则呕吐失津,清气下注则泄泻失津而干燥;脾主统血,若脾不统血,血逸脉外,则发生各种出血、失津而致燥。

(二)气血不足,营卫失调

《素问·调经论》:"血气不和,百病乃变化而生。"气血是构成和维持人体生命活动的基本物质,气血充盛才能发挥濡养四肢百骸、抵御外邪的作用。倘若气血亏虚,内不能濡养筋骨、关节、经络,外不能抗病御邪。另外,气血与营卫关系密切。营卫和调,腠理固密,卫外有力;营卫不和,邪气乘虚而入,易于发为痹病。《黄帝内经》指出,"血气皆少,感于寒湿,则善痹骨痛""血气皆少……善痿厥足痹""粗理肉不坚,善病痹"。这些皆说明气血不足、体质虚弱致皮肉不坚而病痹。脾为后天之本,气血生化之源,气血不足的根本原因是脾虚不能化生气血,因此,风、寒、湿、热之邪只是本病发生的外部条件或因素,脾虚所致的气血不足、营卫失调才是痹病发生的重要内部原因或根本因素。所谓"营气之道,内谷为宝"营行脉中,内注于脏腑,外濡四肢百骸;卫主脉外,"而先行于四末分肉皮肤之间"。两者均化生于水谷精微,并将营养物质输转至全身,营卫生成、运行、会合和功能正常,正是脾主运化的具体表现,也是维持人体筋骨、肌肉、关节活动的物质基础。"从其气则愈,不与风寒湿气合,故不为痹"。若"逆其气"则"脉道不利,筋骨肌肉皆无气以生"。痹病在出现关节肿胀、疼痛同时出现乏力、面色无华。因此,痹病与脾主运化功能失调,营卫气血生化乏源密切相连。

(三) 痰瘀互结,脉络阻滞

当人体脏腑或肌表经络受外邪侵袭,气血痹阻不能畅通,功能障碍而发生病变时,均可发为痹病。《灵枢·周痹》指出:"此各在其处,更发更止,更居更起,以右应左,以左应右……更发更休也。"说明风、寒、湿、热侵入血脉中,随血脉流窜,阻碍津液气血的运行,经脉瘀阻。《临证指南医案》提出"久病入络"说:"风寒湿三气合而为痹,然经年累月,外邪留着,气血皆伤,其化为败瘀凝痰,混处经络,盖有诸矣。"瘀血与痰浊既是机体在病邪作用下的病理产物,又是机体进一步病变的因素。痰瘀的产生主要责之于内外合邪,正虚为本,邪实为标;外邪以感受风、寒、湿等邪为主;内虚则以脾虚为主,脾虚湿胜,是痰瘀产生的致病的基础。脾失健运,湿浊内生,血滞而为瘀,湿聚而为痰,酿成痰浊瘀血,日久痰可碍血,瘀能化水,痰瘀水湿互结,旧病新邪胶着,深入骨骼,而致病程缠绵,可出现关节刺痛、肿胀、皮肤瘀斑、关节周围结节、屈伸不利等,发为痹病。

二　痹病的中医证候与脾虚的关系

(一) 尪痹与脾虚

脾虚症状贯穿于尪痹始终。尪痹临床上除一般的关节局部症状如关节肿大、变形、僵硬,皮下结节,肢体麻木,病处固定而拒按,日轻夜重,局部肿胀或有硬结、瘀斑,面色黧黑,肌肤甲错或干燥无光泽,口干不欲饮,舌质紫暗或有瘀斑,舌下静脉迂曲、延长,脉细涩等;还常见气血生化乏源而致四肢乏力、肌肉消瘦,甚则肢体萎弱不用,以及脾湿不运,胃失和降而致胃脘痞满,食少纳呆,大便溏泄,舌质淡,苔腻等。尪痹早期,主要表现为对称性小关节肿痛,晨起肌肉关节僵硬,伴食欲不振,疲乏消瘦,若邪郁化热,还会出现关节灼热。X线检查示累及关节软组织肿胀,骨质稍显疏松。此期病机为本虚——脾气虚,标实——湿邪滞停之象。尪痹由于失治或误治,随着病情的发展,转为慢性迁延性,此期主要表现为患者部分受累关节肿痛,功能活动明显受限,全身症状加重,出现面色不华,脘闷纳呆,倦怠乏力,肢体麻木而肌肉失荣,脉细,舌质淡紫,苔薄白或薄白腻。X线检查示部分关节间隙狭窄,有不同程度的骨质侵蚀象。"此乃因久病脾气虚,生血不足,筋骨失养,气虚血瘀所致"。晚期类风湿关节炎患者多数关节受累,并出现纽扣样、鹅颈样等畸形,活动严重受限,甚至生活不能自理,由于病久长期服药,脾胃受损症状更加显著,呈现出明显的脾肾双虚症状,如面色苍白,畏寒肢冷,腰膝酸软,毛发稀少干枯,肌肉萎缩,关节挛急烦痛,脉沉细,舌质淡。"此期患者乃属病程日久,脾胃虚弱,水谷精微不能吸收而化源不足,导致肾精亏损,筋骨肌肉失养所致"。

(二) 燥痹与脾虚

脾虚在燥痹发生、发展中占重要作用。一方面脾虚生燥,另一方面燥邪伤脾。脾虚生燥是指由于多种原因导致脾气亏虚,从而影响到其运化水谷的功能,使精微及津液化生不足,从而出现气阴亏虚或水湿不化的临床表现,可见神疲体卷,纳少腹胀,口眼干涩,大便稀溏,甚或肌肉萎缩,以及肢体困重,舌苔厚腻,小便清长等。燥邪伤脾,既可以伤及脾气,又可以伤及脾阴。伤及脾气者,不仅影响到脾的运化功能,而且更重要的是阻碍脾的升清功能,导致清气不升,浊气不降,出现头晕眼花,周身困重如裹,小便混浊,大便稀溏等。伤及脾阴者,可见饥而不欲食,或食入不化,胃中嘈杂,或干呕、呕逆,大便干结,舌红少津等。燥痹患者除有口眼干燥等症状外,尚伴有腹胀、纳差、便溏、乏力、头昏重,甚至口苦而黏不欲饮、舌淡胖有齿印、苔白腻或黄腻、脉濡滑等证候,尤其多见于病情反复发作、长期使用非甾体类药物或糖皮质激素甚至细胞毒药物的患者及活动期或病情加重的患者。中医学认为,患者因素体脾虚,加之外感温热邪毒,或内服化学药品,致脾胃功能失调,运化水液功能失常,津聚为湿,阻碍气机,致津液不能正常敷布,内致五脏六腑失其所养,外则五官九窍失其滋润而燥象丛生。病久湿郁化热,热灼阴津,更加剧了燥象。燥痹患者容易腹泻或饮食稍不注意即大便次数增多,并常伴乏力、短气、纳差、腹胀等脾虚之象。脾为气血生化之源,生化气血津液,柔润九窍、四肢百骸。口为脾之窍,涎为脾之液,口干涎少当为脾虚之症。由于脾不散精,胃津枯涸,水津不能四布,致皮肤干涩、口干、鼻干、眼干等多种燥证表现。

(三) 骨痹与脾虚

骨痹的发生与脾虚有关。骨性关节炎属于中医"骨痹"范畴,与年老体衰、长期劳损、外感风、寒、湿邪有关。肾主骨,肝主筋,肝肾不足,筋骨失养,而膝为筋之腑,故易出现膝关节疼痛和无力,患者常有膝关节反复肿胀积液、肢体困重无力。肝肾不足,气血虚弱,气血运行不畅,容易出现痰瘀互结,患者常出现关节畸形。脾胃为后天之本,主消化吸收输布水谷精微,以营养五脏六腑、四肢肌肉,为气血生化之源。脾主肌肉,四肢皆禀气于胃,中老年人脾胃功能逐渐亏虚,气血生化不足,无以营养四肢筋骨、肌肉,不营则痛,不营则痿,而出现膝关节疼痛、酸软,无以濡润关节则会导致膝关节屈伸不利、关节疼痛、肢体麻木、肌肉萎缩、四肢倦怠、疾软不举,甚则变形等。膝关节是人体重要的负重及运动关节之一,长期的负重、行走终会导致膝关节的慢性劳损,久劳则伤络,伤络则会导致瘀血内阻,阻则不通,不通则痛,阻则气滞,气机壅滞,则生肿胀。脾虚是骨痹的重要病机:其一是脾虚不润,筋骨不坚,而现膝软酸痛;其二是因旧病不复,或烦劳过度,脾虚失健,气血生化无源,无以充养精血,以致下肢无力、运动受限;其三是脾气不足,气血虚弱,经脉空虚,风、寒、湿乘虚而入膝部,阻滞经脉,不通则痛,而现膝部疼痛;其四是旧病入络,经脉不通,瘀血固着,疼痛难忍。

(四) 大偻与脾虚

大偻的病机之一为中焦脾虚,健运失职,水湿内生,再感外湿,内外相合,发为痹病。湿留关节,则关节肿胀疼痛,晨起僵硬;留于肌表,则肢体水肿,四肢沉重;留于脾胃则纳谷不香,呕吐腹胀,舌苔腻;湿邪久羁,化生痰浊,阻滞经络,则关节肿大变形等。湿为阴邪,故天阴、雨季、夜间、潮湿、寒冷等阴盛之时,资助阴邪,更伤阳气,加重病情;湿为重浊之邪,必依附他物而行,内筑之湿,多可从化,非附于寒热不能肆于里,感于寒则为寒湿,兼有热则为湿热,挟之风则为风湿,故湿邪在本病发生、发展、转归中是一个重要因素。本病由于先天禀赋不足,肾精不充,元气亏虚,或后天脾胃虚弱,导致五脏六腑气血不足,经脉失于濡养,风、寒、湿三气杂至,化热生痰留瘀,着于经脉,阻于血络,流注关节所致。强直性脊柱炎病程一般较长,久病入络,气血运行不畅,血脉阻滞不通而呈血瘀之证;患病既久,脏腑功能失调,津液输布失常,痰浊内生而成;瘀痰既成,则闭阻经络,胶着于经隧骨骱,终致腰骶关节僵直疼痛,活动受限,甚则强直变形等,此多见于强直性脊柱炎的中、晚期患者。大偻患者有或轻或重的腹痛、腹胀、肠鸣、腹泻、完谷不化或大便黏腻不爽、面色无华、神疲倦怠、纳呆、羸弱等脾胃虚弱症状,并与大偻的关节疼痛、僵硬等症状互相影响,缠绵难愈。其主要的临床特点:无明显的诱发因素,症状存在于强直性脊柱炎各期,反复发作。中医学认为,脾胃为后天之本,气血化生之源,如果脾胃功能受到损害,则气血化生无源。正气不足无力抗邪,则疾病很难迅速改善,甚至还会加重。此外,大部分药物要通过胃肠吸收,如果脾胃功能受损,药物的吸收也必将受到影响,降低治疗效果。因此,脾虚也是大偻重要的病机。

三　"脾虚致痹"的临床依据

(一)"尪痹"临床研究

临床研究发现,尪痹患者除出现关节疼痛、关节肿胀、关节压痛、晨僵等症状外,还出现倦怠乏力、少气懒言、关节重着、食欲减退、食后腹胀、大便稀溏等脾虚症状。实验室指标检测发现,尪痹患者脾虚所致气血亏虚(贫血参数)相关指标血清血红蛋白(Hb)、红细胞计数(RBC)、血清铁(Fe)及转铁蛋白(TF)显著下降;脾虚所致痰浊凝聚(脂代谢参数)前白蛋白(PA)、总蛋白(TP)、白蛋白(ALB)、球蛋白(GLO)显著降低,ApoB 显著增高;脾虚所致瘀血阻滞(血小板参数)相关指标血小板计数(PLT)、血小板压积(PCT)、血小板平均体积(MPV)、血小板分布宽度(PDW)、血小板 CD59 明显升高。通过相关性分析可知,尪痹患者脾虚症状倦怠乏力、少气懒言、关节重着、食欲减退、食后腹胀、大便稀溏积分与关节疼痛、肿胀、压痛、晨僵正相关;Hb、RBC、Fe、TF 与关节疼痛、肿胀、压痛、晨僵时间积分、食欲减退、少气懒言、食后腹胀、大便稀溏、关节重着积分呈负相关;PLT、PCT 与 P-选择素(Ps)、免疫球蛋白(IgG)、ESR、CRP、类风湿因子(RF)、关节疼痛和关节肿胀积分呈正相关关系;高密度脂蛋白(HDL)与免疫球蛋白 M(IgM)呈明显正相关,载脂蛋白-A_1(ApoA$_1$)与 IgM、补体 C3 呈明显正相关,与 ESR、CRP、关节疼痛呈明显负相关;载脂蛋白 B(ApoB)与 C3 呈明显负相关;PA、ALB 与 α$_1$-酸性糖蛋白(α$_1$-AGP)、CRP、ESR 呈明显负相关;PA 与关节疼痛、关节肿胀、关节压痛、晨僵时间呈明显负相关;ALB 与关节疼痛、关节压痛呈明显负相关;TP 与 IgG、抗链球菌溶血素 O(ASO)呈明显正相关,与 RF 呈明显负相关;GLO 与 IgG、ASO、ESR 呈明显正相关。以上研究说明脾虚在尪痹中发挥重要作用。

(二)"燥痹"临床研究

临床研究发现,燥痹患者除出现口干咽燥、双目干涩症状外,还出现体倦、乏力、食少、纳呆、心悸、胸闷、气短等。相关性分析可知,燥痹患者口干咽燥、双目干涩症状积分与脾虚表现(体倦、乏力、食少、纳呆、心气短等积分)呈正相关。燥痹患者血清 Hb、RBC、Fe 显著下降;PA、TP、ALB、GLO 显著降低;PLT、PCT、MPV 明显升高。通过相关性分析可知,实验室指标 Hb、RBC、Fe、TF 与口干咽燥、双目干涩、乏力、食少、纳呆积分呈负相关;PLT、PCT 与口干咽燥、双目干涩积分呈正相关,PLT 还与乏力、食少、纳呆积分呈正相关;通过实验室指标检测发现,燥痹患者外周血中 T、B 细胞亚群出现失衡,CD4$^+$ BTLA$^+$ T 细胞、CD8$^+$ BTLA$^+$ T 细胞、血清 BTLA、CD4$^+$ CD25$^+$ Treg、CD4$^+$ CD25$^+$ CD127-Treg 的表达较正常组明显降低($P<0.05$),而 T、B 细胞亚群失衡是脾虚的重要表现。燥痹患

者还出现焦虑(SAS)、抑郁(SDS)表现,研究发现,燥痹患者 SAS、SDS 积分较正常组明显升高。而焦虑抑郁障碍也是脾虚重要表现,且通过相关性分析显示,燥痹患者 SAS、SDS 与口干咽燥、双目干涩积分呈正相关。以上结果均表明脾虚在燥痹中发挥重要作用。

(三)"骨痹"临床研究

通过对骨痹患者临床表现研究发现,骨痹患者症状积分如夜间疼痛或不适、晨僵或起床后痛加重、行走时疼痛或不适、从坐位站起时疼痛或不适、日常活动、登楼梯、下楼梯、下蹲或弯曲膝关节、在不平路面行走积分明显升高;且倦怠乏力、少气懒言、关节重着、食欲减退、食后腹胀、大便稀溏等脾虚症状积分明显升高。相关性分析显示,夜间疼痛或不适积分、晨僵或起床后痛加重积分、行走时疼痛或不适积分、从坐位站起时疼痛或不适积分、登楼梯/下楼梯/下蹲/弯曲膝关节积分、在不平路面行走积分明显与脾虚症状积分倦怠乏力、少气懒言、关节重着、食欲减退、食后腹胀、大便稀溏等呈正相关。影像学检查发现,骨痹患者关节软骨、半月板、关节间隙、关节边缘增生 MRI 积分、关节积液、关节滑膜 MRI 积分显著升高;反映骨破坏指标基质金属蛋白酶3(MMP-3)升高,而免疫学指标 $CD4^+$ $CD25^+$ Treg、$CD4^+$ $CD25^+$ $CD127^{low/-}$ Treg 降低,T、B 细胞衰减因子(BTLA)升高,反映情绪变化指标——焦虑自评量表(SAS)、抑郁自评量表(SDS)积分均明显升高。相关性分析显示,脾虚症状积分倦怠乏力、少气懒言、关节重着、食欲减退、食后腹胀、大便稀溏等与骨痹患者关节软骨、半月板、关节间隙、关节边缘增生 MRI 积分、关节积液、关节滑膜 MRI 积分呈正相关。少气懒言、关节重着、食欲减退、食后腹胀与 $CD4^+$ $CD25^+$ Treg、$CD4^+$ $CD25^+$ $CD127^{low/-}$ Treg 呈负相关。以上结果均表明脾虚致运化失常,生化乏源,气血不足。

(四)"大偻"临床研究

临床研究发现,大偻患者疼痛目测类比法(VAS)、Bath 强直脊柱炎功能指数(BASFI)、Bath 强直脊柱炎疾病活动指数(BASDAI)、Bath 强直脊柱炎整体评价(BAS G)评分明显升高,且脾虚症状积分倦怠乏力、少气懒言、关节重着、食欲减退、食后腹胀、大便稀溏等亦呈明显升高趋势。相关性分析显示,倦怠乏力、少气懒言、关节重着、食欲减退、食后腹胀、大便稀溏积分与 VAS、BASFI、BASDAI、BAS G 积分呈正相关。影像学观察发现,大偻患者左侧髂骨侧关节面、右侧骶骨侧关节面积分值升高。实验室检测发现,反映大偻骨代谢生化指标骨钙素(BGP)、抗酒石酸酸性磷酸酶(TRACP)升高;反映精神情绪变化指标 SF-36 中生理机能、生理职能、躯体疼痛、一般健康状况、活力、社会活动、情感职能、精神健康积分及 SAS、SDS 积分升高。相关性分析表明,大偻患者 BGP 水平与生理机能、生理职能、躯体疼痛、一般健康状况、活力、社会活动、情感职能、精神健康八个维度呈正相关;TRACP 与八个维度呈负相关。BGP 水平与 SAS、SDS 呈负相关;强直性脊柱炎患者 TRACP 水平与 SAS、SDS 呈正相关。BGP 水平与左右两侧髂骨侧关节面、骶骨侧关节面积分呈负相关;强直性脊柱炎患者 TRACP 水平与左侧髂骨侧关节面、右侧骶骨侧关节面积分呈正相关。以上结果均表明脾虚在大偻发病中发挥着重要作用。

四 "脾虚致痹"的实验基础

(一) 尪痹动物模型研究

采用 Freund's 完全佐剂向大鼠右后足跖皮内注射,复制成佐剂关节炎(尪痹)大鼠模型,造模后的第 3 天起,佐剂关节炎大鼠出现四肢关节红肿、跖趾溃烂,皮毛干枯、稀疏,蜷缩少动、眯眼、呆滞、精神萎靡,反应迟钝,有不同程度的耸毛,体重下降,饮食、饮水量下降。第 8 天后四肢关节红肿明显,毛发失去光泽,竖毛明显,懒动,扎堆,精神倦怠,甚至萎靡,体重明显下降,饮食、饮水量明显下降,大便稀溏;偶有呼吸气促现象。说明佐剂关节炎除出现关节红、肿、热、痛外,尚可出现蜷缩少动、精神萎靡、反应迟钝、体重下降和饮食、饮水量下降等脾虚表现,皮毛干枯、稀疏等气血不足表现。通过超微结构观察发现,尪痹大鼠脾脏淋巴细胞线粒体明显肿胀变性,嵴突破坏,核膜结构不清;胃黏膜细胞线粒体肿胀变性、嵴突破坏。而脾虚所致的免疫学指标如 CD4$^+$ Treg、CD4$^+$ CD25$^+$ Treg、Foxp3mRNA 及 Foxp3 蛋白表达明显降低。同时,采用健脾化湿通络法治疗佐剂关节炎大鼠时发现,具有健脾化湿通络的中药新风胶囊(XFC)能明显降低佐剂关节炎大鼠足趾肿胀度和关节炎指数,改善蜷缩少动、精神萎靡、反应迟钝、体重下降、饮食量下降和皮毛干枯、稀疏等症状,同时超微结构观察发现,XFC 组脾脏淋巴细胞线粒体结构完整,嵴突无明显破坏;胃黏膜细胞无明显肿胀变性,线粒体结构完整,嵴突无破坏,粗面内质网可见。XFC 组外周血 CD4$^+$ Treg、CD4$^+$ CD25$^+$ Treg、Foxp3mRNA 和 Foxp3 蛋白表达明显升高。以上研究均表明,尪痹的发生与脾虚关系密切。

(二) 燥痹动物模型研究

研究发现,通过接种病毒、注射抗原或组织匀浆的方法可诱导出免疫性涎腺炎。采用弗氏完全佐剂(CFA)和同种鼠颌下腺匀浆造模,采用多点注射大鼠。动物实验研究发现,正常对照组大鼠的颌下腺腺泡多呈卵圆形,大小均一,无聚集;导管排列整齐,无扩张;干燥综合征模型(燥痹)组可见间质中有中度淋巴细胞浸润,血管周围有中度淋巴细胞浸润,导管壁中有轻度淋巴细胞浸润,腺泡大小不等,部分已破坏、消失,为淋巴网状细胞取代,导管管壁增厚,上皮增生,周围大量淋巴细胞浸润成灶状,组织学评分升高(2.92±1.15)。颌下腺超微结构显示正常对照组颌下腺细胞分界清晰,结构规则,细胞核内染色质分布均匀,线粒体结构完整,粗面内质网无扩张;干燥综合征模型组颌下腺细胞核轮廓不规则,染色质边集,部分线粒体肿胀,嵴断裂,线粒体膜断裂,基质溶解呈空泡状,粗面内质网呈囊状扩张。说明通过复制免疫性颌下腺炎能模拟燥痹的病变发展过程,而脾虚所致的一系列表现均可在干燥综合征模型上显见。而通过健脾祛湿的方法能明显改善颌下腺症状。动物实验研究发现,通过具有健脾祛湿的中药 XFC 干预燥痹大鼠模型,XFC 组颌下腺间质中有轻度淋巴细胞浸润,腺泡大小均一,无聚集;导管排列整齐,无扩张,组织学评分降低(1.65±1.14)。超微结构观察,XFC 组细胞核整体结构尚完整,大部分嵴突完整,个别线粒体空泡样变。说明脾虚可致燥痹的发生。

(三)骨痹动物模型研究

采用木瓜蛋白酶溶液与 L-半胱氨酸溶液混合液分别于第 1、第 3、第 7 天向大鼠右后肢膝关节注射,复制成骨关节炎(骨痹)模型。模型复制 6 小时后,骨关节炎(骨痹)大鼠右膝关节出现明显肿胀,局部伴有溃烂,步态异常,明显跛行,右下肢不着地,自发活动减少,进食时间及进食量减少,大便稀溏,体重下降。8～12 天后,肿胀消退,溃烂愈合,步态基本恢复正常,活动频次较前增多。20～25 天可于右膝关节扪及肿胀、骨质增生形成。说明通过造模剂复制骨痹模型后,除出现关节局部病变外,还可出现饮食、体重及大便性状的改变,上述表现均为脾虚所致。而通过大鼠软骨超微结构观察发现,骨关节炎(骨痹)组细胞呈不规则状,细胞核固缩,甚则消失,胞质内粗面内质网明显增多、扩张,线粒体可见空泡变性,大量脂滴出现,细胞表面微绒毛状突起显著减少,基质原纤维稀疏。且骨痹大鼠血清 IL-17、转化生长因子 β1(TGF-β1)、γ 干扰素(IFN-γ)明显升高,而BTLA、疱疹病毒进入介质(HVEM)、Treg、IL-4 明显降低。上述变化皆为脾虚所引起免疫功能紊乱所致。而通过健脾通络的方法治疗骨痹,能明显改善上述表现。动物实验研究显示,采用健脾通络中药 XFC 干预骨痹大鼠,XFC 组大鼠关节肿胀明显降低,且进食时间及进食量增加,大便稀溏改善,体重增加。软骨超微结构发现,XFC 组多数软骨细胞形态正常,细胞核呈椭圆形,胞质内可见中等量粗面内质网,少量线粒体、溶酶体,少量脂滴,部分细胞质内见较多细丝状结构,基质原纤维排列较致密、较粗。且血清IL-17、TGF-β1、IFN-γ 明显降低,而 BTLA、HVEM、IL-4 明显升高。说明脾虚可致骨痹的发生。

因此,可以说脾虚是痹病的发病基础,脾虚致湿、痰、瘀,而三者又是痹病的重要病理因素,影响痹病发生发展;同时湿邪困脾致痹病缠绵难愈。脾虚是痹病的重要病机之一,脾胃虚弱,湿浊内生,气血不足,营卫失调,痰瘀互结,脉络阻滞。尪痹、骨痹、燥痹、大偻等痹病的中医证候与脾虚关系密切,痹病动物模型特征亦呈现脾虚的特点。因此,脾虚是痹病发生、发展的关键,贯穿于痹病整个病程的始终。

第四节 风湿病临证经验

风湿病属中医学"痹病""痹证"范畴,包括类风湿关节炎、风湿热、干燥综合征、痛风性关节炎、骨关节炎、系统性红斑狼疮、肌炎、皮肌炎、系统性硬化症、强直性脊柱炎、银屑病关节炎等疾病。目前对于风湿病的研究尚无突破性进展,也无根治此类疾病的药物。西医治疗风湿病主要为慢作用抗风湿药、非甾体抗炎药、免疫抑制剂及糖皮质激素,长期服用上述药物引起的副反应不容忽视。因此,在风湿病的诊治中应用中医药特色非常必要。风湿病临证可根据其发病特点和自身疾病特征,将中医药的特色运用到风湿病的治疗中,系统性、规范性的治疗风湿性疾病,将有利于促进风湿病中医药治疗水平的提高。同时根据患者的实际情况合理用药,标本兼治则常获佳效。中医药在风湿病的治疗上日益显示出其独特的优势,蕴藏着极大的潜力。

一 顾护脾胃

(一) 健脾益胃,调补后天

健脾和胃的治疗方法在扶正固本,以及抑制某些药物不良反应等方面起着重要作用。在风湿病活动期,湿聚为痰、留驻关节,常运用急则治标、兼顾本虚的原则,治以健脾燥湿药,配以祛风散寒清热之法。常用健脾和胃药物如薏苡仁、苍术、半夏、茯苓、陈皮、白术、白及、白芍等。缓解期治病求本,有效地避免外邪重感与病情加重和反复,可以用补益脾胃、益气养血法。临床常用党参、白术、黄精、玉竹、扁豆、山药、鸡血藤、桂枝、黄芪等,既补益气血,又补而不腻。通过健脾益胃、补益后天的方法使得正气得复,邪气祛除。

(二) 扶助正气,益气养血

脾为后天之本,脾胃虚弱将导致气血亏虚,机体失去所养。临证时常用党参、茯苓、白术、山药、薏苡仁、甘草等健脾和胃以养后天,促进气血生成。常重用黄芪以益气固表,配当归以取当归养血之效,两药合用,益气补血,正气旺则外邪除;独活、秦艽、防风祛风湿止痹痛;配以杜仲、牛膝、桑寄生壮筋骨以除痹;细辛、桂枝发散风寒,通经活络。阳气虚者佐以肉桂、附子;阴血虚者佐以熟地黄、白芍。因此,通过扶助正气、益气养血可以将体内抵御外邪的正气加强,痹病自除。

(三) 祛痰化湿,急则治标

风湿病的发生、发展是内外合邪而致,内因脾虚,外感湿邪,虚实夹杂,临床以痰湿痹阻为基本特点。治疗当健脾除湿、通络祛风。常以羌活祛上部风湿,独活祛下部风湿,两者相合能散周身风湿,舒利关节而通痹;用防风、白芷、藁本祛风止痛,祛肌表风湿;用川芎活血祛风止痛,合蔓荆子升散在上的风湿而止头痛。因此,通过祛痰化湿的方法,使痰去痹消,关节得以通利。

二 治痹以通为要

(一) 祛风通络法

《素问·痹论》云:"其风气胜者行痹。"风邪善行数变,故其中邪迅速,发病急骤,痛无定处。正气亏虚,风邪易侵入肌肤,流窜经脉络道,阻塞气血运行,而为痹病。此类痹病的治疗应以祛散风邪为主,再根据兼夹邪气的不同,酌情配伍。如外风袭表,首选防风。防风辛苦微温,气味俱轻,升发而不散,甘缓而不燥,长于祛风通络、胜湿止痛。夹寒者,防风与羌活同用,如防风汤;其他的祛风药物有桂枝、秦艽、桑枝、刺蒺藜、荆芥、威灵仙、苍耳子等,或单味使用,或联合配伍。夹热者防风与知母同用,如桂枝芍药知母汤。

(二) 除湿通络法

《素问·痹论》云:"其湿气胜者为着痹。"湿邪侵入人体,留滞肌肉、关节,阻塞气血运行发为痹病,痹阻经络以后,特点是疼痛重着、肢体肿胀、筋脉拘急、行动不便、肌肤麻木不仁。湿易与风、寒、热等邪相合。湿有内外,药分峻缓。内湿选用薏苡仁,外湿选用苍术。内湿则以健脾为主,薏苡仁、白术、陈皮、茯苓等益气药配伍祛风胜湿之品,可使脾健湿化,其痹自愈;外湿用苍术,其辛苦温,辛香燥烈,气味雄厚,彻上彻下,走而不守,能燥三焦之湿。其他常用的除湿药有防己、海桐皮、羌活、独活、蚕沙等。同时,外湿可酌加木香、陈皮行气之品。

(三) 散寒通痹法

《素问·痹论》云:"寒气胜者为痛痹。"寒邪侵袭人体,易使气血凝结阻滞,经脉气血不得阳气温煦,涩滞不通,不通则痛。治疗当温经散寒。寒重或阳虚者,则与肾有关。肾乃人身阳气之根本,此时当温肾散寒,以附子与羌活同用,方如羌附汤。羌活辛苦而温,通畅气血、能散能行、遍达机体、功彻上下、发散风寒。凡寒盛痛急者酌情加用乌头,乌头性辛热,峻通寒。如患历节不可屈伸、疼痛及胸痹缓急者均以乌头祛寒。散寒通痹时可适当配伍当归、川芎等活血之药。

(四)清热通痹法

《素问·痹论》云:"热邪胜者为热痹。"若痹证素体为阳旺之躯,则可郁而化热。热为阳邪,易炼液成痰、夹风夹湿、耗气伤津、阻塞经脉发为热痹。临床常见肌肤关节红肿、灼热疼痛、喜凉拒按。热痹多与湿合,治疗须与化湿药同用,治疗最常用黄柏,黄柏其性苦、味寒,专功清热燥湿、滋阴降火。其他常用的清热药有黄连、黄芩等苦寒燥湿之品,羚羊角、连翘、玄参、天花粉、知母等甘寒之品。

(五)豁痰涤饮通痹法

痰饮是机体水液代谢障碍形成的病理性产物,随气流行,若流注经络,则使经络阻滞,气血运行不畅。痰饮致痹常出现屈伸不利、肢体麻木等。痹病日久,正气不足,脾肾亏虚,水湿不化,聚液成痰,痰与其他邪气相并,流窜经络,阻塞气机,消耗气血而使痹病加剧。治疗痰饮致痹常用祛痰通痹法,最常用药为白芥子。白芥子通经定络、辛散走窜、搜剔痰涩,常与桂心、木香、乳香、没药等温阳行气通络药物配伍,事半功倍。其他常用豁痰药如半夏、陈皮、天南星、杏仁等。

(六)活血化瘀通络法

瘀血是因血行失度,使机体某一局部的血液凝聚而形成的病理性产物。瘀血形成之后,不仅失去正常血液的濡养作用,而且反过来可影响全身或局部气血的运行,使肢体瘀塞不通而产生肢体刺痛,固定不移,昼轻夜重。久病必瘀,痹病日久,邪气久羁,气血凝滞不行,湿痰瘀浊胶固,经络闭塞不通而成"顽痹",此时非一般草木之物所能通达,必借活血化瘀、搜风剔络之品方能收功。痹病久治不愈,虽无明显瘀血征象,亦可使用本法。临床最常选用牛膝、川芎等。牛膝入肝、肾经,走而能补、破血通络,临床常用其通络脉、利关节、强筋骨、壮腰膝。川芎归肝经入血,通行十二经脉,行血中之气滞,散结气、消瘀肿、止疼痛,可治疗血瘀气滞之肢体疼痛、麻木不仁。

(七)调和阴阳通痹法

疾病的产生不外乎阴阳失调,在痹病的病理过程中,患者常表现出营卫不调,阴阳不和,如肢体疼痛、僵硬或汗出不均等。然寒热不调亦是阴阳失衡表现,寒为阴邪,其性收引,易损伤人体阳气,阳虚则寒;热为阳邪,其性炎上,易耗及人体阴液,阴虚则热。临床上首选用鸡血藤。鸡血藤为补肝血、通经络之良品,气味平和,润而不燥、补而不滞、行而不破,能化阴生血、温通经脉、活血通络,守走兼备、推陈致新。其次可选用菟丝子,菟丝子性平正,温而不燥,滋而不腻,补而不峻,为平补肝肾之要药,能补肝肾、益精髓、助阳气、坚筋骨。

三 痹病分期治疗

(一) 早期祛邪通络

疾病初起风、寒、湿、热邪最为多见。寒主收引,湿性黏滞,温散之品方能枯风散寒除湿、宣通经络。临床处方用药尤要注意温散走窜,辛温祛邪。方常选用麻黄加术汤、乌头汤、桂枝汤等,严重者非大辛大热之品难效,故麻黄、桂枝、附子、乌头为常用之品。桂枝辛温,能发散温通经络;附子大辛大热,辛热燥烈走而不守,通行十二经,功能峻补下焦之元阳。附子既能运里之寒湿,又能外达皮毛而散在表之风寒,故治痹痛以寒湿偏甚者为宜。风湿热邪致病,每表现关节灼热疼痛、红肿、心烦口渴,常用方有越婢加术汤、白虎加桂枝汤等。热甚者可合金银花、连翘、水牛角、牡丹皮、赤芍等清热凉血之品,亦可与四妙丸合用清和湿热。因此,早期风湿病宜祛邪为主。

(二) 中期内外兼顾

病变中期失治或邪未尽去者,风、寒、湿邪稽留关节经络,加之病变日久气血亏损,肝肾不足,脾失健运,进一步影响气血津液的运行,而致内外合邪,往往表现为关节僵硬变形,或局部肢体疼痛、重着、麻木、肿胀,此时散外邪、内邪当并重。在祛风湿的同时亦须注重化痰瘀、和络脉,故常用胆南星、僵蚕、陈皮、皂角刺、半夏以化痰通络,川芎、当归、桃仁、红花、莪术等活血化瘀。枝、藤、节类药物能引经达节,舒筋通络,可选用配伍。青风藤善祛风湿、通经络、止疼痛、镇痛;寒湿较重可用桂枝、海风藤、油松节等,夹热可用桑枝、络石藤、忍冬藤;鸡血藤能活血补血;雷公藤抗风湿能力强。因此,风湿病中期宜祛邪与扶正并举。

(三) 后期扶正达邪

痹病日久,气血亏损,肝肾不足,因正虚而经脉空虚易致邪侵,此时正虚为本,故以扶正祛邪为要。以肝肾不足为主者,如腰膝酸软,投独活寄生汤以祛风湿、养肝肾。血虚面黄者用四物汤养血活血,亦可配伍何首乌、鸡血藤等;气虚无力,周身痛无定所者,取三痹汤、黄芪桂枝五物汤等;阴虚有寒者,如晨寒肢冷,加用鹿角片、淫羊藿、桂枝、附子等温肾散寒之品。此外,脾虚可生湿,故亦须用薏苡仁、陈皮、苍术、白术、半夏配伍健脾气以运化水湿。因此,风湿病后期因邪深而正虚,宜补益正气而扶正为主。

四 衷中参西治疗

(一) 非甾体抗炎药与健脾和胃药联合应用

非甾体抗炎药(NSAIDs)在发挥抗炎作用的同时,也会因前列腺素(PG)合成减少而带来不良反应,其主要副反应是胃肠道反应,临床表现为腹痛、腹胀、纳差、嗳气、腹泻、恶心、呕吐等,严重者可出现胃及十二指肠溃疡、出血、穿孔等。在治疗时可采用健脾和胃的中药配合使用,如山药、薏苡仁、茯苓、炒麦芽、炒谷芽、山楂、神曲、砂仁、陈皮、法半夏、党参、白术、炙甘草等。也可选用中成药联合用药,如香砂六君丸、保和丸、枳实消痞丸等。通过配合中药或中成药的和胃作用,使非甾体抗炎药的副反应降至最低。

(二) 抗生素与清热药联合应用

运用抗生素时应尽最大努力使患者全身状况得到改善,采取各种措施综合治疗,以提高机体抵抗能力治疗风湿病,感染部位不同则用药有别,如抗生素口服或输液,配合口服黄芩、金银花、连翘、板蓝根、鱼腥草等,可治疗流行性感冒、咽炎、扁桃体炎、肺部感染而致的风湿病,能促进机体参与炎症的应答反应,增强体液免疫抗感染作用,提高自身免疫抗病能力。抗生素配以黄柏、黄连、白头翁、秦皮、马齿苋等,可治疗肠道感染而致的风湿病,并抑制或消除了内毒素的产生,预防内毒素从肠道吸收进入肝脏或血液。抗生素配合口服金银花、连翘、蒲公英、大青叶、紫花地丁、厚朴等,可治疗脓性炎症而致的风湿病,其作用可能与增强人体免疫功能、加强自然杀伤细胞杀伤能力、协同抗生素治疗作用,以及消除内毒素的产生有关。因此,抗生素配合清热解毒中药的使用,可以协同或增强抗生素的效应。

(三) 糖皮质激素与养阴清热药联合应用

随着对糖皮质激素不良反应的不断认识,糖皮质激素已成为治疗风湿病的二线、三线药物。在风湿病治疗的"金字塔"方案中,将糖皮质激素列在金字塔的顶端。糖皮质激素仅用于活动性关节炎同时伴有发热、贫血等全身症状,出现严重内脏受累,以及对NSAIDs、缓解病情抗风湿药(DMARDs)等常规治疗药物无效的患者。若大剂量应用糖皮质激素,会出现类肾上腺皮质功能亢进。由于激素服用量大且时间较长,耗伤阴液,阴不制阳,则阳热之气相对偏旺,患者表现为心烦易怒、五心烦热、失眠盗汗、口燥咽干、舌红少津、脉细数等。在临床中常常配合养阴清热药,如青蒿、地骨皮、白薇、紫草、牡丹皮、银柴胡、胡黄连、玄参、地黄等。也可用中成药治疗,如六味地黄丸、知柏地黄丸、大补阴煎等。因此,糖皮质激素与养阴清热药的合理应用,可以降低糖皮质激素致肾皮质功能亢进的副反应,从而减少不良反应。

(四) 慢作用药与补益药联合应用

慢作用抗风湿药联合中药治疗风湿性疾病可以增加疗效、减少单一用药的剂量、减少毒副反应。中医学认为慢作用药物会损伤人体气血津液,伤及五脏六腑,毒邪内蕴,致肝肾亏损,根据其临床表现,可归属中医学"虚劳"范畴。遵循中医学"虚则补之""治病求本"的原则,益气养血,平衡阴阳,扶正祛邪,可调节机体内环境,减轻或消除不良反应对机体的损害。根据上述理论,可选用单味药或复方与其联合使用。单味药如当归、太子参、补骨脂、鹿角胶、白术可以改善造血功能;女贞子、黄精、何首乌、党参等均有拮抗骨髓抑制的作用;黄芪、淫羊藿、枸杞子、菟丝子、紫河车、龟甲、丹参、砂仁可改善生精障碍。因此,通过中医药的免疫调节作用,可以降低慢作用药造成的肝、肾功能损伤及血液学的不良反应。

第二章

风湿病诊治规律

第一节　类风湿关节炎诊治规律

一　病理

类风湿关节炎的发生及延绵不愈是病原体和遗传基因相互作用的结果。人白细胞抗原（HLA）可以作为某些病原体的受体，病原体的抗原片段与 HLA 分子的氨基酸进行结合，与疾病相关的 HLA 分子和病原体具有相似结构的基因片段，如 HLA－DR4 某些亚型与 EB 病毒壳抗原（gp110）间则有一段相同的氨基酸，使抗体对病原体的反应转为对其自身抗原的免疫反应。类风湿关节炎的基本病理改变是滑膜炎。在急性期滑膜表现为渗出性和细胞浸润性，滑膜下层有小血管扩张，内皮细胞肿胀，细胞间隙的增大，间质有水肿和中性粒细胞浸润。当病变进入慢性时期，滑膜变得肥厚，形成许多绒毛样突起，突向关节腔内或侵入到软骨和软骨下的骨质。

二　发病因素

实验研究表明，A 组链球菌及菌壁有肽聚糖可能为类风湿关节炎发病的一个持续的刺激原，A 组链球菌长期存在于体内成为持续的抗原，刺激机体产生抗体，发生免疫病理损伤而致病。支原体所制造的关节炎动物模型与人的类风湿关节炎相似，但不产生人的类风湿关节炎所特有的类风湿因子（RF）。在类风湿关节炎患者的关节液和滑膜组织中从未发现过细菌或菌体抗原物质，提示细菌可能与类风湿关节炎的起病有关，但缺乏直接证据。类风湿关节炎与病毒，特别是 EB 病毒的关系是国内外学者注意的问题之一。研究表明，EB 病毒感染所致的关节炎与类风湿关节炎不同，类风湿关节炎患者对 EB 病毒比正常人有强烈的反应性。在类风湿关节炎患者血清和滑膜液中出现持续高度的抗 EB 病毒——胞膜抗原抗体，但目前在类风湿关节炎患者血清中一直未发现 EB 病毒核抗原或壳体抗原抗体。

三　免疫学机制

由于 HLA 基因具有产生可携带 T 细胞抗原受体和免疫相关抗原的特性，当外界刺激因子被巨噬细胞识别时,便产生 T 细胞激活及一系列免疫介质的释放,因而产生免疫反应。细胞间的相互作用使 B 细胞和浆细胞过度激活,产生大量免疫球蛋白和 RF 的结果,导致免疫复合物形成,并沉积在滑膜组织上,同时激活补体,产生多种过敏毒素(C3α 和 C5α 趋化因子)。局部由单核细胞、巨噬细胞产生的因子,如 IL-1、TNF-α 和白三烯 B_4(LTB$_4$),能刺激多形核白细胞移行进入滑膜。局部产生 PGE$_2$ 的扩血管作用也能促进炎症细胞进入炎症部位,吞噬免疫复合物及释放溶酶体,包括中性蛋白酶和胶原酶,破坏胶原弹力纤维,使滑膜表面及关节软骨受损。

四 临床流行病学

类风湿关节炎的患病率随着年龄增长而逐渐增加,65 岁以上老年人患病率最高,文化程度较低者患病率较高,女性略高于男性,白种人的罹患比率较黄种人来得高,女性较男性容易罹患此疾病,平均高出 3 倍左右,特别是 40 岁以上的中年妇女,更是类风湿关节炎的高危险群。成年人类风湿关节炎患病率为 0.2%～0.8%。类风湿关节炎患者家族研究显示一级亲属患病的危险性要比无亲属关系的个体高 2～4 倍;双生儿研究显示当同卵双生儿中有一方患类风湿关节炎,另一方患病率为 12%～15%。根据国外文献指出,类风湿关节炎的发病年龄最小为 6 周岁,最大为 70 岁,而我国统计数据则显示,发病年龄最小者为 10 个月,最大 77 岁。

五 中医学历史沿革

类风湿关节炎属于中医学"痹病""痹证"范畴,根据疾病的不同症状特点,历代又有"历节""白虎病"等别名。中医对痹病的认识最早见于《黄帝内经》,《素问·痹论》指出"风寒湿三气杂至,合而为痹也。其风气胜者为行痹,寒气胜者为痛痹,湿气胜者为着痹也""所谓痹者,各以其时重感于风寒湿者也"。除此之外,《素问·痹论》还认为"所谓饮食居处,为其病本",痹病的产生又与饮食和生活环境有关。《素问·评热病论》:"风雨寒热,不得虚,不能独伤人""不与风寒湿气合,故不为痹"。《金匮要略·中风历节病脉证并治》之"历节"就是在本病的范畴,书中首创了桂枝芍药知母汤和乌头汤治疗痹病,并沿用至今。隋代巢元方所著《诸病源候论》一书中《卷一·风湿痹》云:"风湿痹病之状,或皮肤顽厚,或肌肉酸痛。风寒湿三气杂至,合而成痹。"罗美、徐春甫等新安医学流派医家除遵从《黄帝内经》"三气杂至合而为痹"说之外,还认为"四时之令皆能为邪,五脏之气俱能受病",并从正虚、痰瘀等角度进一步阐发痹病的病因病机。

六 病因病机

（一）正虚为本

在风湿病的发病机制中，正虚是风湿病发病的内在因素，起决定性作用。当正气亏虚之时，外来风、寒、湿、热之邪才可乘虚侵袭机体，使经络气血闭阻不通，而发风湿病。在其病变机制中，正虚有营卫不和、气血亏虚、脏腑虚衰、阴阳失调四种表现形式。

1. 营卫不和

《素问·痹论》首先提到营卫与痹病的关系："营者，水谷之精气也……贯五脏，络六腑也。卫者，水谷之悍气也，其气慓疾滑利……熏于肓膜，散于胸腹。逆其气则病，从其气则愈。不与风寒湿气合，故不为痹。""逆其气"指破坏了机体正常的运行规律和功能，即营卫不和，其后果是导致了营卫的"逆乱"。营卫在体内流注的同时，外邪会产生同气相求的效应：风、寒、湿等外邪，其性与阴寒之"营邪"相似，同气相求而侵入体内，并助"营邪"流注；风、热、火、暑、燥等外邪，其性与炽热之"卫邪"相似，同气相求而侵入体内，助"卫邪"流注。两类外邪共助营卫的邪化、流注，使风湿病的病情更趋胶着、复杂。痹病形成后，营卫并未停止其邪化流注，流注日久，就产生诸多"并发症"，如肺脏系统、心脏系统、肾脏系统的疾患。"营邪"之性阴寒，其流注会导致两大后果：其一，寒气易损伤脏腑功能及阳气，导致气虚、阳虚；其二，寒甚则血凝成瘀，水聚成痰，痰瘀得以形成。"卫邪"之性炽热，其流注也会导致两大后果：其一，损伤脏腑功能及耗伤阴血而致阴血亏虚；其二，热盛则灼血成瘀，炼津成痰。营卫不和，则致腠理疏松不固，如清代林佩琴《类证治裁·痹证》曰："诸痹……由营先虚，腠理不密，风寒湿乘虚内袭，正气为邪所阻，不能宣行，因而留滞，气血凝滞，久而成痹。"

2. 气血亏虚

气血为人体生命活动的重要物质基础，气血亏虚，机体失于濡养，则抗邪、防御、适应能力低下，外邪乘虚侵及，而发为风湿病。《黄帝内经》在论述痹病的发病机制时指出："血气皆少，感于寒湿，则善痹骨痛。"这说明气血不足、体质虚弱致皮肉不坚而痹病。营行脉中，卫行脉外，阴阳相贯，气调血畅，濡养四肢百骸、经络关节。营卫和调则卫外御邪，营卫不和则邪气乘虚而入。营卫之气的濡养、调营卫外固表、抵御外邪的功能只有在气血充沛、正常循行的前提下才能充分发挥作用，因此气血不足、营卫不和不但是本病的重要内因，而且是病情发展变化的主要机制。类风湿关节炎女性患者居多。女子经后多血虚，血虚则气亦随之而虚，以致冲任空虚，风、寒、湿邪乘虚侵入，相合为病，是以受之如持虚，发为痹病，可见气血亏虚同样也是类风湿关节炎发病的基础。类风湿关节炎除了特征性关节软骨和骨质破坏的关节表现外，贫血是最常见的关节外表现之一,类风湿关节炎贫血患者的病程明显长于不伴贫血者,贫血程度越重则病程越长,并且贫血程度越重,病情活动越明显。说明气血亏虚仍是类风湿关节炎的基础。

3. 脏腑虚弱

类风湿关节炎病位主要在肌肉筋骨。若脾、肝、肾虚损,则肌肉筋骨失养,风、寒、湿、热之邪乘虚侵入。《难经》曰"四季脾旺不受邪",说明脾气充足,邪不易侵;脾虚亦致气血生化乏源,肌肉不丰,四肢关节失养;久则气血亏虚,筋骨血脉失去调养,营卫失于调和,风、寒、湿、热之邪乘虚而入,着于筋脉则发风湿痹病,故脾胃虚弱、气血亏虚、痰浊内生是本病的重要病机。本病临床上除一般的关节局部症状如关节肿胀、疼痛以外,还常见胃脘痞满、食少纳呆、大便溏泄、舌质淡、苔腻等。湿为阴邪,其性黏滞、重着,不但单独作祟,而且极易与其他外邪如风、寒、热邪合而为病,使之临床表现纷纭复杂,缠绵难愈。根据肝主筋、肾主骨的理论,风湿病的发生与肝、肾密切相关,其性质不外阳虚、阴虚为其本,夹风、夹寒、夹湿、夹热、夹瘀为其标。痹病早期虽以邪实为主,然而标实的同时寓有本虚,先天禀赋不足、肾精亏虚是其发病之根,久痹则邪伤气血阴阳,病及脏腑及所属五体而致虚。久痹病邪内舍肝肾,使关节失养而不用,筋骨失养而挛缩。临床见关节肿大、变形、僵硬和肌肉萎缩等症状,故中、晚期类风湿关节炎脏腑之虚重点在肝肾。

4. 阴阳失调

阴阳失调为脏脏、气血、营卫等相互失调的概括。《素问·痹论》:"痹……或寒,或热,或燥,或湿,其故何也? ……其寒者,阳气少,阴气多,与病相益,故寒也;其热者,阳气多,阴气少,病气胜,阳遭阴,故为痹热。"根据文献和临床所见,素体阳气偏胜,阴精不足,内有郁热者,感受风、寒、湿邪,易从阳化热,而成湿热痹;阳气虚衰,阴气偏盛,未自内生,感受风、寒、湿邪,多以阴化寒而为寒湿痹。可见,邪在痹病发展中的转化,与人体的禀赋不足、体质差异有密切的关系。阴阳失调作为风湿病的发病机制之一,常有阳盛、阴盛、阳虚、阴虚等。阳盛,即阳热亢盛,"气有余便是火""无火不招风"。此易感热邪,或感寒也易化热,病发热痹。正如清代尤怡《金匮翼·热痹》曰:"热痹者,闭热于内也……脏腑经络先有蓄热,而复遇风寒气客之,热为寒郁,气不得通,久之寒亦化热,则痹热而闷也。"相应,阴盛多与外界寒湿之邪相合而发风湿病之寒湿证;阳虚必见卫阳虚弱而发风湿病之虚寒证;阴虚则阳亢,得病易化热伤津而发风湿病之虚热证。

(二) 邪实为标

1. 六淫肆虐,正虚邪侵

风邪致痹的病机是风夹寒湿或风夹湿热,导致气血不通、经络痹阻。寒借此风邪内犯,风又借寒凝之积,使邪附病位,临床上寒邪致痹的病机是寒兼风湿,导致气血凝滞、经络痹阻。湿邪致痹的病机是风夹寒湿或风夹湿热,导致气血不通、经络痹阻。此外,热邪兼风、湿邪侵袭机体,合而为患,邪热壅于经络、关节,气血郁滞不通。临床上热邪致痹的病机是,热夹风湿,导致气血煎熬凝滞、气血不通、经络痹阻。由于感邪的偏盛不同,寒湿痹临床表现也就有所差别。正如《素问·痹论》说:"风寒湿三气杂至,合而为痹也。其风气胜者为行痹;寒气胜者为痛痹;湿气胜者为着痹也。"以风性善行而数变,故痹痛游走不定而成行痹;寒气凝涩,使气血凝滞不通,故疼痛剧烈而成痛痹;湿性黏滞重者,故使肌肤、关节麻木、重着,痛有定处而成着痹。风、寒、湿、热诸邪气具有致病特异性和选择性,并因五脏阴阳偏颇,而侵袭不同脏腑经络。风邪易侵袭肌表肺卫,寒入肾脏,湿易困脾,火热犯心,在外表现为筋骨肌表关节不利,在内则表现为脏腑功能失调。

2. 邪留日久,阻滞气机

气是不断运动着的具有很强活力的精微物质,气还是构成和维持人体生命活动的基本物质。如《医门法律》所云:"气聚则形成,气散则形亡。"《素问·六节藏象论》则云:"五气入鼻,藏于心肺,上使五色修明,音声能彰;五味入口,藏于肠胃,味有所藏,以养五气,气和而生。津液相成,神乃自生。"然而,人体在一定的条件下则会使体内气机出现阻滞不畅(即气滞),从而使之成为人体致病的内在因素。气滞是疾病过程中形成的病理产物,机体的气滞正伤致外邪易感,同时感受了外邪的机体则易出现气滞。气滞可使经脉骨节受阻,不通则痛。因此,气滞也是引发或加重风湿性疾病的内在因素之一。临床上引起气滞的病机主要是由于情志不舒、饮食失调、感受外邪等,而引起人体某一部分或某一脏腑气机阻滞与运行不畅,表现轻则胀闷,重则疼痛。

3. 邪滞日盛,痰瘀内生

痹病邪留日久,寒凝津为痰,湿停聚为痰,热炼津为痰。邪留日久,气血运行不畅则瘀血内生。痰瘀形成,又阻滞经络,壅遏邪气,痰瘀邪气相搏,经络气血闭阻,故痹病渐趋加重,疼痛、肿胀、重着等症状突出。痰和瘀既可单独为患,亦可合而为病,闭阻经络,流注关节,不通则痛,不通而肿,经久不愈,甚至变生或合并脏腑病变。痰浊凝聚与瘀血一样,都是痹病的重要病机。清代林佩琴《类证治裁》中有云:"必有湿痰败血瘀滞经络。"临床上引起痰凝的病机主要是外感寒湿,饮食失当,久病体虚,劳欲过度等出现的痰浊,留窜骨节经络,凝而为痹。《痹证治验》云:"瘀血致病的病机,即因闪挫暴力,引起局部经络组织损伤,血行不畅或血溢脉外,留滞局部,而致局部筋脉失养,抗御外邪能力低下,风寒湿邪乘虚而入,加重脉络闭阻,导致痹证。"临床上引起血瘀的病机是阳气虚损,鼓动无力,血行缓慢;肝气郁结,疏泄不利,血行受阻;寒邪入侵,阻于脉络,血行瘀涩;热入营血,血热互结,血液瘀结;机体外伤,溢于脉外,结而为瘀。

七 诊断要点

(一) 中医诊断标准

参照 1994 年国家中医药管理局发布的《中医病证诊断诊疗标准》。

1. 中医尪痹诊断

以小关节为主,多为多发性关节肿痛或小关节对称性肿痛(单发者需与其他鉴别,关节症状至少持续 6 周以上),晨僵。受累关节肿胀压痛,活动功能受限,或畸形,或强直,部分病例可有皮下结节。RF 阳性,ESR 多增快。重点受累关节具有典型类风湿关节炎 X 线表现所见。对具备上述症状及体征的患者,或兼有 RF 阳性,或兼有典型 X 线表现者均可诊断。

2. 中医辨证分型

(1) 湿热痹阻证

主症:关节肿胀、疼痛,触之发热,皮色发红。

次症:关节屈伸不利,晨僵,发热,口渴,咽痛,汗出,小便黄,大便干。

舌脉:舌质红,苔黄厚、腻,脉滑数或弦滑。

(2) 热毒炽盛证

主症:关节疼痛剧烈,触之发热,关节肿胀,皮色发红,高热。

次症:关节屈伸不利,晨僵,口渴,咽痛,烦躁,汗出,小便黄,大便干。

舌脉:舌质红,苔黄,脉滑数或弦数。

(3) 瘀热互结证

主症:关节刺痛,疼痛夜甚,肿胀,甚至关节强直畸形,自觉发热。

次症:关节屈伸不利,晨僵,皮下硬节,或有发热,口渴,关节局部肤色晦暗,肌肤干燥无光泽,或肌肤甲错。

舌脉:舌质暗红,或有瘀斑或瘀点,苔薄黄,脉弦或涩。

(4) 寒热错杂证

主症:关节肿胀、疼痛,局部发热,恶风寒。

次症:关节屈伸不利,晨僵,身热不扬,口渴,汗出,阴雨天加重,肢体沉重。

舌脉:舌质红,苔薄白,脉弦。

(5) 肝肾亏虚证

主症:关节酸痛,或隐痛,肿胀,或有关节变形。

次症:关节屈伸不利,晨僵,腰膝酸软,乏力,五心烦热,口干咽燥,盗汗,头晕耳鸣。

舌脉:舌质淡红,苔薄白,脉沉细数。

（6）痰瘀痹阻证

主症：关节疼痛，夜间明显，肿胀，按之发硬，关节强直畸形。

次症：关节屈伸不利，晨僵，皮下硬节，关节局部肤色晦暗，肌肤干燥无光泽，或肌肤甲错，妇女月经量少或闭经。

舌脉：舌质暗红，有瘀斑或瘀点，苔白腻，脉涩或弦滑。

以上除寒热错杂证外，中医辨证诊断均需满足以下条件：每个辨证分型有 3 项主症兼见 4 项次症，并参考舌脉，可诊断为相应证型。寒热错杂型需满足主症 4 项，次症 4 项，参考舌脉，可以诊断。

（二）西医诊断标准

1. 1987 年美国风湿病学会类风湿关节炎分类标准

（1）晨僵至少持续 1 小时（病程≥6 周）。

（2）3 个或 3 个关节肿≥6 周。

（3）腕、掌指或近端指间关节炎中，至少有一个关节肿胀（病程≥6 周）。

（4）对称性关节炎病程≥6 周。

（5）类风湿结节。

（6）RF 阳性。

（7）放射学改变：类风湿关节炎放射学改变，必须包括骨质侵蚀或受累关节及其邻近部位有明确的骨质脱钙。

以上 7 条满足 4 条或 4 条以上并排除其他关节炎，可诊断为类风湿关节炎。

2. 2010 年类风湿关节炎分类标准

首先明确：至少 1 个关节肿痛，并有滑膜炎证据（临床表现、超声或 MRI 检查）；未分类的关节炎症状和体征不能由其他疾病解释。依据评分表评分≥6 分则提示为确定的类风湿关节炎。

2010 年 ACR/EULAR 类风湿关节炎分类标准和评分系统

1. 受累关节情况	受累关节数	（0～5分）
中大关节	1 个	0 分
	2～10 个	1 分
小关节	1～3 个	2 分
	4～10 个	3 分
至少一个为小关节	＞10 个	5 分
2. 血清学抗体检测		（0～3分）
RF 或抗 CCP 均阴性		0 分
RF 或抗 CCP 至少一项低滴度阳性		2 分
RF 或抗 CCP 至少一项高滴度阳性		3 分

3. 滑膜炎持续时间	(0～1分)
＜6周	0分
≥6周	1分
4. 急性时相反应物	(0～1分)
CRP 或 ESR 均正常 CRP 或 ESR 增高	0分 1分
标准：以上4项累计最高评分≥6分则可肯定 RA 诊断	

注：名词解释：① 受累关节数：指评价时压痛和肿胀的关节数但不包括远端指间关节(DIP)、第一腕掌关节、第一跖趾关节；② 关节大小的定义：中大关节指肩、肘、膝、髋、踝；小关节指掌指关节(MCP)、近端指间关节(PIP)、第一指间关节、第二至五跖趾关节及腕；③ 滴度的定义：高滴度阳性指 RF 或抗环瓜氨酸肽(CCP)抗体中至少1项高于正常上线3倍或以上；低滴度阳性指 RF 或抗 CCP 抗体中至少1项高于正常上线但不超过正常上线3倍。

3. 类风湿关节炎疾病活动度标准

参照 PREVOO 等的计算方法。

$$DAS28 = 0.56 \times (压痛关节数)^{0.5} + 0.28 \times (肿胀关节数)^{0.5}$$
$$+ 0.7 \times Ln(ESR) \times 1.08 + 0.16$$

DAS28 以28个关节计分：包括双肩、双肘、双腕、双手掌指关节，双手近端指间关节，双膝关节。分值≥5.1表示疾病重度活动；5.1＞分值≥3.2表示疾病中度活动；3.2＞分值≥2.6表示疾病轻度活动；分值＜2.6表示疾病缓解。

八 临床表现

(一) 关节病变表现

1. 晨僵

早晨起床后关节及其周围僵硬感，称"晨僵"。持续时间超过1小时的意义较大。它常被作为观察本病活动的指标之一，只是主观性很强。其他病因的关节炎也可出现晨僵，但不如本病明显和持久。

2. 关节痛与压痛

关节痛往往是最早的症状，最常出现的部位为腕、掌指、近端指间关节，其次是足趾、膝、踝、肘、肩等关节。多呈对称性、持续性，但时轻时重，疼痛的关节往往伴有压痛，受累关节的皮肤可出现褐色色素沉着。

3. 关节肿

关节肿多因关节腔内积液或关节周围软组织炎症引起，病程较长者可因滑膜慢性炎症的肥厚而引起肿胀。凡受累的关节均可肿胀，常见的部位与关节疼痛部位相同，亦多呈对称性。

4. 关节畸形

此表现多见于较晚期患者,关节周围肌肉的萎缩、痉挛则使畸形更为加重。最为常见的关节畸形——腕和肘关节强直、掌指关节的半脱位、手指向尺侧偏斜和呈"天鹅颈(swanneck)"样及"纽扣花样(boutonniere)"表现。重症患者关节呈纤维性或骨性强直失去关节功能,致使生活不能自理。

5. 特殊关节

(1)颈椎的可动小关节及周围腱鞘受累:出现颈痛、活动受限,有时甚至因颈椎半脱位而出现脊髓受压。

(2)肩、髋关节:其周围有较多肌腱等软组织包围,因此很难发现肿胀。最常见的症状是局部疼痛和活动受限,髋关节往往表现为臀部及下腰部疼痛。

(3)颞下颌关节:出现于 1/4 的类风湿关节炎患者,早期表现为讲话或咀嚼时疼痛加重,严重者有张口受限。

6. 关节功能障碍

关节肿痛和结构破坏都可引起关节的活动障碍。美国风湿病学会(ACR)将因本病而影响生活的程度分为 4 级。

(二) 关节外病变表现

1. 类风湿结节

这是本病较为常见的关节外表现,可见于 20%～30%的患者,多位于关节隆突部及受压部位的皮下,如前臂伸面、肘鹰嘴突附近、枕、跟腱等处。其存在均提示有本病的活动。

2. 类风湿血管炎

眼受累多为巩膜炎,严重者因巩膜软化而影响视力。RF 阳性的患者可出现亚临床型的血管炎,如无临床表现的则皮肤和唇腺活检可有血管壁免疫物质的沉积,亚临床型血管炎的长期预后尚不明确。

3. 肺受累

肺受累很常见,其中男性多于女性,有时可为首发症状。

(1)肺间质病变:这是最常见的肺病变,约见于 30%的患者,主要表现为活动后气短,肺纤维化,肺功能和肺影像学如肺部高分辨 CT 检查有助于早期诊断。

(2)结节样改变:肺内出现的单个或多个结节,为肺内的类风湿结节表现。结节有时可液化,咳出后形成空洞。

(3)卡普兰(Captan)综合征:尘肺患者合并类风湿关节炎时易出现大量肺结节称之为卡普兰(Captan)综合征,也称类风湿性尘肺病。临床和胸部 X 线表现均类似肺的类风湿结节,数量多,较大,可突然出现并伴关节症状加重。病理检查结节中心坏死区内含有粉尘。

(4)胸膜炎:发病率约 10%,多为单侧或双侧的少量胸腔积液,偶为大量胸腔积液。

胸水呈渗出性,糖含量很低。

(5) 肺动脉高压:一部分是肺内动脉病变所致的肺动脉高压;另一部分为肺间质病变引起的肺动脉高压。

4. 心脏受累

类风湿关节炎患者可以出现心脏受累,以心包炎最常见,多见于 RF 阳性、有类风湿结节的患者,但多数患者无相关临床表现。通过超声心动图检查约 30% 的患者出现小量心包积液。

5. 胃肠道受累

患者可有上腹不适、胃痛、恶心、纳差,甚至黑粪,多与服用抗风湿药物,尤其是非甾体抗炎药有关,很少由类风湿关节炎本身引起。

6. 肾脏受累

本病的血管炎很少累及肾脏,偶有轻微膜性肾病、肾小球肾炎、肾内小血管炎,以及肾脏的淀粉样变等报道。

7. 神经系统受累

神经受压是类风湿关节炎患者出现神经系统病变的常见原因。如正中神经在腕关节处受压可出现腕管综合征。脊髓受压表现为渐起的双手感觉异常和力量的减弱,腱反射多亢进,病理反射阳性。多发性单神经炎则因小血管炎的缺血性病变所造成。

8. 血液系统受累

患者的贫血程度通常和病情活动度相关,尤其是和关节的炎症程度相关。类风湿关节炎患者的贫血一般是慢性贫血,若出现小细胞低色素性贫血时,贫血可因病变本身或因服用非甾体抗炎药而造成胃肠道长期少量出血所致。此外,这与慢性疾病性贫血的发病机制有关,在患者的炎症得以控制后,贫血也可得以改善。在病情活动的类风湿关节炎患者常见血小板增多,也与疾病活动度相关,病情缓解后可下降。

9. 干燥综合征

部分患者常有口干、眼干症状,30%～40% 的类风湿关节炎患者可继发干燥综合征,需结合自身抗体,经口腔科和眼科检查进一步明确诊断。

九　治疗方法

(一)中医辨证论治

1. 风寒湿痹

(1) 行痹

主症:肢体关节、肌肉疼痛、酸楚、游走不定。

兼症：关节屈伸不利，或有恶风、发热等表证。

舌脉：舌苔薄白，脉浮或浮缓。

证机概要：风邪兼夹寒湿，留滞经脉，闭阻气血。

治则：祛风通络，散寒除湿。

主方：防风汤加减。本方有发散风寒、祛湿通络作用，适用于痹病风邪偏盛，游走性关节疼痛。

常用药：防风9g、麻黄9g、桂枝9g、葛根10g——祛风散寒、解肌通络止痛；当归——养血活血通络；茯苓10g、生姜9g、大枣3枚、甘草6g——健脾渗湿、调和营卫。

加减：腰背酸痛为主者，多与肾气不足有关，加杜仲、桑寄生、淫羊藿、巴戟天、续断等温补肾气；若见关节肿大，苔薄黄，邪有化热之象者，宜寒热并用，投桂枝芍药知母汤加减。

（2）痛痹

主症：肢体关节疼痛，痛势较剧，部位固定，遇寒则痛甚，得热则痛缓。

兼症：关节屈伸不利，局部皮肤或有寒冷感。

舌脉：舌质淡，苔薄白，脉弦紧。

证机概要：寒邪兼夹风湿，留滞经络，闭阻气血。

治则：散寒通络，祛风除湿。

主方：乌头汤加减。本方重在温经散寒止痛，适用于痹病寒邪偏盛，关节疼痛明显。

常用药：制川乌6g、麻黄6g——温经散寒、通络镇痛；芍药9g、甘草6g、蜂蜜9g——缓急止痛；黄芪10g——益气固表，利血通痹。

加减：若寒湿甚者，制川乌可改用生川乌或生草乌；关节发凉，疼痛剧烈，遇冷更甚，加附子、细辛、桂枝、干姜温经散寒，通脉止痛。

（3）着痹

主症：肢体关节肌肉酸楚、重着、疼痛，肿胀散漫。

兼症：关节活动不利，肌肤麻木不仁。

舌脉：舌质淡，舌苔白腻，脉濡缓。

证机概要：湿邪兼夹风寒，留滞经脉，闭阻气血。

治则：除湿通络，祛风散寒。

主方：薏苡仁汤加减。本方有健脾祛湿、发散风寒的作用，适用于痹病湿邪偏盛，关节疼痛肿胀重着。

常用药：薏苡仁20g、苍术10g、甘草6g——益气健脾除湿；羌活10g、独活10g、防风9g——祛风除湿；麻黄6g、桂枝9g、制川乌6g——温经散寒、驱湿止痛；当归9g、川芎9g——养血活血通脉。

加减：若关节肿胀甚者，加草薢、木通以利水通络；若肌肤麻木不仁，加海桐皮、豨莶草以祛风通络；若小便不利，水肿，加茯苓、泽泻、车前子以利水祛湿；若痰湿盛者，加半夏、胆南星;湿热盛者,加黄柏与苍术,取"二妙"之功以除湿热。久痹风寒湿痹偏盛不明显者,可选用蠲痹汤作为治疗风寒湿痹的基本方剂,该方具有益气和营、祛风胜湿、通络止痛之功效,临证可根据感受外邪偏盛情况进行加减。

2. 风湿热痹

主症:关节疼痛,局部灼热红肿,痛不可触,得冷则舒。

兼症:关节活动不便,可有皮下结节或红斑,常伴有发热、恶风、汗出、口渴、烦躁不安等全身症状。

舌脉:舌质红,舌苔黄或黄腻,脉滑数或浮数。

证机概要:风、湿、热邪壅滞经脉,气血闭阻不通。

治则:清热通络,祛风除湿。

主方:白虎加桂枝汤合宣痹汤加减。前方以清热宣痹为主,适用于风湿热痹,热象明显者;后方重在清热利湿、宣痹通络,适用于风湿热痹关节疼痛明显者。

常用药:生石膏20g、知母9g、黄柏6g、连翘9g——清热养阴;桂枝9g——疏风解肌通络;防己9g、杏仁9g、薏苡仁15g、滑石10g、赤小豆15g、蚕沙10g——清利湿热,通络宣痹。

加减:若皮肤有红斑者,加牡丹皮、赤芍、生地黄、紫草以清热凉血,活血化瘀;若发热、恶风、咽痛者,加荆芥、薄荷、牛蒡子、桔梗疏风清热,解毒利咽;若热盛伤阴,症见口渴心烦者,加玄参、麦冬、生地黄以清热滋阴生津;如热毒炽盛,化火伤津,深入骨节,而见关节红肿、触之灼热,疼痛剧烈如刀割,筋脉拘急抽挛,入夜尤甚,壮热烦渴,舌红少津,脉弦数,宜清热解毒,凉血止痛,可选用五味消毒饮合犀黄丸。

3. 痰瘀痹阻证

主症:关节肿大、僵硬、变形、刺痛。

兼症:关节肌肤紫暗、肿胀,按之较硬,肢体顽麻或重着,屈伸不利,或有硬结、瘀斑,面色黧黑,眼睑浮肿,或胸闷痰多。

舌脉:舌质紫暗或有瘀斑,舌苔白腻,脉弦涩。

证机概要:痰瘀互结,留滞肌肤,闭阻经脉。

治则:化痰行瘀,蠲痹通络。

主方:双合汤加减。本方有活血化瘀、祛痰通络作用,适用于痰瘀痹阻筋脉,关节重着疼痛。

常用药:桃仁12g、红花10g、当归10g、川芎10g、白芍10g——活血化瘀,通络止痛;茯苓10g、半夏10g、陈皮9g、白芥子9g、竹沥10g、姜汁9g——健脾化痰。

加减:痰浊滞留,皮下有结节者,加胆南星、天竺黄;痰瘀不散,疼痛不已者,加穿山甲、白花蛇、全蝎、蜈蚣、地龙搜剔络道;有痰瘀化热之象者,加黄柏、牡丹皮;瘀血痹阻,关节疼痛,甚至肿大、强直、畸形,活动不利,舌质紫暗,脉涩,可选桃红饮。

4. 肝肾两虚证

主症:痹病日久不愈,肌肉瘦削,腰膝酸软。

兼症：关节屈伸不利，或畏寒肢冷，阳痿、遗精，或骨蒸劳热，心烦口干。

舌脉：舌质淡红，舌苔薄白或少津，脉沉细弱或细数。

证机概要：肝肾不足，筋脉失于濡养、温煦。

治则：培补肝肾，舒筋止痛。

主方：补血荣筋丸加减。本方有滋补肝肾、祛风湿、舒筋通络止痛作用，用于久痹之肝肾不足、筋脉失养证。

常用药：熟地黄 12 g、肉苁蓉 10 g、五味子 9 g——滋阴补肾，养血暖肝；鹿茸 9 g、菟丝子 12 g、牛膝 12 g、杜仲 10 g——补肝肾、壮筋骨；桑寄生 12 g、天麻 10 g、木瓜 10 g——祛风湿、舒筋通络止痛。

加减：肾气虚，腰膝酸软乏力较著者，加鹿角霜、续断、狗脊；阳虚畏寒肢冷，关节疼痛拘急者，加附子、干姜、巴戟天或合用阳和汤加减；肝肾阴亏，腰膝疼痛，低热心烦，或午后潮热者，加龟板、熟地黄、女贞子或合用河车大造丸加减。

各型痹病日久迁延不愈，正虚邪恋，气血不足，肝肾亏损，见有面色苍白，少气懒言，自汗疲乏，肌肉萎缩，腰腿酸软，头晕耳鸣，可选用独活寄生汤以益肝肾，补气血，祛风除湿，蠲痹和络。

(二) 中医特色疗法

1. 中成药治疗

复方芪薏胶囊(安徽中医药大学第一附属医院制剂中心生产，主要黄芪、薏苡仁、蜈蚣、雷公藤等组成，每粒胶囊含生药浸出物 0.5 g)，每次 3 粒，每日 3 次。

风湿骨痛胶囊，每次 4 片，每日 2 次。

白芍总苷胶囊，每次 0.6 g，每日 3 次。

2. 中药外敷治疗

(1) 芙蓉膏外敷：芙蓉膏(安徽中医药大学第一附属医院制剂中心生产，主要由芙蓉叶、藤黄、天南星、冬绿油、薄荷油等调制而成，具有清热解毒之功)。治疗方法：用温水洗净患处，擦干水后，用芙蓉膏均匀敷于患面，厚度 3 mm 左右，然后用纱布外敷并固定，每次 12 小时，每日 1 次。

(2) 消瘀散外敷：消瘀散(安徽中医药大学第一附属医院制剂中心生产，主要由丹参、乳香、没药、川芎、荜菝、三七等组成，具有活血化瘀止痛之功)。治疗方法：每次取药 15 g，用适量蜂蜜或饴糖调成糊状，敷于关节周围，上下约 4 cm，敷药后用纱布外敷并固定，每次 12 小时，每日 1 次。

3. 中药熏洗治疗

熏洗疗法是利用中药煎液的热量和蒸汽，对患者的患处进行熏蒸，使中药有效成分以离子形式渗入皮肤，进入体内，从而改善微循环，促进了皮肤和机体的新陈代谢，促进关节肿胀的消退,缓解皮肤的紧张,肌肉的痉挛和强直,从而达到治病的目的。

熏蒸方剂一:药用防风、威灵仙各 200 g,桂枝、红花、川牛膝、秦艽、羌活、独活各 150 g,艾叶 300 g,细辛 50 g,小茴香、川芎各 100 g。加水适量,煮沸后 15 分钟,倒进缸内,缸中放一小凳,患者坐于凳上,周围取衣服围严,利用热气熏蒸患处。每次 30～60 分钟,每日 1 次。适用于风、寒、湿邪偏胜,瘀痰互结型类风湿关节炎。

熏蒸方剂二:药用艾叶、忍冬藤、透骨草、麻黄、鸡血藤、茵陈、蒺藜各 1 500 g,荆芥、青蒿、薄荷、桂枝、桑寄生、大茴香、木贼、防风、蛇床子各 250 g,苏叶、石菖蒲各 500 g,爬山虎、益母草各 1 000 g。上药投于蒸疗室内的锅中煎煮,使室内充满药气,并通过通风窗调节室温,将蒸疗室温度保持在 35～45℃,然后患者进入室内。每次蒸疗时间为 30～45 分钟,每日 1 次。适用于风寒、湿邪偏胜,痰瘀互结型类风湿关节炎。

熏蒸方剂三:药用川椒、牛膝、红花、伸筋草、透骨草、桂枝等中药各 150 g。浸入水中煮沸,腰膝以下部位先用热气薰,然后再浸泡,可起到祛风除湿,散寒止痛,活血祛瘀的作用。每次蒸疗时间 30～45 分钟,每日 1 次。适用于类风湿关节炎四肢关节疼痛的治疗。

透骨红洗剂:药用透骨草 30 g,红花、五加皮、桂枝、白芷、川芎、海桐皮、鸡血藤、伸筋草、羌活、独活各 20 g,细辛 15 g。加水适量,煎沸后约 30 分钟,倒进盆内,趁热浸洗患处,水凉即复加温。每次 30～60 分钟,每日 1～2 次。适用于风湿性疾病四肢关节疼痛的治疗。

乌梢蛇洗剂:药用乌梢蛇、蕲蛇、防风、透骨草、生川乌、生草乌、生马钱子、红花、细辛各 10 g,穿山甲、皂角刺、丹参各 30 g,蜂房、地龙、白花蛇舌草各 20 g,羌活、独活、威灵仙各 15 g。共研粗末,装入布袋封口后,加清水适量,煮沸后约 30 分钟,趁热熏洗患处,水凉即复加温。每次 30～60 分钟,每日 2 次。适用于风、寒、湿邪偏胜,瘀痰互结型类风湿关节炎。

海桑浴:药用海桐皮、海风藤、桑枝各 500 g,豨莶草、络石藤各 200 g,忍冬藤、鸡血藤各 100 g。先将热水注入浴缸内,且把上药煮沸后约 30 分钟,将所滤药液倒进浴缸热水中,水温调至 35～45℃,患者裸身浸浴于药液内。每次 15～30 分钟,每周 2 次。适用于热邪偏胜、湿热蕴结型类风湿关节炎的康复阶段。

防风浴:药用防风、独活、桂枝、赤芍、当归、川芎、鸡血藤各 60 g,续断、巴戟天、胡芦巴、川牛膝各 150 g,狗脊 100 g。加水适量,煮沸后约 30 分钟,倒进浴缸,药水量以浸泡整个人体为度。每次约 30 分钟,每周 2 次。适用于风、寒、湿邪偏胜,瘀痰互结、阳气虚衰型类风湿关节炎。

4. 穴位埋线及注射穴位

埋线是利用羊肠线对穴位的持续刺激作用治疗疾病的方法。采用 PGLA 微创穴位埋线治疗,整体取肝俞、脾俞、肾俞、命门、曲池、足三里、太溪穴,局部根据患者受累关节取穴。将特制的 PGLA 线体置入所选穴位,每 7 日治疗 1 次,5 次为 1 个疗程。

5. 针刀

针刀联合药物、物理治疗,关节腔内注射少量类固醇,在关节软组织变性处,每次选

3~5 点,治疗点行利多卡因局部麻醉,以 4 号针刀经治疗点逐个进针直至骨面或至软组织病变处,以切割为主,兼以横行剥离进行松解和疏通。每周 1 次,3 次为 1 个疗程。

6. 膏药外敷联合火提针

将复方南星止痛膏(由生天南星、生川乌、丁香、肉桂、细辛、白芷、川白芍、乳香、没药、徐长卿等药物组成)贴敷在关节表面,火提针在酒精灯上烧灼后通过南星止痛膏熨烫关节 10 秒,共熨烫 3 次,每日 2 次,5 日为 1 个疗程。

7. 穴位敷贴

把药物研成细末,用水、醋、酒、蛋清、蜂蜜、植物油、清凉油、药液甚至唾液调成糊状,或用呈凝固状的油脂(如凡士林等)、黄醋软膏(黄醋、米饭、枣泥制成软膏)、丸剂或饼剂,或将中药汤剂熬成膏,或将药末散于膏药上,再直接贴敷穴位、患处(阿是穴),用来治疗疾病的一种无创痛穴位疗法。冬病夏治治疗类风湿关节炎适应阳气虚、寒冷重、体质差、病程长的一类人,这类人都有一个共同的特点,就是平时怕冷,遇寒容易发病。常用穴位有肝俞、脾俞、肾俞等背俞穴及阿是穴,通过冬病夏治穴位敷贴可以起到鼓舞正气、驱逐病邪、疏通经络、活血通脉、温经散寒等作用,使人体阳气充沛,抗寒能力增强,经络气血贯通。除了三伏天之外,平日间不定期可以针对个体的不同体质,通过益肺、健脾、补肾的药物扶助人体的阳气,从而达到治本的目的。

(三) 西医疗法

类风湿关节炎治疗的主要目的在于减轻关节炎症反应,抑制病变发展及不可逆骨质破坏,尽可能保护关节和肌肉的功能,最终达到病情完全缓解或减低疾病活动度的目标。治疗原则包括患者教育、早期治疗、联合用药、个体化治疗方案,以及功能锻炼。

1. 患者教育

使患者正确认识疾病,树立信心和耐心,能够与医生配合治疗。

2. 一般治疗

关节肿痛明显者应强调休息及关节制动,而在关节肿痛缓解后应注意早期开始关节的功能锻炼。此外,理疗、外用药等辅助治疗可快速缓解关节症状。

3. 药物治疗

方案应个体化,药物治疗主要包括非甾类抗炎药、慢作用抗风湿药、免疫抑制剂、免疫和生物制剂及植物药等。

(1)非甾类抗炎药:有抗炎、止痛、解热作用,是类风湿关节炎治疗中最为常用的药物,适用于活动期等各个时期的患者。常用的药物包括双氯芬酸、萘丁美酮、美洛昔康、塞来昔布等。

(2)抗风湿药(DMARDs):又被称为二线药物或慢作用抗风湿药物。常用的有甲氨蝶呤,口服或静脉注射;柳氮磺胺吡啶,从小剂量开始,逐渐递增,以及羟氯喹、来氟米特、环孢素、金诺芬、白芍总苷等。

（3）糖皮质激素：激素不作为治疗类风湿关节炎的首选药物。但在下述四种情况可选用激素：① 伴随类风湿血管炎包括多发性单神经炎、类风湿肺及浆膜炎、虹膜炎等。② 作为过渡治疗，重症类风湿关节炎患者可用小剂量激素快速缓解病情，一旦病情控制，应首先减少或缓慢停用激素。③ 经正规慢作用抗风湿药治疗无效的患者可加用小剂量激素。④ 局部应用如关节腔内注射可有效缓解关节的炎症。总原则为短期小剂量（10 mg/d以下）应用。

（4）生物制剂：目前在类风湿关节炎的治疗上，已经有几种生物制剂被批准上市，并且取得了一定的疗效，尤其在难治性类风湿关节炎的治疗中发挥了重要作用。

4. 免疫净化

类风湿关节炎患者血中常有高滴度自身抗体、大量循环免疫复合物、高免疫球蛋白等，因此，除药物治疗外，选用免疫净化疗法，可快速去除血浆中的免疫复合物和过高的免疫球蛋白、自身抗体等。

十 预防

（一）日常起居

居住的房屋应通风、向阳，保持空气新鲜。被褥要干燥，轻暖，床铺要平整，切勿在风口处睡卧，预防感受风邪。注意气候变化，天气剧变寒冷时，及时添加衣服。注意保暖，预防感冒，预防疾病复发。保持良好的精神状态，正确对待疾病，切不可急躁焦虑，也不可满不在乎，更不能情绪低落。要善于自制，努力学习，积极工作，心胸宽广，愉快生活。

（二）坚持锻炼身体，以增强体质，提高抗病能力

除坚持锻炼身体外，类风湿关节炎患者更应该注意夏天的保健。很多类风湿关节炎患者以为在夏季就可以高枕无忧，不用再为自己的病情过多的担心。其实不然，夏季若不注意日常保健，更容易导致类风湿关节炎病情的加重。

（三）保护关节

类风湿关节炎治疗的目的是减轻日常活动时的关节疼痛，保护关节功能，阻止病情进一步发展，避免关节出现永久性的变形。因此，在日常生活中应该注意保护关节。

（四）适当锻炼

人体的关节、肌肉，如果长期停止活动，则会造成强直、畸形、萎缩等，严重者导致终身

残疾,日常生活不能自理。运动作为一种自我调理的方法,在配合类风湿关节炎的治疗中具有十分重要的意义。

十一 注意事项

(1) 防风寒、潮湿激发本病。

(2) 保持精神愉快和情绪乐观,对本病治疗有着积极的影响。

(3) 适度功能锻炼,尤其是关节操的练习。

(4) 因部分西药和一些中药(如雷公藤)有副反应,如白细胞下降、肝肾功能损害,要及时发现并调整,一般治疗 1~3 个月检查 1 次。

(5) 类风湿关节炎为慢性反复发作、迁延不愈性疾病,易出现多关节畸形,功能障碍,关节外多系统损害。特别是关节僵直,活动完全受限,严重肺间质病变等,中医传统方法如中医辨证施方、中药外敷、中药离子导入、中药熏蒸、针灸等方法难起沉疴,只能在一定程度上改善症状。很多患者不能耐受长期药物治疗,治疗依从性差,故应定期随访。

第二节 强直性脊柱炎诊治规律

一 病理

强直性脊柱炎(AS)炎症过程发生在韧带附着于骨的起止点位置,这不同于有许多临床和放射学证据的类风湿关节炎。脊柱炎最初的炎症过程的主要靶点出现在起止点、软骨和较小范围的滑膜,随着新骨在纤维瘢痕组织上的形成,炎症过程有自愈的倾向,但会导致关节强直、中轴与外周关节不可逆的骨化。强直性脊柱炎早期病理变化是以增生性肉芽组织为特点的滑膜炎开始,其滑膜肥厚和关节软骨面的腐蚀破坏较轻,因而很少发生骨质吸收和关节脱位;但关节囊和韧带骨化却很突出,加上关节软骨面的钙化和骨化,容易发生关节骨性强直。强直性脊柱炎患者的韧带、肌腱和关节囊与松质骨结合部位的病理改变是比较特殊的,结合部位的肉芽组织既能腐蚀结合部位的松质骨,又可向韧带、肌腱或关节囊内延伸,形成韧带骨质增生,骨质的增生和发展,最后导致关节骨性强直。

二 发病因素

遗传因素在强直性脊柱炎的发病中具有重要作用。HLA-B27阳性健康者亲属发生强直性脊柱炎的概率远比HLA-B27阳性强直性脊柱炎患者亲属要低。这说明,HLA-B27在强直性脊柱炎发病中是一个重要的因素。强直性脊柱炎发病率可能与感染有关,已发现强直性脊柱炎患者在强直性脊柱炎活动期中肠道肺炎克雷伯杆菌的携带率及血清中针对该菌的IgA型抗体滴度均较对照组高,且与病情活动呈正相关。有的学者发现约6%的溃疡性结肠炎患者合并强直性脊柱炎,其他报道也证实,强直性脊柱炎患者中溃疡性结肠炎和局限性肠炎的发生率较普通人群高许多,故推测强直性脊柱炎可能与感染有关。此外,创伤、内分泌、代谢障碍和变态反应等亦被疑为发病因素。总之,目前本病病因未明,尚无一种学说能完满解释强直性脊柱炎的全部表现,很可能在遗传因素的基础上受环境因素(包括感染)等多方面因素的影响而致病。

三 免疫学机制

B27分子以多种形式表达于细胞表面,如空载的B27异源二聚体、同源二聚体、异常折叠的B27分子等,自然杀伤(NK)细胞、髓单核细胞上的杀伤细胞免疫球蛋白样受体(KIR)和白细胞免疫球蛋白样受体(LILR)亦能识别B27。Harvey等发现强直性脊柱炎患者KIR3DS1编码基因的基因频率增加,B27阳性强直性脊柱炎患者体内NK细胞和T细胞增加,并且KIR类受体与B27二聚体的结合作用与后者呈递增的抗原肽无关。TNF-α在免疫反应中具有介导炎症和免疫调节作用,其效应包括激活淋巴细胞,释放其他细胞因子、PG和金属蛋白;也可以促进血管形成和调节黏附因子作用。通过对脊柱关节病患者外周血和关节液单核细胞的基因谱的研究,证实TNF与脊柱关节病的发生、发展密切相关,如在类风湿关节炎中,TNF能够刺激细胞因子和软骨降解酶的分泌,调节炎症反应,这些最终导致滑膜炎症反应和软骨破坏。

四 临床流行病学

强直性脊柱炎呈世界范围分布,是关节病中最常见的疾病之一,在不同种族及国家,其人群患病率不尽相同。总的来说,不同种族中印第安人发病率最高,其次为白种人,黄种人低于白种人,黑种人发病率最低。通常在 10～40 岁发病,10％～20％的强直性脊柱炎患者在 16 岁以前发病,高峰在 15～35 岁,平均发病年龄为 25 岁,而在 50 岁以上、8 岁以下儿童发病者少见。40 岁以上成人或儿童患者,发病初期常常因为症状轻微而不被重视。根据国内外相关的报道,从最初出现症状到明确诊断之间的间隔时间,平均可延误 3～4 年。近年来,由于人们对强直性脊柱炎的重视和诊断水平的提高,临床中也发现大量的 6～10 岁儿童发病,发病年龄呈低龄化的趋势。一般男性强直性脊柱炎的患病率要高一些,而女性发病相对少见。男性患者的比例根据地域又有不同,从 65％～80％不等,强直性脊柱炎患者总的男女比例约为 3∶1。目前普遍认为强直性脊柱炎患者中男性占 65％～80％,即男女之比为 2∶1～4∶1。性别不同,疾病的临床表现也不同。男性患者脊柱和骨盆最常受累,胸壁、髋部、肩部和足部也可受累。相反,女性患者发病年龄相对晚,脊柱病变相对轻,而膝、腕、踝、髋和骨盆更常受累。

五 中医学历史沿革

《素问·痹论》曰:"风寒湿三气杂至,合而为痹也。"《素问·生气通天论》曰:"阳气者,精则养神,柔则养筋,开阖不得,寒气从之,乃生大偻";王冰注曰:"身体俯曲,不能直立。偻,背脊弯曲。"结合"痹论"中所说"肾痹者善胀,以尻代踵,脊以代头"等论述及其临床表现,中医学将强直性脊柱炎归属于"痹病""痹证""大偻"的范畴,更与古籍中"龟背风""竹节风""历节病""骨痹""筋痹""腰尻痛""腰痹"等病的描述相似。此外,焦树德教授曾提出本病应该属于"尪痹"之类。强直性脊柱炎是一种常见的以中轴关节病变为主的慢性全身性自身免疫疾病,其不仅累及脊柱骨骼系统,而且影响外周关节,除侵犯与骨骼连接的韧带、肌腱、滑膜、软骨和肌肉等组织,还影响到眼、心、肺、血管等器官,常以腰背痛多见。特征性病理改变为肌腱端附着点炎。本病男性发病多于女性,具有一定的家族遗传倾向,发作期与缓解期交替,致残率高。

六 病因病机

(一)正气不足

正虚于内是本病发病的根本因素。首先是人之精气,受之于父母,先天禀赋不足,素体气虚;或因饮食不节,涉水冒雨,起居失于调节,引起气血不足,肝肾亏虚,肌肤失养,腠理空虚,卫外不固,外邪易于入侵,阻塞气血经络,流注于经络、关节、肌肉、脊柱,可致本病。也可以因房劳过度,内伤肾气,精气日衰,则邪易妄入,又因过逸之人,缺少锻炼,正气渐虚,筋骨脆弱,久致肝肾虚损,气虚血亏,后天失于濡养,稍有外感,邪易乘虚而入,与血相搏,阳气痹阻,经络不畅,瘀痰内生,留注关节。强直性脊柱炎起初表现在筋骨,病久而不愈则可内传入脏,多易侵犯肾、肝、肺、脾四脏,并可见目翳、肠风、淋疾等。此与肾主骨,开窍于二阴;肝主筋,开窍于目;脾主肉,肺主皮毛有关,使脏腑气血阴阳随之亏虚。其虚,所阳虚者,以其卫外不固,而易受风、寒、湿邪所伤;所阴虚者,阳愈盛,本欲生热,更易被风、湿、热邪所伤,而成风湿热痹。其虚证所表现出来的症状除了与其阴阳所偏、寒热所别、五脏归属不同外,还与其所感外邪的性质有关。

(二) 外感六淫

正虚不足,风、寒、湿邪侵犯人体多是由外而内,或由于久居寒冷,失于保暖,或住所潮湿,或睡卧当风,或触冒风雨,或水中作业,或劳累后感湿受寒,或汗出入水,均可使人卫外功能减弱,使风、寒、湿邪入侵,阻滞经络,血脉阻塞,关节凝滞,使气血运行不畅,而成痹病。风邪为百病之长,善行而数变,易伤阴而耗气。寒为阴邪,其性凝滞而收引,易伤阳气,可使气血不通,不通则痛。湿为阴邪,其性重着黏滞,迁延日久,气血不和,经脉不畅,留注关节,所谓"湿胜则肿"。风、寒、湿三邪虽然可以各自发为行痹、痛痹、着痹。寒湿者,关节肿胀,腰不能俯仰,局部作冷,疼痛剧烈,肢冷不温,四肢肌肤麻木,恶寒喜暖,遇寒加重,遇热减轻,晨僵时久,此是寒湿之邪外侵,"寒胜则痛",寒性凝滞,湿性黏着,使气血不和,经脉不畅,伤及阳气,阳失温煦所致。风寒者,可见肢体疼痛剧烈,游走不定,痛无定处,屈伸不利,恶风畏寒,或微发热,无汗,头身疼痛,遇寒则重,得暖则减,此因寒为阴邪,凝滞而收引,风性善行数变,风寒之邪侵袭机体,闭阻经络关节,凝滞气血,阻遏经脉,消伐阳气,使气血运行不畅所致。更有风寒湿痹者,临床表现更为繁乱,虽然风、寒、湿三邪共同致病,病机交错复杂,但亦各自有所侧重不同之处。

(三) 瘀血痰浊

瘀血痰浊可以是诱发强直性脊柱炎的病因,也是病邪作用人体的病理性产物。风、寒、湿、热之邪内犯人体均可造成气血经脉运行不畅,而成瘀血,加之痹病日久,五脏气机紊乱,升降无序,则气血逆乱,亦成瘀血,痰浊与瘀血,相互影响,相互作用,相互加重,而成恶性循环,使痰瘀互结,胶着于关节,闭阻经络血脉,并使关节、皮肤、肌肉、筋骨失于濡养,造成关节肿大、变形、疼痛剧烈,皮下结节,肢体僵硬、麻木不仁,其疾病顽固难愈,此时的强直性脊柱炎称为顽痹。正如清代董西园论痹之病因,"痹非三气,患在痰瘀"。强直性脊柱炎的发病是内因与外因相互作用的结果,如《杂病源流犀烛·腰脐病源流》云:"腰痛,精气虚而邪客病也……肾虚本也,风寒湿热痰饮,气滞血瘀闪挫其标也。"病因首先是瘀血痰浊阻痹经络,临床可表现为驼背畸形,关节肿大,屈伸不利,皮肤瘀斑或结节;其次是外邪入侵,日久不去,使气血伤耗加重,而造成不同程度的气血亏虚证候,严重者甚至可以表现出阴阳俱损的证候；最后因其气血阴阳亏虚，卫外不足，又容易复感于邪。因病邪所伤及脏腑不同，又分为心痹、肺痹、脾痹、肝痹、肾痹之五脏痹。也可根据病邪所犯人体部分的不同，形成皮痹、肉痹、筋痹、脉痹、骨痹之五体痹。

七 诊断要点

(一) 中医诊断

1. 中医疾病诊断

参照《实用中医风湿病学》(人民卫生出版社，2009 年)。

凡症见腰骶、髋疼痛，僵直不舒，继而沿脊柱由下而上渐及胸椎、颈椎(少数可见由上而下者)，或见生理曲度消失、僵硬如柱、俯仰不能；或见腰弯、背突、颈重、肩随、形体羸；或见关节肿痛、屈伸不利等临床表现，甚还可见"尻以代踵，脊以代头"之征象，均可诊为大偻。

2. 中医证候诊断

参照 2002 年《中药新药临床研究指导原则》及"国家中医药管理局'十一五'重点专科协作组大偻(强直性脊柱炎)诊疗方案"。

(1) 肾虚督寒证：腰骶、脊背、臀疼痛，僵硬不舒，牵及膝腿痛或酸软无力，畏寒喜暖，得热则舒，俯仰受限，活动不利，甚则腰脊僵直或后凸变形，行走坐卧不能，或见男子阴囊寒冷，女子白带寒滑，舌暗红，苔薄白或白厚，脉多沉弦或沉弦细。

(2) 肾虚湿热证：腰骶、脊背、臀酸痛、沉重、僵硬不适，身热不扬，绵绵不解，汗出心烦，口苦黏腻或口干不欲饮，或见脘闷纳呆，大便溏软或黏滞不爽，小便黄赤，或伴见关节红肿灼热焮痛，或有积液，屈伸活动受限，舌质偏红，苔腻或黄腻或垢腻，脉沉滑、弦滑或弦细数。

(3) 肾虚血瘀证：腰骶部刺痛，夜间尤甚，腰背僵硬，俯仰及转侧困难，关节屈曲变形。舌质紫暗或有瘀斑，脉涩。

(二) 西医诊断

1. 强直性脊柱炎疾病诊断

(1) 临床标准：① 腰痛、晨僵 3 个月以上，活动改善，休息无改善。② 腰椎额状面和矢状面活动受限。③ 胸廓活动度低于相应年龄、性别的正常人(<5 cm)。

(2) 放射学标准：双侧骶髂关节炎≥2 级，或单侧骶髂关节炎 3～4 级。

(3) 分级：① 肯定强直性脊柱炎：符合放射学标准和至少 1 项临床标准；② 可能强直性脊柱炎：符合 3 项临床标准或符合放射学标准而不具备任何临床标准(应除外其他

原因所致骶髂关节炎)。

参考1984年修订的强直性脊柱炎纽约诊断标准或2009年3月国际脊柱关节炎评估协会(ASAS)发布的中轴型脊柱关节炎(SPA)分类标准。

2. 2009年ASAS发布的中轴型SPA分类标准

起病年龄<45岁,腰背痛≥3个月,影像学提示骶髂关节炎+≥1条SPA特征;或HLA-B27阳性+≥2条SPA特征,即可以诊断中轴型SPA。

影像学提示骶髂关节炎:MRI提示骶髂关节活动性(急性)炎症,高度提示与SPA相关的骶髂关节炎,或根据1984年修订的强直性脊柱炎纽约诊断标准,有明确的骶髂关节炎放射学改变。

SPA特征:① 炎性腰背痛(IBP);② 关节炎;③ 附着点炎;④ 眼葡萄膜炎;⑤ 指(趾)炎;⑥ 银屑病;⑦ 克罗恩病/溃疡性结肠炎;⑧ 对非甾体抗炎药(NSAIDs)治疗反应良好;⑨ 有SPA家族史;⑩ HLA-B27阳性;⑪ CRP升高。

八 临床表现

(一) 关节病变表现

1. 骶髂关节炎

约90%强直性脊柱炎患者最先表现为骶髂关节炎。以后上行发展至颈椎,表现为反复发作的腰痛,腰骶部僵硬感,间歇或两侧交替出现腰痛和两侧臀部疼痛,可放射至大腿,无阳性体征,伸直抬腿试验阴性。

2. 腰椎病变

腰椎脊柱受累时,多数表现为下背和腰部活动受限。腰部前屈、扣挺、侧弯和转动均可受限。体格检查可发现腰椎脊突压痛,腰椎旁肌肉痉挛;后期可有腰肌萎缩。

3. 胸椎病变

胸椎受累时,表现为背痛、前胸和侧胸痛,胸廓扩张受限,吸气咳嗽或打喷嚏时胸痛加重。严重者胸廓保持在呼气状态,胸廓扩张度较正常人降低50%以上,因此只能靠腹式呼吸辅助。

4. 颈椎病变

少数患者首先表现为颈椎炎,先有颈椎部疼痛,沿颈部向头部、臂部放射。颈部肌肉开始时痉挛,以后萎缩,随病变进展可发展至颈胸椎后凸畸形。头部活动明显受限,常固定于前屈位,不能上仰、侧弯或转动。

5. 周围关节病变

约半数强直性脊柱炎患者有短暂的急性周围关节炎,约25%有永久性周围关节损害。一般多发生于大关节,下肢多于上肢。肩关节受累时,关节活动受限,疼痛更为明显,梳头、抬手等活动均受限。侵犯膝关节时则关节呈代偿性弯曲,使行走、坐立等日常生活更为困难。此外,耻骨联合亦可受累,骨盆上缘、坐骨结节、股骨大粗隆及足跟部可有骨炎症状,早期表现为局部软组织肿痛,晚期有骨性粗大。

(二) 关节外病变表现

1. 心脏病变

以主动脉瓣病变较为常见,据尸检发现约 25% 强直性脊柱炎病例有主动脉根部病变,心脏受累在临床上可无症状,亦可有明显表现。临床上有不同程度主动脉瓣关闭不全者约 1%;约 8% 发生心脏传导阻滞,可与主动脉瓣关闭不全同时存在或单独发生,严重者因完全性房室传导阻滞而发生阿-斯综合征。合并心脏病的强直性脊柱炎患者,一般年龄较大,病史较长,脊柱炎及外周关节病变较多,全身症状较明显。

2. 眼部病变

长期随访,25% 强直性脊柱炎患者有结膜炎、虹膜炎、葡萄膜炎,后者偶可并发自发性眼前房出血。虹膜炎易复发,病情越长发生率愈高,但与脊柱炎的严重程度无关,有周围关节病者常见,少数可先于脊柱炎发生。眼部疾病常为自限性,有时需用皮质激素治疗,但有时未经恰当治疗也可致青光眼或失明。

3. 耳部病变

Gamilleri 等报道 42 例强直性脊柱炎患者中 1/2 例(29%)发生慢性中耳炎,为正常对照的 4 倍,而且,在发生慢性中耳炎的强直性脊柱炎患者中,其关节外病变明显多于无慢性中耳炎的强直性脊柱炎患者。

4. 肺部病变

少数强直性脊柱炎患者后期可并发肺上叶斑点状不规则的纤维化病变,表现为咳痰、气喘,甚至咯血,并可能伴有反复发作的肺炎或胸膜炎。X 线检查显示双侧肺上叶弥漫性纤维化,可有囊肿形成与实质破坏,类似结核,需加以鉴别。

5. 神经系统病变

由于脊柱强直及骨质疏松,易使颈椎脱位和发生脊柱骨折,而引起脊髓压迫症;如发生椎间盘炎则引起剧烈疼痛;强直性脊柱炎后期可侵犯马尾,发生马尾综合征,而导致下肢或臀部神经根性疼痛;骶神经分布区感觉丧失,跟腱反射减弱,膀胱和直肠等运动功能障碍。

6. 淀粉样变

淀粉样变为强直性脊柱炎少见的并发症。有报道 35 例强直性脊柱炎中,直肠黏膜常规活检发现 3 例有淀粉样蛋白的沉积,大多没有特殊临床表现。

7. 肾及前列腺病变

与类风湿关节炎相比,强直性脊柱炎极少发生肾功能损害,但有关于发生 IgA 肾病的报道。强直性脊柱炎并发慢性前列腺炎较对照组增高,其意义不明。

九　治疗方法

(一) 中医辨证论治

1. 肾虚督寒证

症状:腰骶、脊背疼痛,痛连颈项,背冷恶寒,酸楚重着,或晨起腰骶、项背僵痛,或僵硬弯曲,活动不利,得温痛减。舌苔薄或白,脉沉弦或细迟。

治则:补肾强督,祛寒除湿。

处方:独活寄生汤加减。

独活 15 g、桑寄生 10 g、秦艽 10 g、防风 10 g、细辛 3 g、肉桂 10 g、杜仲 10 g、当归 10 g、川芎 10 g、牛膝 10 g、熟地黄 10 g、白芍 10 g、茯苓 10 g。

2. 肾虚湿热证

症状:背脊钝痛,腰、臀、髋部酸着重滞,甚或掣痛欲裂,脊柱强直、畸形、活动严重障碍,或有低热,口干,肌肉触之热感,肢体喜放被褥外,不久又怕冷,大便干,小便黄。舌质红,舌苔黄厚而腻,脉滑数或弦滑数。

治则:清热利湿,补肾强督。

处方:四妙汤加减。

苍术 15 g、炒黄柏 10 g、牛膝 10 g、薏苡仁 20 g、白花蛇舌草 5 g、忍冬藤 15 g、络石藤 15 g、骨碎补 10 g、秦艽 10 g、萆薢 10 g、泽泻 10 g。

3. 肾虚血瘀证

症状:腰骶部刺痛,夜间尤甚,腰背僵硬,俯仰及转侧困难,关节屈曲变形。舌质紫暗或有瘀斑,脉涩。

治则:活血化瘀,通络止痛。

处方:身痛逐瘀汤加减。

当归 12 g、丹参 12 g、川芎 10 g、桃仁 10 g、杜仲 10 g、桑寄生 10 g、红花 10 g、乳香 6 g、没药 6 g、牛膝 10 g、地龙 6 g、秦艽 10 g、羌活 9 g 等。

(二) 中医特色疗法

1. 中成药

复方芪薏胶囊(安徽中医药大学第一附属医院制剂中心生产,主要有黄芪、薏苡仁、蜈蚣、雷公藤等组成,每粒胶囊含生药浸出物 0.5 g),每次 3 粒,每日 3 次。

白芍总苷胶囊,每次 0.6 g,每日 3 次。

盐酸青风藤碱,60～20 mg,每日 2 次。

2. 中药外治

(1) 芙蓉膏外敷:芙蓉膏(安徽中医药大学第一附属医院制剂中心生产,主要由芙蓉叶、藤黄、天南星、冬绿油、薄荷油等调制而成,具有清热解毒之功)。治疗方法:用温水洗净患处,擦干水后,用芙蓉膏均匀敷于患面,厚度 3 mm 左右,然后用纱布外敷并固定,每次 12 小时,每日 1 次。

(2) 消瘀散外敷:消瘀散(安徽中医药大学第一附属医院制剂中心生产,主要由丹参、乳香、没药、川芎、荜拨、三七等组成,具有活血化瘀止痛之功)。治疗方法:每次取药 15 g,用适量蜂蜜或饴糖调成糊状,敷于关节周围,上下约 4 cm,敷药后用纱布外敷并固定,每次 12 小时,每日 1 次。

3. 中医特色诊疗

神灯(TDP)的使用:TDP 照射受累关节区,适用于风寒湿痹。

中药熏蒸治疗器的使用:根据证型使用中药熏蒸。

4. 针灸

因病在脊椎,选穴多在脊椎及两旁,如大椎、陶道、脊中、命门、肾俞、腰阳关、腰俞及环跳、委中、承山等穴。

(三) 西医治疗

1. 一般治疗

对早期患者,强调从事正常活动,坚持关节功能锻炼与卧床休息相结合。

2. 全身治疗

全身治疗包括非甾类抗风湿药和免疫抑制剂、糖皮质激素。

3. 外科治疗

对已发生畸形并达半年以上者,可根据情况行手术治疗。

十 预防

(1) 加强营养,多食高热量、高蛋白质和维生素类的食物。

(2) 加强补肾壮督,预防房室过劳,使肾气盛,精足髓满,筋骨强壮。

(3) 及时有效地控制感染病灶,阻断引起不正常的免疫反应。

(4) 适当休息,主动运动,以免加重关节强直和肌肉萎缩。

(5) 避免外感,尤其是风、寒、湿邪的侵袭,特别是罹患关节更应保暖防寒。

(6) 早期预防,早期诊断,早期治疗,矫正不良姿势,坚持活动及各种锻炼。

十一　注意事项

（1）尽早进行诊治：首先患者要弄明白该怎么控制病情的发展，要知道导致该病发生的因素是非常多的，至今还没有一个明确的原因，更别提说是好的治疗方法了，有很多的患者都是在病情发展到一定程度后才发现已患病，这时病情已经影响到骶髂关节。因此要找到方法控制炎症的发展，并以此来减轻或者缓解自身的疼痛症状，保证关节处于活动的位置。

（2）帮助患者了解病情、在治疗之前一定要先从教育患者入手，让患者和家属进一步了解该病的发展性质和病程。这样才能采取好的措施来进行预防和治疗，增强患者的抗病信心和耐心，更能提高患者对治疗的理解，更好地配合医生治疗。

（3）维持正确的姿势：对于平时的生活和工作姿势，一定要维持在正确的位置，这样才能保证自己的活动能力不会受到影响。如行走和坐立的时候都要挺胸；睡觉时尽量地减少使用枕头的次数；所选的床垫最好不要过软；睡觉的姿势要采取仰卧的姿势；每日还应该做一些运动，以预防脊柱发生侧弯的现象，更能预防患者出现驼背的现象。

第三节　干燥综合征诊治规律

一　病理

干燥综合征侵犯的主要靶器官是以外分泌腺为代表的腺体及组织器官的间质，如唇腺、唾液腺、泪腺、消化道黏膜、肝内胆管、肺间质、肾间质、胰腺等。其病理特征是淋巴细胞浸润，腺体上皮细胞先增生，随后破坏、萎缩，被增生的纤维组织所取代。以唾液腺病理改变为代表，腺体间有大量淋巴细胞、浆细胞、单核细胞浸润，形成淋巴滤泡样结构，并取代正常腺体组织。被大量浸润的单核细胞包围的残余腺体被称为肌上皮岛。浆细胞聚集在病灶中心，以及导管外腺泡周围，被单核细胞浸润的腺体中形成生发中心。内脏病理改变中，弥漫性间质性肺疾病伴弥散功能障碍是干燥综合征肺损害的典型表现，还可见纤维性肺泡炎、肺纤维化、肺大泡、肺不张、气管和支气管炎、胸膜炎和胸腔积液。肾脏系统主要累及肾间质，大量淋巴细胞浸润，肾小管上皮细胞退行性变，纤维组织增生，肾小管内可见蛋白管型。血管炎可累及皮肤、黏膜、肌肉、关节、神经、肾脏、肺、胃肠、肝、乳腺、生殖器官等。

二　发病因素

与干燥综合征相关的为 HLA - DR3、HLA - B8,这种相关性可因种族的不同而不同。HLA 基因与干燥综合征自身抗体的产生和临床表现也有相关性,说明某些Ⅱ类 HLA 基因可能为干燥综合征易感性遗传标记。多种病毒与干燥综合征发病及病情持续可能有关,如 EB 病毒、疱疹病毒 6 型、巨细胞病毒、反转录病毒等。一份法国的报道曾发现在原发性干燥综合征中,丙型肝炎病毒感染在 10%左右,这些病毒可出现在唇唾液腺,从而认为丙型肝炎病毒感染是干燥综合征的病因之一。干燥综合征患者体内雌激素水平升高,且患者大多数为女性,推测与雌激素升高相关。

三　免疫学机制

干燥综合征患者突出表现是高球蛋白血症和多种自身抗体,反映了其 B 细胞功能高度亢进和 T 细胞抑制功能的低下。CD5B 标记的淋巴细胞在干燥综合征中增高达 30%～40%(正常人仅为 15%～25%),这种细胞属分化不良或不完全成熟的细胞,它们自发分泌 IgM - RF 和抗单链 DNA 抗体(抗干燥综合征- DNA 抗体)。因此干燥综合征周围血中的 T、B 细胞存在着明显的分化、成熟及功能异常。在唇小涎腺组织间质内可以见到大量淋巴细胞聚集成灶,其中以 T 细胞为主,T 细胞中又以具有活化标记的 4B4/CD45RO 的 T 辅助细胞占优势。4B4 细胞是一种被活化后有辅助记忆功能的 T 细胞。唇腺中大部分的细胞和导管上皮细胞都表达了 HLA - DR 分子,进一步说明在干燥综合征唇腺组织内 T、B 细胞和导管上皮细胞均被活化。在唇腺的局部组织中 B 细胞也具有合成大量免疫球蛋白的功能。周围血中的 T、B 细胞存在着明显的分化、成熟、功能的异常。干燥综合征的动物模型有胸腺的过早衰退,抑制性 T 细胞功能下降,而 B 细胞功能亢进出现多种自身抗体,产生免疫损害。因此,人的干燥综合征可能有类似发病机制。

四　临床流行病学

干燥综合征发病率高,在自然人群中的患病率不详,有报道人群患病率为 0.4%～0.7%。干燥综合征 90%为女性,发病年龄在 30～40 岁。国外有报道认为老年人群中干燥综合征患病率为3%～4%,美国血库血抗干燥综合征B抗体阳性占1/1 000,而被认为是仅次于类风湿关节炎的常见风湿病。国内1993年流行病学调查干燥综合征患病率为0.33%～0.77%,抗干燥综合征A、抗干燥综合征B抗体的阳性率分别为0.3%,说明我国干燥综合征的患病率0.3%～0.7%。干燥综合征的肾损害临床较为多见,占风湿性疾病肾损害的前3名,仅次于狼疮性肾炎,与系统性硬化症肾损害相当。国外文献报道为20%～25%,国内报道为50%,也以女性多见。

五　中医学历史沿革

干燥综合征在中医文献中无相似的病名记载,因其伴发许多脏腑病变,很难将其归属于某一病证。大多数医家根据该病"燥象丛生"的临床症状和体征将其归入"燥证"范畴,路志正等将其命名为"燥痹",盖因该病除口眼干燥外,大多伴关节疼痛,而中医将后者归为"痹病""痹证",两者合见即称为"燥痹"。中医学称本病为"燥痹",因其燥与一般六淫燥邪致病迥然不同,与季节无明显关系,起病隐匿,病程冗长且缠绵难愈,其导致的口眼干燥的严重程度远非一般燥邪致病所能解释;并认为其属"内燥"范畴。由于本病系慢性病,病程长,可累及多个器官受损,后期多出现脏腑气血亏虚的表现。古代文献关于燥证的病因病机阐述甚多,《黄帝内经》云"燥胜则干",《素问玄机原病式》云"诸涩枯涸,干劲皴揭,皆属于燥",《素问·至真要大论》篇云"燥淫所胜,则雾露清瞑……燥胜则干",《医学入门·燥分内外》云"外因,时值阳明燥令……令人狂惑,皮肤干枯屑起"。这说明外邪致燥是燥证的病因病机之一。《临证指南医案·燥》云:"燥为干涩不通之疾。"《金匮翼·便秘》指出:"凝阴固结,阳气不行,津液不通。"《金匮要略》记载:"病人胸满,唇痿舌青,口燥,但欲漱水不欲咽,无寒热,脉微大来迟,腹不满,病人言我满,为有瘀血也。"说明水湿痰饮凝聚或瘀血内停,导致气机受阻、水津不布也是干燥综合征的病因病机。《证治准绳·七窍门》则云"神水将枯",并描述了类似干燥综合征的眼干症状"视珠外神水干涩而不莹润……干涩如蜓蝣唾涎之光,凡见此症,必有危急。病来治之,缓失则神膏干涩,神膏干涩则瞳神危矣"。

六　病因病机

(一) 阴虚津亏

《黄帝内经》云:"燥胜则干,津之为液,润肤充身泽毛,若雾露之溉,故津充则润,津亏则燥。"《类证治裁》亦云:"精血夺而燥生。"由此可见,脏腑气血阴津亏虚是干燥综合征的病理基础,可涉及肺、胃、肝、肾等脏腑,尤以肾为主,诚如《景岳全书》所言:"真阴所居,惟肾为主。盖肾为精血之海······故肾水亏,则肝失所滋而血燥生。"肾为先天,乃五脏阴阳之根本。肾阴亏虚,则肝阴不足,肝失涵养;肺失肾阴濡润,津伤肺燥,可见肺肾阴虚之象;脾胃为后天之本,有赖肾阴之滋养补充,若肾之精血不足,脾胃失充则脾胃阴虚,脾不能为胃行其津液,可见胃燥津枯之象。张荣春等认为阴虚体质为本、燥毒瘀阻为标是干燥综合征的病机特点,而燥毒、瘀阻均与阴虚体质密切相关。黄绥心等对既往中医治疗干燥综合征的相关文献进行研究,发现使用麦冬、生地黄、甘草、沙参、玄参等药频次最高,提示了本病主因为阴虚津亏,禀赋不足。阎小萍认为燥痹病机基础在于阴虚燥热,涉及肺、脾、胃、肝、肾等脏腑,尤以肝肾阴虚为主,肝肾阴虚致使五官九窍、关节、经络失于濡养,进而伤及五脏。

(二) 燥毒致病

燥分外感与内伤,如《会心录》所载:"燥证有外因者,六淫之一也;有内因者,血液之枯也。"外感燥证多为燥热之邪侵袭上焦肺胃之气,煎灼津液,导致脏腑、九窍失于濡养;内伤燥证多为素体阴虚燥热、精血不足或乱服温热之品导致津液耗损,气血亏虚。加之现代社会生态环境的恶化,电磁波、噪声的干扰,食品药品的污染,病原微生物的侵害,生存压力的加大,饮食结构的改变等诸多因素对人体的影响,最终导致邪气潜藏,蕴化成毒,形成燥毒。燥毒为患,进一步影响机体,加重津液的耗伤或阻碍津液精血的输布,日久形成燥痹。干燥综合征形成"干燥"的发病机制中,"燥毒"是"因","气虚""阳虚""血瘀"是"果";在临床表现上,早期或以"因"为主,进一步发展可以"果"为主,或"因""果"表现兼而有之。

(三) 瘀血致燥

古代医家对"瘀血致燥"早有所认识。汉代张仲景《金匮要略·惊悸吐衄下血胸满瘀血病脉证治》首次描述了瘀血所致口燥的特点,曰"病人胸满,唇青,口燥,但欲漱水不欲咽",为后世"瘀血致燥"理论奠定基础;并在其后的《金匮要略·血痹虚劳病脉证治》篇进一步对"瘀血致燥"的症状做了比较详细的论述,曰"五劳虚极羸瘦······内有干血,肌肤甲错,两目暗黑";并制定相应方剂大黄䗪虫丸施用于临床,沿用至今,效果明显。石芾南在《医原》中强调气与血的辨证关系,曰"气结则血亦结,血结则营运不周",气血营运不周,不能濡养,"而成内燥",提出气滞血瘀是内燥产生的重要原因。清代唐容川《血证论》为血证专著,其中有关于"瘀血致燥"的记载,明确指出"瘀血致燥"的病机是瘀血内停,气机阻滞,津液输布运行失常。

(四) 气虚、气机失调致燥

津液的生成和输布与脏腑之气关系重大。人体摄入饮食,需要依赖胃气的消磨,脾气的"散精",肺气的宣降,肝气的疏泄,膀胱的气化,从而达到"水精四布,五经并行"。若气虚、气机失调导致津液生成或输布障碍,引起津液的绝对或相对不足,外不能濡养肌肤,内不能洒陈于六腑,则产生一系列干燥症状,最终导致干燥综合征的形成。茅建春等认为脾为气血生化之源,同时脾气散精,主津液敷布,若脾气亏虚,不能生津散精,胃津枯涸,水津不能四布,致燥证丛生。潘利等基于气与津液的密切关系,认为干燥综合征的发生与肺脾气虚、肝气不疏、肾气不足有关。

七 诊断要点

(一) 中医诊断标准

根据临床表现分为阴虚型(又可分肺肾阴虚、肝肾阴虚、脾肾阴虚、脾胃阴虚)、气阴两虚型、脾胃气虚型及血瘀血虚型。

1. 阴虚型

口咽干燥,渴不欲饮或饮不解渴,进干食需水逆下,面色潮红、五心烦热、头晕、失眠;辨证时如阴虚火旺显著、迫血妄行、血溢脉络者可有齿龈出血、口腔出血、鼻有血痂。上述阴虚之证虽五脏均可侵及,但以肝、肾为主。

2. 脾胃气虚型

口干咽燥、渴不欲饮或饭后胃脘胀闷不适、呕恶心烦、腹胀便溏、纳谷不香、四肢无力伴浮肿。苔白腻、脉细滑。

3. 气阴两虚型

形倦神疲、少气懒言、口干咽燥少津、口渴不欲饮水或饮水不解渴、眼干涩无泪、手足心热或手足逆冷、胃脘胀痛、大便干结或溏稀。舌淡嫩、少苔,脉沉细弱。

4. 血瘀血虚型

此型少见,约占5%。除口干咽燥外有头晕目眩、面色黧黑、皮肤发斑点暗、胁痛或胁下癥瘕、肢体末端遇寒后发红青紫。肝经支脉行颊里,肝血瘀滞,则见两颊肿大结包块,并有皮肤红斑、红点散在并融合成片,下肢多见。舌淡暗或青紫,舌下瘀筋增粗、四周有瘀点,舌少津,脉细涩。

(二) 西医诊断标准

Ⅰ口腔症状:3项中有1项或1项以上:

(1) 每日感到口干持续3个月以上。

(2) 成人后腮腺反复或持续肿大。

(3) 吞咽干性食物时需用水帮助。

Ⅱ眼部症状：3 项中有 1 项或 1 项以上：

（1）每日感到不能忍受的眼干持续 3 个月以上。

（2）感到反复的沙子进眼或砂磨感。

（3）每日需用人工泪液 3 次或 3 次以上。

Ⅲ眼部体征：下述检查任何 1 项或 1 项以上阳性：

（1）Schirmer 试验（＋）（≤5 mm/5 min）。

（2）角膜染色（＋）（≥4 Van Bijsterveld 计分法）。

Ⅳ组织学检查：小唇腺淋巴细胞灶≥1。

Ⅴ唾液腺受损：下述检查任何 1 项或 1 项以上阳性：

（1）唾液流率（＋）（≤1.5 mL/15 min）。

（2）腮腺造影（＋）。

（3）唾液腺核素检查（＋）。

Ⅵ自身抗体：抗干燥综合征 A 或抗干燥综合征 B（＋）（双扩散法）。

诊断具体条例如下：

（1）原发性干燥综合征：无任何潜在疾病情况下，按下述两条诊断：① 符合上述标准中 4 条或 4 条以上，但条目Ⅳ组织学检查和条目Ⅵ自身抗体至少有 1 条阳性。② 标准中Ⅲ、Ⅳ、Ⅴ、Ⅵ的 4 条中任何 3 条阳性。

（2）继发性干燥综合征：患者有潜在的疾病（如任何一种结缔组织病），符合条目Ⅰ、Ⅱ中任何 1 条，同时符合条目Ⅲ、Ⅳ、Ⅴ中任何两条。

（3）诊断I或II者必须除外：颈、头面部放疗史，丙型肝炎病毒感染，艾滋病，淋巴瘤，结节病，移植物抗宿主病，抗乙酰胆碱药的应用（如阿托品、山莨菪碱、溴丙胺太林、颠茄等）。

八　临床表现

（一）基本类型

干燥综合征系一累及多系统的疾病，分为两个基本类型：

1. 泪腺和涎腺慢性炎症

其分泌减少伴全身性结缔组织病，常为类风湿关节炎，这种病变可在眼部病变 5～10 年后出现。

2. 眼、口腔干燥综合征

泪腺病变伴早期或后期发生的自身免疫性疾病。患者可出现雷诺现象、血管炎、紫癜、淋巴非典型性增生、高丙种球蛋白血症、红斑性狼疮、硬皮病、皮肤炎、桥本甲状腺炎、肾小球性肾炎、库姆斯试验（Coombs test）阳性、溶血性贫血、全身多器官抗体增多等。

(二) 具体表现

1. 干燥性角、结膜炎

大约半数患者泪腺和涎腺肿大,泪腺发炎而受到破坏,由外界或精神因素刺激反射性泪液分泌减少,有"哭而无泪"之称。副泪腺因炎性浸润而分泌功能丧失。无泪液润滑结膜和角膜、结膜干燥,表现为眼睑轻度红肿,结膜充血水肿,角膜上皮脱落,有黏液卷曲丝或上皮带,角膜可发生溃疡。

2. 口腔干燥

病程早期患者常感唾液不足、口干或口中发黏,继之在进食时唾液缺少。味觉减退,舌及口角碎裂疼痛,咀嚼和吞咽困难等。夜间可因口干而致醒。由于患者口干而饮水过多,导致的排尿类似尿崩症。食物黏附到干燥的口腔黏膜上,可发生口腔黏膜剥离及口腔出血,有时可发生白念珠菌感染。由于唾液减少,易发生龋齿。

3. 腮腺肿大

不到 1/3 的患者可出现腮腺肿大,多数患者感觉局部轻度不适。腮腺质地坚硬,无触痛,但在继发感染时可有触痛。腮腺肿大以单纯口、眼干燥型居多。腮腺造影显示,几乎都有不同程度的腮腺腺管节段性扩张或狭窄。腮腺肿大可能是由于钙化或继发感染所致,易误诊为腮腺炎。腮腺肿大每次发作均可出现不同程度的发热,这可能是疾病本身急性发作或者由于继发感染所致。

4. 耳鼻喉表现

随着病情发展,干燥性改变常可累及耳、鼻、喉部位分泌黏液的黏膜,因而引起鼻衄、鼻腔干燥结痂、黏膜萎缩、嗅觉不灵、咽喉干燥疼痛不适、声音嘶哑。少数患者可发生鼻中隔穿孔,易误诊为韦氏肉芽肿病(Wegener)。

5. 关节表现

多数患者可有关节症状,表现为关节疼痛、肿胀,少数有关节腔积液,有时也可出现关节周围肌肉疼痛与肌肉萎缩。关节肿痛大多先于干燥症状出现数月甚至数年,也可先有口眼干燥,而在多年之后出现关节症状。

6. 呼吸系统表现

喉、气管、支气管可以发生淋巴细胞与浆细胞浸润,腺体萎缩,因而可引呼吸道黏膜萎缩,最后导致严重的干咳或者黏痰不易咳出。随着病情进展,往往可引起肺部反复感染、支气管扩张、弥漫性肺纤维化,有时还可发生胸腔积液。即使单纯口眼干燥型,也常伴有纤维性肺泡炎。病情后期可发生肺动脉高压而导致肺源性心脏病。

7. 消化道表现

除口腔症状外,重症患者由于环状软骨后食管狭窄和食管黏膜干燥,引起食管蠕动障碍,可出现吞咽困难。个别患者可发生食管炎、慢性萎缩性胃炎、恶性贫血或慢性胰腺炎等。约 10% 的患者可发生自身免疫性肝炎、原发性胆汁淤滞性肝炎及隐匿性肝硬化。

8. 泌尿系统表现

少数患者可发生肾小球肾炎和肾动脉炎,荧光免疫检查可见肾小球基底膜有 IgM 和 C3 沉淀,系 IgM 和 C3 在肾小球沉积。临床可出现干燥综合征小管间质性损害、干燥综合征肾小球肾炎、肾功能损害。

9. 神经肌肉系统表现

个别患者可发生孤立性颅神经瘫痪,有时也可发生多发性颅神经及周围神经病变。近半数患者有神经衰弱,也有的患者可发生肌炎与重症肌无力等。干燥综合征也可能引起周围神经病变,特别易损害感觉神经,如脑神经受累,导致三叉神经痛、味觉损害、嗅觉丧失、瞳孔不等大。

10. 皮肤黏膜表现

由于汗腺部分或完全萎缩,半数以上患者可有皮肤干燥、部分或完全性无汗,1/3 的患者可出现外阴和阴道干燥,严重患者可有阴道灼热感或性交困难。妇科检查可见黏膜干燥,有时可出现红斑。生殖器干燥症状往往与严重的口腔干燥症状同时发生。

11. 其他

部分患者可出现心包炎、心肌炎、充血性心力衰竭等,还有患者可伴有系统性红斑狼疮、硬皮病、皮肌炎、多动脉炎、脉管炎、慢性淋巴细胞性甲状腺炎、周期性发热等疾病的临床表现。另外,本病与系统性红斑狼疮一样,也易发生青霉素等多种药物过敏。

九 治疗方法

(一) 中医辨证论治

1. 燥邪犯肺证

主症:口鼻干燥,干咳无痰或痰少黏稠,难以咳出,常伴有胸痛、发热、头痛等。舌红、苔薄黄而干,脉细数。

治则:清肺润燥止咳。

处方:清燥救肺汤加减。

桑叶 10 g,石膏 20 g,生甘草 3 g,人参须 10 g,火麻仁 15 g,阿胶 15 g,麦冬 10 g,枇杷叶 10 g,云苓 15 g,南、北沙参各 10 g。

加减:兼有风热表证者,宜疏风润肺,方加桑杏汤。

2. 湿热蕴结证

主症:双手发胀,近端指间关节和掌指关节红肿,胸闷纳差,渴不多饮,溲赤灼热,大便干或坚或黏腻不爽。舌质红,舌苔黄腻,脉滑数。

治则：清热利湿。

处方：四妙散加减。

制苍术 9 g、黄柏 9 g、川牛膝 9 g、生薏苡仁 20 g、忍冬藤 15 g、萆薢 12 g、土茯苓 12 g、赤芍 15 g、生甘草 3 g。

加减：伴有腮腺肿胀者，可加夏枯草 15 g、穿山甲 12 g；若关节红肿甚者，可加生石膏 30 g。

3. 燥热迫血证

主症：双下肢皮疹隐隐，或连成片，色呈紫红，伴口干舌燥，甚则高热时作。舌红，舌苔薄白，脉细数。

治则：清热凉血，滋阴润燥。

处方：四妙勇安汤加减。

玄参 15 g、当归 20 g、金银花 30 g、生甘草 15 g、牡丹皮 9 g、沙参 15 g、石斛 20 g、麦冬 15 g。

加减：如湿热重者，加川柏、苍术、知母、泽泻；血瘀明显者，加桃仁、红花、虎杖；气血两虚者，加党参、炙黄芪、生地黄、白术、鸡血藤。

4. 气血瘀阻证

主症：腮腺部酸胀，口干咽燥，眼干目涩，头晕目眩，皮肤粗糙，色暗发斑，四肢关节疼痛不利。舌暗少津，或青紫有瘀点，脉细涩。

治则：行气活血化瘀。

处方：桃红四物汤加减。

桃仁 15 g、红花 15 g、牛膝 10 g、川芎 15 g、当归 10 g、生地黄 15 g、赤芍 10 g、穿山甲 10 g、甘草 10 g、桔梗 10 g。

加减：关节畸形，皮肤瘀斑且粗糙者，可加水蛭 6 g、䗪虫 10 g 等。

5. 阴虚内热证

主症：长期低热缠绵，头晕且痛，面赤，耳鸣，五心烦热，腰酸足软，眼干酸涩，口干咽燥，大便干燥。舌红、少苔，或光剥，质干，脉细数。

治则：养阴清热，生津润燥。

处方：青蒿鳖甲汤加减。

生地黄 12 g、知母 9 g、青蒿 12 g、川石斛 9 g、天花粉 12 g、制鳖甲 15 g、牡丹皮 9 g、地骨皮 9 g、丝瓜络 9 g、生甘草 6 g。

加减：口干者加麦冬 15 g；多汗者加浮小麦 30 g。

6. 肝肾阴虚证

主症：头晕耳鸣，口干目涩，视物模糊，两胁隐痛，爪甲枯萎，失眠盗汗，腰膝酸软，肢体倦怠。舌红、苔少或无苔，脉沉弦或细数。

治则：滋补肝肾，养阴生津。

处方：一贯煎合杞菊地黄汤加减。

菊花 10 g、生地黄 10 g、熟地黄 10 g、沙参 15 g、麦冬 15 g、何首乌 10 g、白芍 15 g、牡丹皮 9 g、山茱萸 15 g、桑椹 10 g。

7. 气阴两虚证

主症：面色无华，气短自汗，动则气急，腰膝酸软，口干欲饮，大便干或溏，胃呆纳减。舌淡胖，舌边有齿印、尖红、少苔或苔白，或脉细数无力。

治则：益气健脾，滋阴补肾。

处方：补肺汤合生脉散、六味地黄汤加减。

生地黄 12 g、熟地黄 12 g、炒党参 15 g、当归 9 g、黄芪 12 g、淮山药 9 g、白术 9 g、白芍 9 g、炙甘草 6 g、制何首乌 9 g、五味子 10 g。

（二）中医特色疗法

1. 中成药

杞菊地黄口服液、知柏地黄丸、桑麻丸、养胃舒冲剂、大黄䗪虫丸、川贝枇杷膏。

2. 单验方

（1）雷公藤多苷片：每次 10 mg，每日 3 次，应注意复查肝功能、血常规。雷公藤及其制剂对干燥综合征，以及干燥综合征引起的肾损害有效。

（2）中药养阴生津类与其他治法配合使用，可明显改善临床症状。常用药物有生地黄、麦冬、石斛、沙参、玉竹、天花粉、玄参、何首乌、土茯苓、紫草等。

（3）润燥六黄汤：生地黄、熟地黄、黄连、黄芩、黄柏、当归、麦冬、天冬、玄参、黄精。

（4）活血生津丸：知母、玉竹、川芎、赤芍、白芍、丹参、红花、枸杞子、生地黄、熟地黄、石斛、莪术。

（5）三紫汤：紫草、紫竹根、紫丹参。

（6）健脾益气增液汤：太子参、生黄芪、党参、云苓、天花粉、麦冬、甘草等。

3. 食疗

百合粥、菊花猪肝汤（《百病中医药膳疗法》）。

4. 针灸疗法

（1）发热：针刺肺俞、大椎、三阴交、肾俞、神门、合谷等，发热较甚者加曲池、行间。毫针浅刺，平补平泻法。

（2）口眼干燥属肝肾阴虚证：针刺肝俞、肾俞、百会、内关、阴陵泉。

（3）腮腺肿大：针刺中渚、太冲、阳陵泉。

（4）纳差：中脘、脾俞、胃俞、三阴交等穴。毫针浅刺，平补平泻法。

5. 推拿治疗

（1）发热：点按大椎、曲池、三阴交、合谷，提拿肩井，拔十指关节，掐指甲根，再揉捏十指关节及指根部位，如此反复数遍。

（2）纳差：取仰卧位，先揉上腹部，以鸠尾、中脘为重点，然后循序往下至少腹部，以脐周围天枢、气海为重点，同时用指振法在中脘穴和掌振法在上腹部振动，再用摩法以顺时针和逆时针方向各操作 100 次。再令患者俯卧位，沿脊柱两侧膀胱经用轻柔的滚法，重点在$T_6 \sim T_{12}$两旁腧穴，然后在脾俞、肝俞、胃俞用较轻的手法按摩。

6. 外治法

（1）眼炎者：可用复方黄芩滴眼液点眼。

（2）关节肿痛者：用骨科洗药外洗。

（3）皮肤干燥者：外用润肤药水。

（三）西医疗法

干燥综合征的治疗要针对其临床的不同阶段，控制病情进展，避免或减少多系统损害。

1. 一般治疗

适当休息，保证充足的睡眠，避免过劳，戒烟酒，室内保持一定湿度，预防上呼吸道感染。

2. 干燥性角膜炎的治疗

常用人工泪液类滴眼液进行泪液替代。若在病变早期，泪腺腺泡未完全破坏时可全身使用皮质类固醇及环孢素等治疗。四环素可的松眼膏有促使角膜溃疡穿孔的可能，应避免应用。

3. 口腔干燥的治疗

可用液体湿润口腔，缓解症状；口腔唾液减少易发生感染，常见念球菌感染，局部用制霉菌素。平时注意口腔卫生，定期做牙科检查，有助于预防或延缓龋齿发生。

4. 其他干燥症状的治疗

鼻腔干燥可用生理盐水滴鼻，不可用含油剂的润滑剂，以免吸入引起类脂性肺炎。皮肤干燥一般不需治疗。出汗减少者，天热时应预防高热中暑。

5. 全身治疗

可采用激素与环磷酰胺等免疫抑制剂。在发生严重的功能改变及广泛的系统累及，以及伴其他结缔组织病时，可采用皮质类固醇、免疫抑制剂、血浆转换治疗，可抑制腮腺肿大和改善外分泌功能。

十　预防

避免可能导致疾病的因素，如风、暑、燥、火等；生活规律，劳逸结合；加强身体锻炼，提高免疫力；注意卫生，预防感染。

（1）早期诊断：干燥综合征为系统性疾病，可累及各个器官系统，临床表现多样化；而且起病隐匿，缓慢进展，不易早期诊断。中年女性如出现猖獗齿，反复腮腺肿大，眼睑反复化脓性感染,眼眦有脓性分泌物,非感染性器官损害,原因不明的肾小管酸中毒,慢性胰腺炎,高丙种球蛋白血症等,应高度怀疑本病。进行自身抗体检查、眼及口腔有关的检查,有助于早期诊断。

(2)早期治疗:主要是代替及对症治疗,预防因口眼干燥而引起的继发性病变。应对诊断明确的患者,定期随访。若高丙种球蛋白血症转为正常或降低,RF由阳性转为阴性,可能预示淋巴瘤发生,应提高警惕,及时做相应检查,以求早诊断早治疗。

十一 注意事项

(1)保持病室适宜温度、湿度,避免外感六淫之邪。

(2)饮食均衡有营养,避免辛辣油腻之品。若消化道症状较重,纳差者饮食应进高维生素、易消化的半流质饮食,可口服维酶素片及胰酶制剂。肾小管酸化功能障碍患者,应给予含钾高的食物,如谷物、瘦肉类、鱼类、香蕉、橘子、蘑菇等。

(3)关心患者,宣教本病知识,树立信心,正确对待疾病,配合护理、治疗。

(4)保持口腔清洁,三餐后刷牙、漱口,以减少龋齿发生。咀嚼口香糖,可刺激腺体分泌。忌烟酒,避免使用抗胆碱能药物。

(5)注意眼部清洁,减少感染机会,每日滴人工泪液或0.5%甲基纤维素2～3次;起风时注意戴眼镜。鼻干燥者用生理盐水滴鼻,避免用油性滴鼻剂,避免吸入性肺炎的发生。

(6)皮肤干者忌用碱性皂液,用中性柔和皂液,并擦涂润肤品。瘙痒严重者可外用中药制剂。阴道干燥者,应注意局部清洁,避免条件致病菌的感染。

(7)肾小管酸化功能障碍患者,应注意血电解质情况,密切观察患者,注意心脏情况,避免心律失常。

(8)有呼吸道病变者,予超声雾化吸入,可清洁气道,排出细小异物,防尘。

(9)有结节性红斑、双下肢皮疹患者应密切观察,注意神经系统血管炎的发生。

第四节　骨关节炎诊治规律

一 病理

最早期的病理变化发生在关节软骨。首先,关节软骨局部发生软化、糜烂,最后软骨下骨裸露,继发骨膜、关节囊,以及关节周围肌肉的改变,从而使关节面上生物应力平衡失调,有的部位承受应力较大,有的部位较小,形成恶性循环,病变不断加重。软骨磨损最大的中央部位骨质密度增加,骨小梁增粗,呈象牙质改变,外围部位承受压力较小,软骨下骨质发生萎缩,出现囊性改变,由于骨小梁的吸收,使囊腔扩大,周围成骨反应而形成硬化壁。在软骨的边缘或肌腱附着处,因血管增生,通过软骨内化骨,形成骨赘,即所谓骨质增生。骨质增生若破裂或关节软骨剥脱,可形成关节内游离体。滑膜的病理改变有两种类型:① 增殖型滑膜炎:大量的滑膜增殖,水肿,关节液增多,肉眼观呈葡萄串珠样改变。② 纤维型滑膜炎:关节液减少量,葡萄串珠样改变大部分消失,被纤维组织所形成的条索状物代替。

二 发病因素

年龄是原发性骨关节炎发病的众多危险因素中最明显的因素之一,骨关节炎的发病率亦是随年龄的增高而升高。多项调查结果显示女性的骨关节炎发病率明显高于男性。骨关节炎的发病率也随着体重的增加而明显增加,体重超重者的骨关节炎发生率和严重程度都显著高于正常体重者。绝经后妇女骨关节炎患病率增加,而绝经后雌激素水平显著低于正常,提示雌激素在骨关节炎发病中起重要作用。力量较大的单次冲击或局部反复性微小撞击的力量都可以传导到关节软骨,这种关节创伤既包括关节内及关节周围骨折、关节内结构破坏,如半月板损伤、韧带损伤等;又包括反复的关节屈伸磨损,如果这些创伤或磨损力量超过了关节的承受范围,就会引起软骨的损伤。这种软骨的损伤破坏了关节结构及内部环境,进而加快了软骨的退变及骨关节炎的发生。

三 免疫学机制

在原发性骨关节患者的滑膜中发现有少数的淋巴细胞、单核细胞,以及浆细胞浸润,但却存在大量具有分泌细胞因子功能的滑膜细胞的增殖。在对骨关节炎患者的外周血和滑液中淋巴细胞亚群的研究中发现:患者外周血中 CD8 阳性 T 细胞呈明显下降,导致 $CD4^+/CD8^+$ T 细胞比率上升,同时测得少量 HLA - CDR$^+$ T 及 IL - 2R$^+$1 细胞(但低于 RA 患者);而滑膜中 CD3、CD8 和 HLA - DR$^+$ T 细胞都明显增加,相反 CD19$^+$ 细胞和 D4$^+$/CD8$^+$ T 细胞比率都下降。近年来的研究表明,骨关节炎的滑膜中常有炎症细胞浸润,而 T 细胞在炎性浸润中的作用也逐渐被认识。T 细胞可以激活 CD69、CD25、CD38、CD43、CD45 产生抗原抗体反应,促进软骨细胞的破坏。骨关节炎关节软骨中有高滴度的抗 II 型胶原抗体的沉积。在骨关节炎患者的体内发现有针对软骨细胞膜蛋白及软骨基质附属蛋白(骨黏素蛋白、软骨介导层蛋白)的自身抗体。可以肯定的是,骨关节炎的发病过程的确有免疫因素地参与,自体免疫在骨关节炎的发病中起了非常大的作用。

四　临床流行病学

在欧美地区,骨关节炎是引起劳动力丧失(女性排第四位,男性排第八位)的主要原因。据估计,美国有 5 000 万骨关节炎患者,每年有超过 5% 的退休人员是因患此病而被迫退休的,这一比例与因患心脏病而退休的人数差不多。据国内的统计资料显示,我国约有 3% 的人患有骨关节炎,膝骨关节炎占大部分。55 岁以上的人群中约 60% 有 X 线骨关节炎表现;65 岁以上的老年人骨关节炎的发病率可达 85%。2000 年人口普查资料统计我国人口超过 13 亿,60 岁以上老人达 1.3 亿,据估算,60 岁以上老年人有症状的骨关节炎人数已达 1 500 万。随着我国社会的人口老龄化增长趋势,骨关节炎的发病率也将随之增长,其对患者及对社会都会造成很大的影响。年龄在 60 岁以上的患者临床检查的异常率明显高于年龄在 60 岁以内的患者;而在 X 线检查异常率方面,年龄在 55 岁以上的患者明显高于年龄在 55 岁以内的患者。可见 X 线检查的异常率比临床表现要超前,通过早期 X 线检查能够早期发现病变,做到及早防治。

五　中医学历史沿革

中医学对膝骨关节炎的认识有悠久的历史,中医古籍中没有膝骨关节炎这一病名的记载,归属于中医学"痹病""痹证"范畴。《黄帝内经》有"病在骨,骨重不可举,骨髓酸痛,寒气至,名曰骨痹"。《中藏经》"骨痹,乃嗜欲不节,伤于肾也",主要症状为"腰膝不遂,四肢不仁"。《金匮要略》记载"中风历节病"的病理为"筋伤""骨痿",临床主要表现为"历节痛,不可屈伸",近似于膝骨关节炎的病理和临床特点。《千金方》指出骨痹进一步发展累及肾,变为"骨极"。《外台秘要》所载的"白虎病"的骨节疼痛具有"昼静而夜发,发即彻髓,酸痛乍歇,如虎之啮"的特点,类似于膝骨关节炎的关节疼痛。《证治准绳》记载的"上下腿细,唯膝为大,形如鹤膝"的"鹤膝风"与膝骨关节炎后期膝部肿大、股胫萎缩的特点颇为相似。《张氏医通》中"膝痛"的病因病机与"无有不因肝肾虚者,虚则风寒湿气袭之"相关,膝关节肿痛日久,可发展鹤膝风。古籍中"骨痹""骨极""中风历节""白虎病""鹤膝风""膝痛"等病名并不能与膝骨关节炎完全等同,但它们的有关内容能为临床的治疗提供借鉴。

六　病因病机

（一）正虚是发病的内在因素

1. 营卫失调,气血亏虚

《素问·痹论》曰:"营者,水谷之精气也,和调于五脏,洒陈于六腑,乃能入于脉也,故循脉上下,贯五脏,络六腑也。卫者,水谷之悍气也,其气慓疾滑利,不能入于脉也,故循皮肤之中,分肉之间,熏于肓膜,散于胸腹。逆其气则病,从其气则愈。不与风寒湿气合,故不为痹。"营卫失调,腠理失密,风、寒、湿、热之邪乘虚而入,致使气血凝涩,筋脉痹闭而成。痹病日久,内舍脏腑,往往伤及真阴,阴伤亦可致血脉涩滞不利,筋脉日益痹闭,邪气日益痼结。加之人体气血不足,筋脉骨骼失于濡养,容易导致痹病的发生。

2. 肝肾亏虚,筋骨失养

《黄帝内经》曰:"肝主筋、肾主骨。"又曰:"膝者筋之府,屈伸不能,行则偻附,筋将惫矣",筋附着与骨上,能连接关节,络缀形体,主司关节运动。加之,肾藏精,肝藏血,精血同源,乙癸同源,肾虚不能主骨充髓,肝虚则无以养筋以束骨利机关。肝肾亏虚,筋骨欠养,关节闭塞,经络痹阻,气血不行,渐至筋挛,关节变形,不得屈伸;甚至出现筋缩肉卷,肘膝不得伸,臀以代踵、脊以代头的症状。

3. 脾虚

脾居中焦,主运化、升清和统血,主四肢肌肉。脾为后天之本,气血生化之源,故"五脏六腑皆禀气于胃"。脾虚运化作用减弱后,不仅会影响肾精肝血之补充,使筋骨血脉失于调养,还会造成水湿不化,湿浊内聚,痰饮内生,流于四肢关节,引起关节疼痛、重着、晨僵、关节肿胀等症。而脾虚亦导致肌肉痿软无力,直接影响肢体关节活动,导致骨关节炎的发生。

（二）外邪侵袭是发病的诱因

1. 风寒湿邪侵袭

《素问·痹论》曰:"风寒湿三气杂至,合而为痹。"皆因体虚,腠理空疏,受风、寒、湿而成痹。痹之为病,寒多则痛,风多则行,湿多则着;在骨则重而不举,在脉则血凝而不流,在筋则屈而不伸,在肉则不仁,在皮则寒,逢寒则急,逢热则纵,此乃五痹也。经言:风多痛走不定;寒多掣痛,周身拘急,手足冷痹与痛风同;湿多浮肿,重者一处不移。由于风、寒、湿之邪痹阻于筋骨脉络而出现肢体、肌肉、筋骨、关节发生疼痛酸楚、重着、麻木、屈伸不利,甚则肿大变形等临床表现。

2. 湿盛困脾

《素问·阴阳应象大论》曰:"在天为湿,在地为土,在体为肉,在脏为脾。"湿气异常,最易伤脾,致脾运失司,水津不布,而生肿胀之病。故《素问·至真要大论》曰:"诸湿肿满皆属于脾。"脾主运化水湿,同时又为生痰之器,脾虚不能运化水液,水道不通,水液停滞于体内则形成痰。痰随气升降流行,内而脏腑,外至筋骨皮肉,阻滞经络,影响气血运行,而形成瘀血,瘀血停留在筋骨关节,而成痹病。《类证治裁·痹论》曰:"必有湿痰败血瘀滞经络。"清代王清任《医林改错》中也有"瘀血致痹"之说。《类证治裁·痹证》曰:"痹久必有瘀血。"故痰浊瘀血既是骨关节炎的病理产物,也是其致病因素。

3. 劳损及外伤致病

《素问·宣明五气》曰:"五劳所伤:久视伤血、久卧伤气、久坐伤肉、久立伤骨、久行伤筋。"久立、久行或外伤,直接损伤筋骨,血瘀气滞,不通则痛,说明长期劳损及外伤可形成本病。《素问·阴阳应象大论》曰:"气伤痛,形伤肿。"说明损伤气血可导致作肿作痛。由于膝关节的扭、闪、挫伤致膝关节内外组织损伤,脉络受损,血溢于外,阻塞经络,导致气滞血瘀,经络受阻,膝关节及周围组织失养,致使伤部发生疼痛。故往往因病致虚,多由闪挫跌仆,气滞血瘀,久则肝肾亏损,脉络失和,渐成痹病。

七 诊断要点

(一) 中医诊断标准

参照(中华人民共和国中医药行业标准《中医病证诊断疗效标准》,ZY/T001.1—91)。

(1) 临床表现为肢体关节、肌肉疼痛,屈伸不利,或疼痛游走不定,甚则关节剧痛、肿大、强硬、变形。

(2) 发病及病情的轻重常与劳累,以及季节和气候的寒冷、潮湿等天气变化有关,某些痹病的发生和加重可与饮食不当有关。

(3) 本病可发生于各年龄,但不同年龄的发病与疾病的类型有一定的关系。

(二) 西医诊断标准

1. 膝关节骨关节炎的分类标准(ACR 1986 年修订)

(1) 临床症状:① 1个月来大多数日子膝痛;② 关节活动时有骨响声;③ 晨僵≤30分钟;④ 年龄≥38岁;⑤ 膝关节骨性肿胀伴弹响;⑥ 膝关节骨性肿胀不伴弹响。

具备①、②、④或①、②、③、⑤或①、⑥者可诊断骨关节炎。

(2) 临床加 X 线检查标准:① 1个月来大多数日子膝痛;② X 线检查示关节边缘骨质增生;③ 滑液检查符合骨关节炎(至少符合:透明、黏性、WBC$<2\times10^6$/L 之两项);

④ 年龄≥40岁;⑤ 晨僵≤30分钟;⑥ 关节活动时弹响。

符合①、②或①、③、⑤、⑥或①、④、⑤、⑥者可诊断骨关节炎。

2. 手骨关节炎的分类标准(ACR1990年修订)

① 1个月来大多数日子手疼痛或僵硬;② 10个指定手关节*中2个以上硬性组织肿大;③ 掌指关节肿胀≤2个;④ 1个以上远端指间关节肿胀;⑤ 10个指定关节中有1个或1个以上畸形。

符合①、②、③、④或①、②、③、⑤者可诊断为骨关节炎。

3. 髋骨关节炎的分类标准(ACR1991年修订)

(1) 临床标准:① 1个月来大多数日子髋关节痛;② 髋关节内旋≤15°;③ 髋关节内旋>15°;④ ESR≤45 mm/h;⑤ ESR未查,髋屈曲≤115°;⑥ 晨僵≤60分钟;⑦ 年龄>50岁。

符合①、②、④或①、②、⑤或①、③、⑥、⑦者可诊断为骨关节炎。

(2) 临床加X线检查标准:① 一个月来大多数日子髋关节痛;② ESR≤20 mm/h;③ X线检查股骨头和(或)髋臼骨质增生;④ X线检查髋关节间隙狭窄。

符合①、②、③或①、②、④或①、③、④者可诊断为骨关节炎。

八　临床表现

(一) 关节局部表现

1. 疼痛

疼痛是该病的主要症状,也是导致功能障碍的主要原因。特点为隐匿发作、持续钝痛,多发生于活动以后,休息可以缓解。随着病情进展,关节活动可因疼痛而受限,甚至休息时也可发生疼痛。睡眠时因关节周围肌肉受损,对关节保护功能降低,不能和清醒时一样限制引起疼痛的活动,患者可能疼醒。

2. 肿胀

因局部骨性肥大或渗出性滑膜炎引起,可伴局部温度增高、积液和滑膜肥厚,严重者可见关节畸形、半脱位等。

3. 晨僵和黏着感

晨僵提示滑膜炎的存在。但和类风湿关节炎不同,时间比较短暂,一般不超过30分钟。黏着感是指关节静止一段时间后,开始活动时感到僵硬,如黏住一般,稍活动即可缓解。上述情况多见于老年人和下肢关节。

---

　　* 10个指定关节包括双侧第2、第3指远端和近端指间关节及第1腕掌关节。

4. 压痛和被动痛

受累关节局部可有压痛,尤其伴滑膜渗出时。有时虽无压痛,但被动活动时可发生疼痛。

5. 关节活动弹响(骨摩擦音)

以膝关节多见。检查方法:患者坐位,检查者一手活动膝关节,另一手按在所查关节上,关节活动时可感到"喀哒"声。可能为软骨缺失和关节欠光整所致。

(二) 其他病变表现

随着病情进展,可出现关节挛曲、不稳定、休息痛、负重时疼痛加重。由于关节表面吻合性差、肌肉痉挛和收缩、关节囊收缩,以及骨质增生等引起机械性闭锁,可发生功能障碍。

1. 手指关节的退行性变

表现在远端指间关节的 Heberden's 结节,好发于中指和示指,第 1 掌指关节的退行性变可引起腕关节桡侧部位的疼痛。Heberden's 结节的发生与遗传及性别有关,女性多见,大多无明显疼痛,但可有活动不便和轻度麻木刺痛。

2. 膝原发性骨关节炎

此关节炎影响膝关节最为常见。患者常诉关节有"喀哒"声,走路时感疼痛,休息后好转,久坐久站时觉关节僵硬,走动及放松肌肉可使僵硬感消失。症状时轻时重,甚至每日可有差别。关节肿大常由骨质增生,亦可由少量渗液所致,急性肿胀提示关节腔内出血。

3. 脊柱的骨关节炎

在颈椎钩椎关节边缘的骨质增生可使颈神经根在穿椎间孔时受挤压而出现反复发作的颈局部疼痛,可放射至前臂和手指,且可有手指麻木及活动欠灵等。椎体后缘的骨质增生可突向椎管而挤压脊髓,引起下肢症状,继而上肢麻木、无力,甚而有四肢瘫痪。椎动脉受压时可出现基底动脉供血不足的表现。胸椎的退行性变较少发生。脊柱的继发性骨关节炎多由于脊柱先天性畸形、侧凸、骨折和骨结核等引起。

4. 髋关节的原发性骨关节炎

在我国较为少见。继发性者常由股骨头或股骨颈骨折后缺血性坏死,或先天性髋脱位、类风湿关节炎等引起。

九 治疗方法

(一) 中医辨证论治

1. 初期(瘀血阻络证)

主症:疼痛剧烈,针刺、刀割样疼痛,痛处固定,常在夜间加剧,关节活动不利。舌质紫暗或见瘀斑、瘀点,脉细涩。

治则:活血化瘀,祛风散寒,理气止痛。

处方:身痛逐瘀汤(《医林改错》)加减。

麻黄6~10 g,独活、羌活各12 g,桂枝5~9 g,秦艽、威灵仙、当归、赤芍、乳香、没药、制川乌(另包先煎)、香附、郁金、五灵脂、泽泻各10 g,甘草6 g。

2. 中期(肝肾亏虚证)

主症:疼痛缓解,仍绵绵不断,腰膝疼痛、酸软,肢节屈伸不利,偏阳虚者,则有畏寒肢冷,遇寒痛剧,得温痛减,舌淡、苔薄,脉沉细。偏阴虚者,则有五心烦热,失眠多梦,咽干口燥,舌红少苔,脉细数。

治则:补益肝肾,祛风通络,除湿止痛。

处方:独活寄生汤(《备急千金要方》)加减。

独活、桑寄生、秦艽、防风各15 g,细辛4 g,川芎、当归各10 g,熟地黄20 g,白芍18 g,肉桂6 g,茯苓25 g,杜仲、牛膝各12 g,党参30 g,续断、骨碎补、枸杞子各16 g,甘草8 g。

3. 后期(气阴两虚证)

主症:疼痛已大减,仅觉绵绵隐痛,以肝肾亏虚之象为主,腰膝酸软疼痛,肢体乏力,关节不利。舌质淡嫩,脉细弱。

治则:培补肝肾,益气活血,佐以通络。

处方:十全大补汤(《太平惠民和剂局方》)加减。

党参、黄芪各30 g,炒白术、白芍各30 g,当归、川芎各12 g,生地黄、熟地黄各20 g,桑寄生、续断、牛膝、山药、枸杞子各18 g,秦艽、威灵仙各10 g。

(二) 中医特色疗法

1. 推拿

按摩具有松解粘连、增加膝关节活动度、行气和血、温经散结、舒筋通络、解痉止痛的功效。以血海、梁丘、阴陵泉、阳陵泉、足三里为主,每穴1分钟,以微微酸胀为宜。

2. 推拿配合中药熏蒸疗法

熏蒸以自制补肝肾、强筋骨、活血化瘀为主的中药,熏蒸患部,每次30分钟,10次为1个疗程。

取穴:鹤顶、内膝眼、犊鼻、阳陵泉、阴陵泉。

施术部位:理疗、熏蒸以患膝部为主;推拿以患侧肾、肝、脾胃经脉为主。

操作:推拿用轻柔缓和的手法,弹拨研磨髌骨,摇膝屈伸,促进膝关节正常滑液分泌,达到膝关节力学平衡,每日1次,10次为1个疗程。

3. 针灸疗法

针刺取穴为双犊鼻、血海、足三里、太溪、阳陵泉、太冲、阴陵泉穴,进针1~1.5寸,留针 30 分钟,每隔 8 分钟捻转针柄 20 次。足三里、太溪、阳陵泉、阴陵泉穴温针灸。取针后,用青鹏膏剂作为推拿介质,在膝关节周围涂抹,用点、按、揉、拿、擦、弹拨犊鼻、血海、伏兔、膝阳关、委中、足三里、阳陵泉、阴陵泉、承筋、承山、太溪、太冲等。10 次为 1 个疗程,间隔 3 日后。继续第 2 个疗程,共治疗 20 日。

4. 温针灸疗法

取穴:阳陵泉、足三里、阴陵泉。

操作:患者仰卧位,窝处用圆垫垫起,使膝关节成半屈曲位,局部穴位消毒后,应用 40 mm 一次性针灸针针刺以上穴位,针刺得气后,在针柄上穿置一段约为 1.5 cm 的艾卷施灸,点燃施灸,并在施灸穴位的下方垫一厚纸片,以防艾火掉落烫伤皮肤,艾卷燃尽后,除去艾灰,再将针取出。

5. 小针刀疗法

膝关节骨质增生的部位在膝关节软骨面,膝关节滑膜。用针刀在骨质增生形成处进行松解,配合手法解除拉应力和压应力的不平衡,使膝关节内部力平衡得到恢复。术后可配合关节手法推拿提髌骨 2～3 次。一次针刀治疗点选择 6～8 点,每周 1 次,一般 1～3 次为 1 个疗程。

6. 艾灸疗法

取穴:内膝眼、犊鼻、阴陵泉、阳陵泉、血海、梁丘、鹤顶。根据中医辨证对肝肾不足者,配肝俞、肾俞;痰湿蕴热流注关节者配丰隆、足三里。

操作:用点燃的艾条雀啄灸,每穴灸 3～5 分钟,以患者感到穴位皮肤温热舒适为度。

7. 中药外敷疗法

热敷中草药方[伸筋草 50 g、透骨草 50 g、川芎 15 g、栀子 20 g、川椒 20 g、川乌 10 g、草乌 10 g、红花 10 g、木瓜 12 g、桃仁(打碎)10 g、秦艽 15 g]。水煎浓缩后外敷关节局部,每次 30 分钟,每日 2 次。

8. 中药离子导入疗法

运用自制的活血止痛药酒(由川乌、川芎、乳香、没药、赤芍、红花、威灵仙、天南星等十余味药材置于高度高粱酒浸泡约半年)倒出适量再调剂数滴食醋,采用药物导入机,将药酒与食醋调好后,倒入已备好带有纱布的极板上,对准部位后缠紧,调节好药物导入机电流治疗剂量,定时 20～30 分钟。以上治疗 20 天为 1 个疗程,疗程间隔休息 2～3 天后再行下 1 个疗程治疗。

9. 拔罐治疗

在双膝眼、鹤顶、阳陵泉等穴位进行拔罐治疗,1 个疗程进行 2～3 次。

综上所述,对骨关节炎要予以足够的认识和重视。以综合治疗为主,结合药物、康复治疗,并积极配合日常生活的运动及保护,增强肌肉力量,保持关节稳定性和活动度,预防病变进一步发展,以免延误治疗,影响疗效。

83

（三）西医疗法

西医治疗目的是减轻疼痛，缓解症状，解除、阻止和延缓疾病的发展。目前治疗方法较多，大体可分为手术治疗和非手术治疗。非手术治疗又包括体育锻炼、药物治疗等。

1. 非手术治疗

（1）体育锻炼：适度的体育锻炼可改善关节的功能，以不增加或少增加关节负担为原则，由患者主动锻炼，循序渐进。内容主要包括增强关节周围肌力的锻炼，增加关节活动度的锻炼和耐力锻炼。

（2）药物治疗：主要应用改善症状药物即抗炎止痛药，包括对乙酰氨基酚、非甾体抗炎药、阿片类药。非甾体抗炎药常用药为布洛芬（异丁苯丙酸、芬必得）、萘普生（甲氧萘丙酸）、双氯芬酸（扶他林）、酮洛芬（酮基布洛芬）等。阿司匹林、吲哚美辛等因不良反应较大，慎用。配用缓解肌肉痉挛的药物，如氯唑沙宗（鲁南贝特）、美索巴莫（舒筋灵）、苯丙氨酯（强筋松）、氯美扎酮（芬那露）等，效果较好。可以加服维生素类药物，如 B 类维生素、维生素 C、维生素 E 等。改变病情药物包括硫酸氨基葡萄糖和双瑞醋因等，硫酸氨基葡萄糖为第 1 个改变骨关节炎病情的药物，具有抗炎止痛、延缓膝骨关节炎发展的作用。

2. 手术治疗

对于经过正规的非手术治疗后疗效不佳，患者存在持续性关节疼痛而严重影响日常生存质量的，可以考虑行外科手术治疗。就下肢膝、髋骨关节炎而言，最常用的手术治疗方式包括关节镜下清理术、胫骨高位截骨术、全髋或全膝关节置换术等。一般而言，中期骨关节炎以关节镜治疗是较好的选择；晚期骨关节炎可考虑人工关节置换；股骨髁和滑车灶性软骨缺损可采用自体软骨种植术及自体骨软骨移植术。

十 预防

骨关节炎主要病因是关节的软骨组织随着年龄的增长而发生老化，这与人的衰老一样属于自然规律。骨关节炎的症状个人感觉差异颇大，有些人只是暂时的感觉轻微的不适，有些人却会感到非常不舒服。针对疾病的病因，我们可以采取积极的预防措施，来延缓软骨老化的进程并减轻相关的症状。肥胖者要将减肥列入计划之中，减轻膝关节负重。避免过量饮酒，少吃辛辣刺激性食物，以及生冷、油腻之物；避免高脂、过多的海产品。多喝水，多吃蔬菜、水果。蛋白质的摄入要有限度，食物中过高的蛋白质会促进钙从体内排出。需增加多种维生素摄入，如青菜、韭菜、菠菜、柿子椒、柑橘、柚子、猕猴桃、酸枣等含维生素 C 较多，奶类、蛋黄、动物肝脏、海鱼等含维生素 D 较多。注意预防关节受潮受凉，特别是春寒和深秋季节，如不及时添加衣服，也容易造成关节损伤。再如，喜欢穿裙子的女性,应注意膝部保暖;夏季不要贪凉,风扇或空调不要对着关节吹,以免日后留下隐患;气温低和下雨时也要注意保暖防寒,少穿短衣短裤。

十一 注意事项

(1)多食含硫的食物,如芦笋、鸡蛋、大蒜、洋葱。因为骨骼、软骨和结缔组织的修补与重建都要以硫为原料,同时硫也有助于钙的吸收。

(2)多食含组氨酸的食物,如稻米、小麦和黑麦。组氨酸有利于清除机体过剩的金属。多食用富含胡萝卜素、黄酮类、维生素 C 和维生素 E,以及含硫化合物的食物;也可多食含硫食物如大蒜、洋葱、芽甘蓝及卷心菜。

(3)经常吃新鲜的菠萝,可减少患部的感染。

(4)保证每日都吃一些富含维生素的食物,如亚麻籽、稻米麸、燕麦麸等。

(5)禁服铁或含铁的复合维生素,因为铁与疼痛、肿胀和关节损伤有关。茄属蔬菜,如西红柿、土豆、茄子、辣椒等,以及烟草中的生物碱能使关节炎症状加重。

(6)生活要规律,饮食要适度,大便不宜干结。

第三章

风湿病诊治学术思想撷要

第一节　类风湿关节炎诊治学术思想

　　刘健教授在中医药治疗类风湿关节炎的理论与实践上有着独特见解和治疗方法,积累了丰富的临床经验,在进行大量文献研究、中医证候学调查及长期临床实践的基础上,认识到脾胃在痹证发病中的重要作用,进而认为脾胃虚弱,饮食失调,起居失常,可致气血不足,卫外不能,或痰湿内蕴,湿浊为患,复感外邪而致痹。《难经》曰:"四季脾旺不受邪",脾气充足,邪不易侵,脾胃素虚之人或因饮食失节或外受寒湿之邪,均可导致脾胃虚弱,运化失常,痰浊内生,气机不利。脾虚还可使气血生化乏源,肌肉不丰,四肢关节失养,久则气血亏虚,筋骨血脉失去调养,营卫失于调和,风、寒、湿、热之邪乘虚而入,着于筋脉则发风湿痹病。故刘健教授认为类风湿关节炎的中医病机为脾虚湿盛、气血亏虚、痰瘀互结,临床上呈现虚实夹杂、痰瘀互结的特征,具体表现为虚证以脾胃虚弱、气血亏虚为主,实证之痰湿壅盛是外邪之主,痰瘀痹阻关节经脉贯穿于疾病的始末。

一　类风湿关节炎病因病机

（一）正虚是致痹内在因素

1. 营卫失调,气血亏虚

　　《素问·痹论》曰:"营者,水谷之精气也,和调于五脏,洒陈于六府,乃能入于脉也,故循脉上下,贯五脏,络六府也。卫者,水谷之悍气也,其气慓疾滑利,不能入于脉也,故循皮肤之中,分肉之间,熏于肓膜,散于胸腹,逆其气则病,从其气则愈,不与风寒湿气合,故不为痹。"可见人体气血不足,筋脉骨骼失于濡养,容易导致痹证的发生。因营卫亏虚,腠理不密,风、寒、湿、热之邪乘虚而入,致使气血凝滞,筋脉痹闭而成。痹证日久,内舍脏腑,往往伤及真阴,阴伤亦可致血脉涩滞不利,筋脉日益痹闭,邪气日益痼结。另外素体阴血不足,经络蓄热,则是风、湿、热邪入侵发病及病从邪化的内在原因。

2. 脾虚致痹

　　（1）脾胃虚弱,湿邪内生致痹:中医认为"脾"与"湿"的关系极为密切,在《素问·至真要大论篇》中就有"诸湿肿满,皆属于脾"的记载。脾位于中焦,是人体气机升降之枢纽,在人体水液代谢过程的各个环节均起着重要的作用。当起居失常或饮食失调时,可导致脾胃虚弱、痰湿内生而致湿浊为患,聚于肢体、经络、关节而发为痹病。因此《素问·痹论》

云:"淫气肌绝,痹聚在脾""饮食居处为其病本""脾痹者,四肢懈惰,或发咳呕汁,上是大寒""肠痹者,数饮而出不得,则中气喘争,而时发飧泄",均说明痹证的发病和起居饮食失常所导致脾胃虚弱,湿邪内生有关。另外,因脾的生理习性为喜燥恶湿,湿邪的特点为重浊黏滞、胶着难去,若湿邪内盛,脾为湿困,则影响脾的运化功能,进一步加重水湿内盛,导致疾病病程的缠绵,所以类风湿关节炎临床多表现为慢性病程,治疗上难以短期治愈。

(2) 脾胃虚弱,气血亏虚致痹:脾主运化,主肌肉四肢,为后天之本,气血生化之源,脾胃虚弱,运化失职,气血匮乏,不能滋养肌肉四肢,不荣则痛,而发为痹症。《脾胃论·脾胃胜衰论》云:"百病皆因脾胃衰而生也。"《金匮要略》中又提出"四季脾旺不受邪"。由脾脏所化的精微物质,进而化生的卫气具有卫护机体健康,抵御病邪侵袭的作用,《灵枢·本脏》篇云:"卫气和,则分肉解利,腠理致密,皮肤调柔矣。"《类经·身形候藏府》又云:"卫者,藏府的护卫也。"因此当脾胃虚弱时,一方面,无充足的水谷精微化生气血,卫气不足,卫外功能减弱,则易受风、寒、湿、热等外邪的侵袭,闭阻肢体、经络、关节,而致气血运行不畅,不通则痛,而致痹证发生。另一方面,气血生成不足,不能滋养肌肉四肢,不荣则痛,而发为痹症发生。

(3) 脾胃虚弱,痰瘀互结致痹:痰和瘀即是病理产物,又是致病因素,并且又互为因果,密切相关。痰和瘀阻滞经脉可导致肢体关节的疼痛,而致痹证发生。《张氏医通》就有云:"痰挟死血,随后攻注,而流走刺痛。"《丹溪心法》则云"湿痰浊血流注"可导致痹,并且在治疗方面亦注重用祛湿除痰和化瘀通络的药物为主。痰瘀形成后可致关节肿胀,如《黄帝内经》云:"汁沫和血相搏,则合并将凝聚不得散,而为积成矣。"但是痰瘀的产生与脾有密切的关系。一方面,脾胃虚弱,运化失职,湿邪内聚生痰,痰湿阻滞经络,气血运行不畅,又致瘀血形成,痰瘀互结,可致关节肿大、变形、僵硬。另一方面,宗气的生成与脾胃所化生的水谷精微关系密切,宗气的重要功能是"贯心脉"推动血液循环。因此,若脾胃虚弱,则宗气匮乏,引起推动无力,血液瘀血无力,瘀血形成。

(二) 六淫是致痹外在诱因

1. 风、寒、湿邪侵袭

《素问·痹论》云:"风寒湿三气杂至,合而为痹。"湿性重浊而黏腻,所谓"湿胜则肿",其发为痹,沉着麻木,痹而不仁。蕴而化热,则发为湿热,其病处红肿热痛。更与风寒结党,游走周身,涩滞经脉,疼痛难忍。《素问·痹论》说:"所谓痹者,各以其时,重感于风寒湿之气也。"

2. 瘀血、痰浊痹阻经络

痰瘀均为有形之阴邪。瘀血是血液运行障碍,血行不畅而产生的病理产物。《类证治裁·痹证》说:"痹久必有瘀血。"清代王清任《医林改错》中也有"瘀血致痹"说。故瘀血既是病理产物,也是致病病因。

痰浊是由水液输布障碍,水湿停滞,聚湿而成,其既是病理产物,又是致病因素。痰浊的形成有多种因素,脾喜燥而恶湿,脾为湿困,则气血生化无源,肾精肝血无以补充,致使肝肾亏虚严重。痰湿阻滞经脉,气血运行受阻,会加瘀血。

(三) 劳损及外伤互结致痹

《素问·宣明五气论》曾记录:久视伤血、久卧伤气、久坐伤肉、久立伤骨、久行伤筋,是谓五劳所伤。说明长期劳损及外伤可形成本病。《素问·阴阳应象大论》说:"气伤痛,形伤肿。"说明损伤气血可导致作肿作痛。由于膝关节的扭、闪、挫伤致膝关节内外组织损伤,脉络受损,血溢于外,阻塞经络,致气滞血瘀,经络受阻,膝关节及周围组织失养,致使伤部发生疼痛。故往往因病致虚,多由闪挫跌仆,气滞血瘀,久则肝肾亏损,脉络失和,渐成痹证。

二 类风湿关节炎并发症的中医学病机

(一) 类风湿关节炎并发贫血的中医学病机

现代医学认为类风湿关节炎是自身免疫性疾病,其发病机制可能是由现在尚未知的环境中某抗原,刺激产生免疫反应而发病。在其发病过程中主要发生 T 细胞免疫反应、滑膜细胞免疫反应、细胞因子的自分泌及旁分泌作用、B 细胞产生自身抗体等。类风湿关节炎除了关节肿胀、疼痛等局部症状以外,贫血很常见,其程度与疾病活动性、关节炎症程度相关联。中医学认为根据其临床特征,类风湿关节炎当属中医学"痹病""痹证"的范畴,历代医家称之为"历节""鹤膝风""筋痹"等,以《黄帝内经》和《金匮要略》为代表的历代医家著作对"痹证"的病因病机,临床特征和治疗方法进行了论述。

1. 气血不足,营卫失调

中医学认为气血不足,营卫失调可致免疫功能失调和贫血。《黄帝内经》在论述痹证的发病机制则指出:"血气皆少,感于寒湿,则善痹骨痹。"张仲景认为血虚历节的病机证候是"少阴脉浮而弱,弱则气血不足,浮则为风,风血相搏,即疼痛如掣"。并且隐含了"治风先治血,血行风自灭"的治疗大法。营行脉中,卫行脉外,阴阳相贯,气调血畅,濡养四肢白骸、经络关节。营卫和调,卫外御邪,营卫不和,邪气乘虚而入。营卫之气的濡养、调节、卫外固表、抵御外邪的功能只有在气血充沛,正常循行的前提下才能充分发挥作用。从病因上看,素体气血亏虚或后天失养气血两虚,或大病重病之后气血虚弱,或素体虚弱并劳倦思虑过度,均可导致风、寒、湿、热之外邪乘虚而入,流注筋骨血脉,搏结于关节而发生关节痹痛。因此风、寒、湿、热之邪只是本病发生的外部条件或因素,而气血不足、营卫失调才是本病的重要内部原因或根本因素。从病程上看,本病迁延日久耗伤正气,气血衰少,正虚邪恋,肌肤失养,筋骨失充,后期可致关节疼痛无力或肢体麻木,形体消瘦,肢体萎缩等。从临床上看,气虚则少气乏力,心悸自汗或易感冒;血虚则头晕目眩,面色少华;舌淡苔薄白,脉细弱也是本病常见的舌脉象。因此气血不足,营卫失调而致的症状也是本病的重要临床表现。类风湿关节炎导致的贫血即属于痹证之气血亏虚范畴,它可出现在痹证的后期,甚至可出现在痹证的各个阶段。

2. 正气虚弱,腠理不固

《素问·痹论》指出"风寒湿三气杂至,合而为痹",认为外感风、寒、湿是导致痹病的常见外因。但痹证的发病,光有外因是不够的,患者素体虚弱、腠理不密,正气不足、卫外不固是本病的重要内因,内因是基础,外因是关键,在两者共同作用之下,发为痹证。《金匮要略·血痹虚劳病脉证并治》指出"夫尊荣人,骨弱肌肤盛。重因疲劳汗出,卧不时动摇,加被微风,遂得之"。《圣济总录·诸痹门》记载"论曰:饮天地,食地德,皆阴阳也。然阳为气,阴为血,气为卫,血为荣。气卫血荣贯通一身,周而复会,如环无端,岂郁闭而不流哉。夫惟动静处失其常,邪气乘间,曾不知觉,此风寒湿三气所以杂至合而为痹"。明代徐彦纯《玉机微义》指出"人感三气为痹者,正因形虚血虚尔"。可见古代对痹症的认识与现代免疫学也是相通融的。现在认为导致痹证的各种病因,不仅包括风、寒、湿,而且包括湿热(毒)和瘀血。无论风、寒、湿,还是湿热(毒)和瘀血导致痹症的发病,机体正气虚弱,腠理不固,易感外邪,均是其发生和发展过程中重要的病机。正气虚则邪易入,易感外邪而发病,气虚则无以推动血行,日久致血瘀,长期气虚也导致患者免疫力低下加快疾病发展速度。血虚日久则致患者贫血,也进一步影响患者免疫功能。而脾虚是导致气血不足、生化乏源的重要原因,因此中医通过"从脾论治"的方法来补气补血,进而提高机体免疫机能是正确的。

3. 气血亏虚,痰瘀痹阻

《素问·痹论》首先提出了风、寒、湿邪与内在机体"外内相合"致痹的观点,如"风寒湿三气杂至合而为痹也""所谓痹者,各以其时重感风寒湿之气也""逆其气则病,从其气则愈,不与风寒湿气合,故不为痹"。强调痹证的发生除了风、寒、湿外邪的侵袭外,还由于机体内部脏腑经脉之气失调、逆乱,"两气相感"才会发病,强调了先由脏腑内伤,功能失调以及营卫不和,然后风、寒、湿邪乘虚内侵,发生各种痹证。《灵枢·阴阳十八》篇还明确指出:"血气皆少……感于寒湿,则善病骨痹。"温病学派的叶天士对类风湿关节炎的辨证论治方面有所阐述。如他的"久病入络"说,认为"风寒湿三气合而为痹,经年累月,外邪留著,气血俱伤,其化为败瘀凝痰,混处经络,须用虫类搜剔,以动药使血无凝著,气可宣通"。引起类风湿关节炎的各种病因均可导致痰瘀的产生,而痰瘀阻络证可出现于类风湿关节炎各期。初期外感风、寒、湿急性期,外邪痹阻经脉,气血运行不畅;疾病发展,正邪交争以气滞痰凝为主要特征;病程拖延日久或治不得法而出现久病入络。"痰瘀"与"气血亏虚"互为因果关系在类风湿关节炎发病过程中既可以成为主要的发病因素,又可作为其主要的病理机制而贯穿于整个疾病的始终。

(二) 类风湿关节炎并发肺功能降低的中医学病机

中医认为肺主气,朝百脉,司皮毛,若肺卫不固,则病邪循经入脏,致肺失宣肃,气血郁闭。《素问·五脏生成》曰:"喘而虚,名曰肺痹,寒热,得之醉而使内也。"《素问·四时刺逆从论》曰:"少阴有余病皮痹隐轸,不足病肺痹。"《诸病源候论·风痹候》曰:"皮痹不已,又遇邪,则移入于肺。"《圣济总录·肺痹》曰:"皮痹不已,复感于邪,是为肺痹。其候胸背痛甚,上气,烦满,喘而呕是也。"《症因脉治·肺痹》曰:"肺痹之症,即皮痹也。烦满喘呕,逆气上充,右邪刺痛,牵引缺盆,右臂不举,痛引腋下。"《痹病论治学·痹病的分类及范畴》曰:"肺痹多为皮痹不已,加之肺气虚弱,复感于邪,内舍于肺,肺气痹阻,除见皮痹之症外,并见胸闷、咳喘等肺系症状为特征的一类痹病。"

1. 脾气亏虚,正气不足,肺气虚弱

《素问·痹论》曰:"血气皆少,则善病痹。……痹不已,复感于邪,内舍于肺,发为肺痹。"临床上类风湿关节炎患者除出现关节疼痛肿胀、倦怠乏力、食欲减退外,还出现气短无力、少气懒言、自汗等症状,甚至咳嗽、气喘的症状。说明脾胃虚弱,气血亏虚,机体失于濡养,营卫不和,抗邪、防御、适应能力低下,外邪乘虚侵及,更致气血不足。日久导致肺气失养,脾土不能生养肺金,肺的宣发和肃降功能失调,脾气虚损,则可致肺气不足,出现咳嗽、自汗、气短等症状。肺气功能正常,主要是依赖脾气功能正常。脾为后天之本、气血生化之源,脾主运化,若脾旺盛,则脾能健运,水谷精微得以上输于肺。

"肺为主气之枢,脾为生气之源"。肺得濡养,则卫外功能正常,肺的宣发与肃降功能正常,气道通畅;呼吸均匀。反之,若脾肺气虚,则脾失健运,水谷精微输布失常,则肺失滋养,肺气亏虚。肺气不足,就会出现咳而气短、倦怠懒言;卫外功能失常,则自汗、易于感冒;脾虚健运失司,则气血生化不足,肺气虚也是必然的结果,最终导致肺功能降低。因此,脾胃虚弱,正气不足,肺气亏虚是类风湿关节炎肺功能降低的中医症候学特征。

2. 脾气亏虚,痰湿内生,肺失治节

《中风统论·历节痛风》中指出"历节肿痛,是湿病";经云"湿气胜者为着痹,……是湿流关节也";《素问·至真要大论》中"诸湿肿满,皆属于脾"。脾虚湿浊内生,湿性黏滞重者,故使肌肤、关节麻木,重着,痛有定处而成着痹。临床上类风湿关节炎患者除出现关节晨僵、关节重着、大便稀溏、食欲减退、食后腹胀外,还出现咳嗽、咳痰、痰多气喘、上气烦满、胸背痛等症状。说明脾的运化功能失常,湿停中焦,阻滞经络关节,可出现晨僵、肿胀、痰饮、便溏等症状。同样,脾虚失运,水液停滞,痰湿内生,则聚而生痰成饮,上干于肺,影响肺的宣发肃降及通调水道的功能,肺失治节,可见咳嗽、痰多,胸满憋闷,喉中痰鸣有声、烦满、胸背痛,迁延不愈,甚而喘促等症状。

93

"脾为生痰之源,肺为贮痰之器"。脾运化转输水谷精气津液,肺通调水道,其宣发、肃降对体内水液的输布、运行和排泄起疏通和调节作用。而脾有运化水湿之功,肺主通调三焦水道,而水液必由脾输运上达。脾虚运化失常,湿浊内生,致肺主治节功能失调,通调水道失常。同时,反复长期的受邪,脉络损伤,久之形成恶性循环,致使肺气虚弱难以卫外,人体抵抗力减退,"邪之所凑,其气必虚",气停水聚,肺失宣降,患者出现肺功能降低,影响通气功能,弥散障碍等。因此,脾胃虚弱,湿浊内生,肺失治节是类风湿关节炎肺功能降低的中医症候学特征。

3. 脾气亏虚,痰瘀互结,肺络阻滞

脾气亏虚则湿浊阻滞,日久不化郁而成痰;脾气亏虚则气血生化无源,脉络血液亏虚,加之气虚运血无力,血行缓慢,终致瘀阻络脉。临床上类风湿关节炎除可见关节肿胀粗大、肢体麻木、关节畸形、功能障碍,出现胸脘痞闷、食欲下降等症状外,还出现咳嗽而痰不畅,甚至无痰可咯,胸闷气憋,面色晦暗,口唇、爪甲紫暗、舌质瘀斑或紫暗、脉细涩等症状体征。这说明脾胃虚弱,痰瘀互结,痰凝肺络,肺主气能力减弱,失通调之职,无治节之能,津液滞于脉络之中,津血同源,津停血则瘀,气机失常,气不化津,化液为痰湿。故类风湿关节炎患者往往因痰而咳,临床表现为气喘,动则明显,甚至端坐呼吸,胸闷气憋,面色晦暗,唇绀指青,舌质紫红或绛等症状。

"肺不病不咳,脾不病不久咳"。脾喜燥恶湿,痰湿为患,最易伤脾,脾胃虚弱,气血不足,水液运化失常,寒凝津为湿,内湿、外湿亦易滋生,湿停聚为痰。邪留日久,气血运行不畅则瘀血内生。痰瘀形成,又阻滞经络,壅遏邪气,痰瘀邪气相搏,肺络气血闭阻,在疼痛、肿胀、重着等痹病渐趋加重的同时肺络瘀血阻滞,除影像学表现肺纹理紊乱、结节、间质纤维增生等外,还出现咳嗽、气喘表现,肺功能亦表现为通气功能障碍和弥散功能障碍,肺功能降低。因此,脾胃虚弱,痰瘀互结,肺络阻滞亦是类风湿关节炎肺功能降低的中医症候学特征。

(三) 类风湿关节炎并发心功能改变的中医学病机

心与脾的关系密切,在五行、经脉、气血方面紧密相关。从五行关系来说,脾属土,心属火,心与脾乃母子关系,若子盗母气或子病及母,均可因脾之失调而波及于心。"火生土",心火亦有温煦脾之功能。再者,心火下交于肾,亦有温煦肾之功能使肾水不寒,而肾精上济于心,可使心火不亢,从而使心肾交泰。脾位于中焦,是气机升降之枢纽,因此若脾胃枢机不利,也可致心肾不交,导致心肾俱病。《灵枢经·决气》云:"中焦受气而取汁,变化而赤乃是血。"同时,血液在正常的脉中运行,需要依赖心气的推动,也离不开脾之统摄作用。故当劳倦太过,饮食伤脾胃,思虑过度或慢性失血,耗伤阴血,均可致心血不足,而导致心脾两虚,血不养心而发生心痛。脾虚为类风湿关节炎并发心功能改变的主要病机,表现在以下几个方面。

1. 脾胃虚弱，卫外不固

《脾胃论·脾胃胜衰论》云："百病皆因脾胃衰而生也。"《金匮要略》中又提出"四季脾旺不受邪"。由脾脏所化的精微物质，进而化生的卫气具有卫护机体健康，抵御病邪侵袭的作用，《灵枢·本脏》篇云："卫气和，则分肉解利，腠理致密，皮肤调柔矣。"《类经·身形候藏府》又云："卫者，藏府的护卫也。"因此当脾胃虚弱时，则无丰富的水谷精微生成，亦无充足的卫气生成。此时卫外功能则减弱易受风、寒、湿、热等外邪的侵袭，闭阻经络，从而致使气血运行不畅，出现肢体关节肌肉酸痛、重着而致痹。另外，卫外不固，久之，内舍于心，可致心气不足发而为心悸或胸痹。

2. 脾气虚弱，气血运行失和

脏腑间相互协调是气血正常运行的必要条件。脾为气血生化之源、后天之本，因此脾气虚弱，功能失调会直接影响气血运行。宗气的重要功能是"贯心脉"推动血液循环，宗气与中焦脾的关系密切。叶天士指出"若夫胸痹者，乃因胸中阳虚不运久之而成痹""胸中阳气正如离照当空，旷然无外设，则地气上致窒塞有加，故乃知胸痹者阳气不用，而阴气上逆之候也"。因此，若脾胃运化无权，则宗气匮乏，引起推动无力，重者可致"宗气不下，则脉中之血凝而留止也"。则胸闷、胸痛等症随之而起。血液维持正常循环的基础是心血的充盈，但心血又离不开脾胃的供给。若胃纳脾运，心血充盈，在宗气的推动下血液运行全身，若脾胃功能失调，化源不足，血不养心，则导致心脉不利，出现惊悸、怔忡，以致心痛、胸痹等病症。

3. 脾胃虚弱，湿浊内生

"脾"与"湿"的关系在《素问·至真要大论》篇中就有"诸湿肿满，皆属于脾"的说明。脾居于中焦，是人体气机升降之枢纽，因此起着重要的枢纽作用在人体水液代谢过程中。当起居失常或饮食失调时，可导致脾胃虚弱，痰湿内生引起湿浊为患，若此时复感外邪则能致痹。脾胃损伤，一方面，脾主运化，脾胃损伤则影响运化功能，致湿浊弥漫，上蒙胸阳而胸阳不展，胸闷乃作；若湿浊凝聚为痰而上犯，闭塞心脉，阻痹胸阳则胸痹疼痛乃生。另一方面，可使津液气血生化乏源，中气衰弱致心气不足而无力推动血运，而使脉道不畅，气虚不能自护产生心悸动而不宁；气虚日久，心阳虚弱，阳虚则寒邪易乘；或津血不足，不能上奉心脉导致心血虚少，日久则脉络瘀阻。因此，胸痹之形成，首先是脾胃损伤，气血生化乏源；其次乃是湿邪内蕴，加之心脏正虚不能自护，上犯于心。胸痹之病，正虚是本，邪实是标。正虚责之于气血，邪实则责之于痰浊湿邪。

4. 痰瘀互结，脉络阻滞

痰和瘀本是两类不同的病理因素，却又互为因果，密切相关。痰和瘀阻滞经脉可导致肢体关节的疼痛。痰瘀可形成肿胀结节，早在《黄帝内经》就有"汁沫和血相搏，则合并将凝聚不得散，而为积成矣"的理论，可见痰浊与瘀血同为机体的病理产物，同时又可作为使机体进一步病变的内在因素。但是痰瘀的生产和脾的关系非常密切。脾虚湿盛可致痰浊内生。而痰病日久,则病邪从表入里,从轻而重,能形成瘀血,阻滞经络,导致病情缠绵不愈,关节肿大、变形、僵硬等。痰瘀痹阻心脉,导致心脉不通,不通则痛而发为胸痹。因此,胸痹之病,正虚是本,邪实是标。正虚责之于气血,邪实则责之于痰浊湿邪。而瘀血内停并不是胸痹之直接病因,瘀血本不自生,实乃正虚邪犯而成瘀。治疗胸痹,固然需要化瘀,但治病求本更为重要,防微杜渐。而化湿应是治瘀血形成之因,则应调理脾。

5. 脾胃虚弱,脏腑功能失常

由于过食生冷、饮食失调或劳倦过度或思虑过度,导致脾胃虚弱,则不能温养心脉,心血凝滞不畅,痹阻脉络而发生心痛。同时,脾胃病变亦可影响其他脏腑,共同导致心病的发生。总之,若脏腑功能失常继发在脾胃失调的基础上则会更加重整体阴阳气血的失衡。上述情况均可间接或直接地对心病造成影响。脾为后天之本,脾的本质包括了现代医学的消化吸收、代谢、能量转化和神经、血液、内分泌、运动、免疫等多系统功能在内的以消化系统及相关联系系统为主的综合性概括,是对机体最为重要的调控网络的整体概括,是中医整体观念和五脏相关理论的重要体现。因此提出了脾虚为类风湿关节炎心功能变化的主要病机。

(四) 类风湿关节炎并发抑郁的中医学病机

脾居中属土,为后天之本,饮食物经脾运化而生的气、血、精微对其他脏腑组织有支持和营养作用,也是人"神"活动的物质基础。神志活动可由神、魂、魄、意、志概括,分别由心、肝、脾、肺、肾五脏所藏。"脾藏意"反映了脾脏与人的精神意识思维活动的关系。由于脾脏在情志活动中的重要地位,故与抑郁症的发生关系密切。

1. 脾虚不运,气机失调

情志、饮食、劳逸等各种因素损伤脾脏,导致脾虚不运,化生乏源,气机升降失常。其中尤以情志所伤多见。《素问·本神》云:"脾愁忧而不解则伤意,意伤则乱。"《金匮钩玄·六郁》说:"郁结,结聚而不得发越也。当升者不得升,当降者不得降,当变化者不得变化也。"就是对情志伤脾及其发病的论述。一旦脾脏虚损,气机失调,运化失常,则津停成痰,血滞成瘀,而痰浊、瘀血的形成既可使气机阻滞进一步加重,又易蕴热生风,因而致使元神失养。故《推求师意·郁病》中说:"郁病多在中焦。"明确地说明脾胃位居中焦,凡四脏发病常可先使脾胃受累;郁之为病,一由他脏累及,一由脾胃自病,中焦致郁最多。因此,脾胃虚损与否与抑郁的发病具有重要的作用。

2. 脾虚血少,精神失养

抑郁症发病与七情中"思"关系最为密切。抑郁症主要因过度思虑所致情绪郁闷,心境低落。在临床上可以见到由于脾伤运化失健、气血亏虚、精神失养等导致心境低落,对日常活动无兴趣、无愉快感;由于脾伤而致食少纳呆,生化之源不足,营血亏虚,不能上奉于心,以致心神不安出现失眠,或早醒;由于脾伤不能内化精微养于神气,外为津液养于筋骨,导致精力明显不足,无明显原因持续的疲劳感、运动迟缓或活动明显减少。由于脾伤而致心神失养出现思维能力显著下降,联想困难。脾藏意在志为思,意不得志、思虑过度则气结,气结即气机运行不畅,见情绪郁闷,遇事想不通,且易自卑自责,有内疚感。这种情绪得不到改善就会感到抑郁,从而反复出现想死的念头或自杀行为。以上这些都表明抑郁的发病与脾的功能密切相关。而且尤以脾虚为关键。

3. 脾虚瘀结,心失所养

类风湿关节炎多因平素营卫俱虚,气血不足,脾胃肝肾亏虚,易感风、寒、湿、热等外邪,病久痰浊瘀血胶着,进一步加重内虚,导致虚实夹杂,缠绵难愈。痹久伤阴挟瘀,痹病迁延日久,致肝肾亏虚,气血不足,阴液暗耗,阴虚阳亢,邪从热化,热则进一步煎熬津液形成瘀血。瘀血作为病理产物又可成为新的致病因素作用于机体。瘀血积久化热,与湿热毒邪相合,闭阻经络,致关节红肿剧痛、固定不移。"瘀血不去,新血不生",血瘀又加重阴血亏虚之证,使经脉肌骨失于濡养,从而呈现出正虚邪留、湿热毒瘀互结、不通不荣的复杂病理过程。类风湿关节炎伴发抑郁为虚实夹杂之证,其以禀赋不足、脏腑亏虚为内在条件,瘀血阻络为主要病理因素。类风湿关节炎伴发抑郁的发生机制之一为血瘀,并采用活血解郁法为治疗原则。

(五) 类风湿关节炎并发免疫球蛋白及细胞自噬变化的中医学病机

类风湿关节炎属于中医"痹病""痹证""尪痹"学范畴。主因风、寒、湿、热等外邪侵袭人体,闭阻经络,气血运行闭阻的病证。类风湿关节炎的发病与体质因素,气候条件、生活环境有密切关系。本文研究认为类风湿关节炎的疾病特点为本虚标实,本虚指脾肾两虚,且脾虚为先,后累及肾,表现为脾肾两虚的临床症候。如畏寒怕冷、神疲乏力、纳食不馨、面色无华、腰膝酸软等症。疾病日久,气虚不化,水液代谢障碍,痰湿内生,气虚不行,血运不畅,停为瘀血。临床表现为关节红肿热痛、晨僵、关节活动受限,甚至畸形等。

1. 先天之气(肾气)得后天之气(脾气)濡养

对于现代医学中的免疫球蛋白的来源、功能、临床表现,以及治疗,有观点认为与"气"有相关性。现代医学认为"特异性免疫"是指机体接触病原体或其他外源异物(称为抗原)后获得的一种免疫类型,这种功能是后天生成,不能遗传给后代,但有免疫记忆性,当机体再遇相同抗原时即可产生,抗该种抗原的免疫应答故称为获得性免疫,特异性免疫如接种某种疫苗所产生的抗体,或感染某种病原微生物后,自身所产生的该病原微生物的抗体等。而非特异性免疫又称先天性免疫,是机体在长期种系发育和进化过程中逐渐形成的一系列天然防御功能。这种功能没有特异性,由遗传获得,在个体出生时就具有,其作用广泛,可对外来病原体迅速应答,产生非特异性抗感染免疫作用,并可传给下一代。非特异性免疫是特异性免疫的基础,中医亦认为先天之气是后天之气的基础,先天之气为气之体,后天之气得先天之气,则生生不息;没有先天之气,后天之气就无从有源。非特异性免疫的组成可由生理屏障(皮肤黏膜屏障、血脑屏障、胎盘屏障),吞噬细胞及体液中的抗微生物物质等组成功率,中医亦有同感,认识相同,并着重强调各脏腑经络气血阴阳调和,相互制约,相互平衡。例如免疫力下降或免疫力缺陷的临床表现与中医的气虚的临床表现、机制,症状基本相同,都有一个共同特点是易被感染、易受外邪侵袭、病程较长、易反复发作,临床表现见四肢倦怠,疲乏无力,头晕目眩,纳差,懒言,汗出,面色不华等。

2."脾"之液为免疫球蛋白

免疫球蛋白与"脾"密切相关相关。《黄帝内经》曰:"脾胃者,仓廪之官,五味出焉。"脾是人体对饮食进行消化、吸收并输布其精微的主要脏器,是气血化生之源。脾的功能正常,人体气血充足,外邪不易侵入,正如《金匮要略》所谓:"四季脾旺不受邪。"若脾运不健,气血亏虚,人体易病。李东垣在《脾胃论》中明确指出:"百病皆由脾胃衰而生也。"可见脾与免疫息息相关。其中脾主升清与淋巴回流的密切关系,脾主运化与淋巴器官的类似功能,脾在液为涎的免疫功能,源于脾胃运化的卫气的免疫护卫功能等,充分体现了脾与机体免疫系统的息息相关性。现代免疫学认为,脾脏是人体重要的淋巴器官,内含丰富的淋巴细胞和巨噬细胞,能有效直接地清除病原体及衰老的红细胞、血小板等。中医学的脾脏包括现代解剖学的脾脏、胰脏、胃肠道,涉及消化、内分泌、神经、血液等多个系统的功能。而现代医学的脾脏、胃肠道均是重要的免疫器官。脾主运化水谷和水液,是后天之本和气血生化之源,决定着人体正气的盛衰和抗御疾病的能力。而免疫球蛋白继存在于脾之液(涎)中,也存在于脾所运化的水谷精微中,发挥免疫功能。现代研究证实,唾液中含多种免疫球蛋白、唾液溶菌酶、唾液黏液蛋白等免疫物质,在口腔防御系统、病毒感染及免疫疾病中至关重要。

3."脾"与细胞自噬

对于细胞自噬的理解,认为自噬是细胞生存机制,是气化功能的微观体现,其病理机制,从中医角度而言,多为脾气亏虚,痰瘀互结而致。黄贵华等认为细胞自噬与中医气虚情况下,通过"精化气"以维持机体生命活动,以及在脏腑功能失调下内生实邪的自我清除以维持内环境阴阳平衡的机制相一致;还认为自噬水平的不足导致衰老细胞器、蛋白质或蛋白质片段、亚细胞器的过多沉积,是中医痰瘀在细胞微观层面上的体现。细胞自噬可能是机体自身的"废物(痰瘀)重新利用",这种细胞自噬正是气化功能、化痰祛瘀的微观体现,就是促进"废物"向能量转化,以此达到阴阳平衡。前期研究发现类风湿关节炎患者普遍存在细胞自噬水平下降的现象,细胞自噬水平的降低,导致免疫复合物集聚增加,炎症反应增强,其中医学病机与脾虚密切相关。脾气亏虚,则精化气的生理平衡被打破,自我清除能力下降;脾气亏虚,痰瘀互结,进一步加重精化气的负担。因此,从脾虚角度探讨类风湿关节炎的细胞自噬水平,以益气健脾之法提高机体自噬水平,减轻组织蛋白质沉积,对类风湿关节炎的治疗具有重要意义。

（六）类风湿关节炎并发血瘀证从脾论治的依据

无论任何致病因素引发痹证,引起疼痛、麻木,甚则变形等各种结果,其最关键的病理变化是经脉闭阻,致气血运行不畅,形成血瘀。初期外邪痹阻经脉,气血运行不畅;疾病发展,正邪交争则气滞血瘀;病程拖延日久或治不得法而出现久病入络。血瘀在类风湿关节炎发病过程中既可成为主要的致病因素,又可作为其主要的病理机制而贯穿于整个疾病的始终。类风湿关节炎最关键的病理变化是经脉闭阻,致气血运行不畅形成血瘀。血瘀在类风湿关节炎发病过程中既可成为主要的致病因素,又可作为其主要的病理机制而贯穿于整个疾病的始终。其中脾虚在类风湿关节炎之血瘀证的发生中起着重要作用。

1. 运化失职致瘀

类风湿关节炎属于中医"痹病""痹证"的范畴,在对痹证的辨证论治过程中,"瘀血"作为重要的病理因素和致病产物,贯穿在病程始终。"血瘀证"是痹证常见证候之一。瘀血致痹最早见于《黄帝内经》时期,《素问·痹论》强调"血凝于肤者为痹,凝于脉者为泣,凝于足者为厥"。脾胃为人体气机升降之枢纽,唐容川曾说:"脾其气上输心肺,下达肝胃,外灌溉四旁,充溢肌肤,所谓居中央畅四旁者如是;血即随之运行不息。"当脾气虚损时,则"清气遏而不升,浊气逆而不降",气滞而血瘀;脾虚不能运化津液,使脉道塞涩而成瘀,血犹如舟也,津液犹如水也,水津充沛,舟才能行,反之则瘀。

2. 化源匮乏致瘀

《类证治裁·痹证论治》曰:"诸痹……皆由营卫先虚,腠理不密,风寒湿乘虚内袭,正气为邪气所阻,不能宣行,因而留滞,气血凝涩,久而成痹。"对痹病日久者"必有湿痰败血瘀滞经络",虚、痰、瘀胶结,与外邪相和,合而为患,致使经脉闭阻,深入骨髎,缠绵难愈。痹之为病,风、寒、湿、热趁虚而入,致气血津液运行受阻,或为瘀血,或为痰浊,流于关节阻于筋脉,不通则痛,发为痹。脾为后天之本,气血生化之源,脾虚化源匮乏,气血生成不足,则气虚血少,血运无力而瘀。如周学海《读书随笔》:"气虚不足以推血,则血必有瘀",此处的气虚即是指脾气虚。

3. 脾不统血致瘀

《证治准绳·女科》:"脾为生化之源,统诸经之血",唐容川亦云:"血之运行上下,全赖乎脾",脾胃虚弱,则统摄无权、血运无力,血液会上溢下渗而出血,离经之血滞留体内即可造成瘀血。

4. 阳虚寒凝致瘀

《灵枢·贼风》:"其开而遇风寒,则血气凝结与故邪相袭,则为寒痹",认为寒性凝滞,寒邪犯脉,则经脉收引,血液运行迟缓,甚则血液瘀滞,而致血瘀。血得温则行,得寒则凝,脾脏阳气虚衰,寒从内生,寒凝气滞,可导致血液运行不畅而凝聚成瘀。瘀血一旦形成,又可成为重要的致病因素。瘀血阻滞可以影响脾胃的升降,遏阻气血的运行,使精微不能四布,不能及时排泄废物,整体生命活动紊乱,从而加重脾虚,形成恶性循环;致使病程缠绵难愈,进一步促使瘀血的形成,即久病必瘀,日久甚至结成癥瘕积聚,发生恶变,危及生命。

(七) 类风湿关节炎并发血管新生的中医学病机

类风湿关节炎主要临床表现为关节疼痛、晨僵、肿胀、变形活动障碍、畸形等,关节外症状表现主要有关节周围组织病症如皮下结节(多见于活动期)、关节周围肌肉萎缩等,符合络病"久、瘀、痛、难、怪"的临床特点。其病变范围广泛,临床表现多样,病势缠绵难愈,反复发作,更符合"久病入络"及"久痛入络"的病理特性,因此应将其归属"络病"范畴。其发病多由络脉受损,影响其输布气血津液,濡养四肢百骸、脏腑器官等正常生理功能,酿生诸种疾病,致生络病。

1. 营卫不和,络气郁滞

络脉是贯通营卫,通过营卫气化而渗灌气血津液的主要途径。《素问·气穴》曰:"孙络三百六十五穴会……以通营卫",说明络脉具有贯通营卫作用。《金匮要略》:"营卫不通,卫不独行,营卫俱微,三焦无所御,四属断绝,身体羸瘦,独足肿大,黄汗出,胫冷,假令发热,便为历节也。"可见营卫不和在类风湿关节炎的发病中起到非常重要的作用。《素问·痹论》:"卫者,水谷之悍气也,其气疾滑利,不能入于脉也,故循皮肤之中,分肉之间,熏于肓膜,散于胸腹。"营行脉中,卫行脉外,营卫内外之间物质的交换是保证人体气血津液正常运行,生理功能进行的基础,营卫功能失调,则百病丛生。类风湿关节炎内生及外来之邪气均可影响营卫气化功能,导致络脉之气血津液代谢的紊乱,引起络脉不同程度的气滞、血瘀、痰阻等病理改变。因此,营卫功能失调是类风湿关节炎病变的基本病理环节,营卫功能失调是痰瘀阻络的病理生理基础,是络病产生的主要病理途径。

2. 脾虚湿滞,络气阻滞

湿有外湿、内湿之分。外湿产生多由"或涉冷水,或立湿地,或扇取凉,或卧当风"(朱丹溪《格致余论·痛风》)。石寿棠认为内伤寒湿"或因于天,或因于人,或外无所因,而湿从内起。因于天者,久雨湿胜,外湿引动内湿;因于人者,夏月纳凉饮冷,或嗜食茶酒瓜果,急者当时为患,缓者秋后乃发;外无所因者,乃水谷之湿,停蓄于中。三者之原,总由阳虚不能输水所致"(《医原·湿气论》)。即外湿产生多与居住环境或工作环境过于潮湿有关,内湿产生与脾气亏虚有关,但"内外所感,皆由脾气虚弱,而湿邪乘而袭之"(《古今医统大全·湿病皆为脾虚所致》)。即脾气不足既可使湿从外受,也可因运化功能低下而令湿从内生。脾居中焦,为气血生化之源,五行属土,为后天之本,喜燥而恶湿。脾主运化,湿邪内生则责之于脾,脾的运化功能正常则体内水液输布正常,上能输布以养肺,下能输布以养肾。若素体脾胃亏虚,或长期嗜食肥甘厚腻,饮食过于生冷,情绪调节不畅等都可以导致脾气亏虚、湿邪内生。

3. 脾虚致瘀，脉络阻滞

（1）湿可生瘀：湿邪与瘀血关系密切，内湿与瘀血同属于病理产物，但同时又是致病因素。湿邪内生，阻滞气机运行，同时脾气亏虚，气虚无力行血，则易致瘀血内生；瘀血内生反过来可以阻碍气血运行，促进湿邪内生；湿邪与瘀血相互搏结，可痹阻脉络。相关的临床研究及实验证实，痰湿证与血瘀证有相似的病理生理基础，健脾化湿法对血瘀证的客观指标如血液流变学指标、内皮素、心钠素异常有明显的改善作用，为"因湿致瘀"的假说提供了佐证。

（2）瘀可致湿："血不利则为水"（《金匮要略·水气病脉证并治第十四》），"血积既久，亦能化为痰水"（《血证论·卷五·瘀血》）。即血瘀日久，可致水湿内停。因血为气之母，瘀血内停，不仅阻碍新血之化育，亦能阻塞脉络，影响水津之布散，使局部组织因低氧而出现变性、水肿、渗出等病理改变。因此，湿瘀可以互化，加之类风湿关节炎多病程漫长、"病久入络"，可形成因湿致瘀、因瘀致湿、血瘀络阻的复杂证候转归。

4. 湿瘀相合，络气不和

《素问·痹论》："风寒湿三气杂至，合而为痹也，其风气胜者为行痹，寒气胜者为痛痹，湿气胜者为着痹。"因类风湿关节炎的临床表现以慢性反复发作的小关节疼痛、肿胀、晨僵为主，后期可见关节畸形，其病因以湿、寒为主。又因"湿气不行，凝血蕴里而不散，津液涩渗，著而不去而积皆成也"（《灵枢·百病始生》），"湿气胜者为著痹，以血气受湿则濡滞，濡滞则肢体沉重而疼痛顽木，留著不移，亦阴邪也"（《景岳全书·杂证谟·风痹·论证》）。即内湿之性缠绵，常与他邪合而伤人，与寒邪相合则成寒湿之邪气，致关节肌肉疼痛发凉并伴有畏寒怯冷，抚之不温；与瘀相合则为湿瘀之邪气，致关节肿大、刺痛剧烈。

现代研究也证实类风湿关节炎与湿瘀相关。类风湿关节炎具有多发性、反复发作性特点，病程缠绵，病程 10 年以上者占 27.6％，关节局部可出现固定部位疼痛（占 81.7％）、肿胀（占 93.7％）、晨僵（占 87.3％）、沉重感（占 11.6％）等，与湿性"重浊黏滞"相符。刘健教授等对 100 例类风湿关节炎患者进行中医证候学调查，结果显示类风湿关节炎的中医证候呈现虚实夹杂、痰瘀互结的临床特征，临床症状除关节疼痛以外，关节晨僵、肿胀也占较大比例。提示气血亏虚、脾虚湿盛、痰瘀互结是类风湿关节炎的中医证候学特征。

三　从脾论治类风湿关节炎

（一）脾为后天之本

脾为后天之本，五脏六腑之功能活动与其密切相关。血液为五脏六腑的物质基础乃是由脾胃生化而来，正如《景岳全书》所说："血者，水谷之精气也，源源而来，而实生化于脾。"神虽由心主，但脾可助心神抗邪，脾化生的水谷精微为心神活动的物质基础；肝藏血主疏泄,脾可援肝清内御邪:其一,肝血源于脾脏所化之精微,其二,脾居于中焦,主升,有促进"肝升"的作用,即所谓肝脾同升之意;脾可帮肺主卫外,肺脏所宣发的津液和卫气均来源于脾胃所运化的水谷精微;脾可促肾化元气,肾脏是"五脏之阴气,非此不能滋,五脏之阳气,非此不能发",肾为先天,脾为后天,后天养先天,肾所藏之精全赖脾胃运化的水谷精气所化,肾主津液,但其源于脾胃;脾脏与六腑之间脾升胃降以和,脾与小肠相通,脾在体合肌肉,主四肢,脾所运化水谷化生为气血以充养肌肉和四肢;脾为气血生化之源,人体生命活动的维持和气血津液的化生均赖于脾所运化的水谷精微,故脾为后天之本。脾虚则气血生化之源不足,将导致人体正气亦虚。正如《素问·百病始生》所说:"风雨寒热,不得虚,邪不能独伤人,卒然逢疾风暴雨而不病者,盖无虚,故邪不能独伤人,此必因虚邪之风,与其生形,两虚相得,乃客其形。"

(二) 脾与营卫气血

正如《金匮要略》也指出:"脾旺四季不受邪",风、寒、湿、热之邪只是本病发生的外部条件或因素,脾虚所致的气血不足、营卫失调才是本病的重要内部原因或根本因素。营卫之气靠水谷精气所化生,才能正常发挥其护卫之职,抗御之功,脾胃功能正常,正气充旺,自无罹患痹证之虑,正如《素问·痹论》说:"营者,水谷之精气也,⋯⋯卫者,水谷之悍气也,⋯⋯逆其气则病,从其气则愈,不与风寒湿气合故不为痹。"如果饮食不节,情志不遂,劳欲过度等则可损伤脾胃,运化失职,导致营卫不和,卫外不固,则外邪易侵,发而为痹,故《金匮要略·中风历节病脉证并治》曰:"营气不通,卫不独行,营卫俱微,三焦无所御,四属断绝,身体羸瘦,独足肿大,黄汗出,胫冷,假令发热便为历节也。"明代李景明《症因脉治痹证论》曰:"寒痹之因,营气不足,卫外之阳不固,皮毛空疏,腠理不充,或冲寒冒雨,露卧当风,则寒袭之,而寒痹作矣。"

气血是人体生命活动的物质基础:气具有推动生理功能、供应人体能量、防御外邪侵入及统帅、固摄与气化作用,血主要是营养和滋润各组织器官,是保证全身各种生理功能发挥正常作用的物质基础。脾气一虚,不能化生气血,则机体失去气血濡养,则防御、抗邪功能低下,外邪乘虚而入发而为痹。《灵枢·阴阳二十五人第六十四》指出"血气皆少,感于寒湿,则善痹骨痛""血气皆少⋯⋯则善痿厥足痹"。《金匮要略·中风历节病》曰:"少阴脉浮而弱,弱则血不足,浮则为风,风血相搏,疼痛如掣。"《医学入门·痹风》曰"痹属风寒湿三气侵入而成,然外邪非气血虚则不入",这些皆说明气血不足、体质虚弱致皮肉不坚而病痹。

(三) 脾主肌肉

全身的肌肉都由脾所主,"脾主身之肌肉",即脾具有主宰濡养肌肉和温煦肌肉的功能。滋润肌肉依赖津液,而津液的生成及输布均依赖脾。脾的输布功能障碍或不能输布津液均可引起肌肉水湿凝聚而形成肌肉强直或轻度的水肿是形成痹症的前提,如果此时恰感受风、寒、湿外邪的侵袭,痹症就可能发生。脾营养肌肉,正如《素问集注》说"脾主运化水谷之精,以生养肌肉,故主肉",肌肉运动时所需的能量或肌肉修补再生,以及充实营养均依赖水谷之精气。在肌肉营养不良的情况下,外邪侵入亦容易形成痹症。"卫气者,所以温分肉,充皮肤,肥腠理,司开合者也……"就是描述脾脏温煦肌肉的功能,所谓"清阳实四肢"就是说卫气温养四肢肌肉的意思。当脾阳不足时则肌肉的卫外功能下降,外邪仍易侵害肌肉而形成肌痹。

(四) 脾主湿

脾为生痰之脏,脾虚则不能运化水液,水液停滞于体内则形成痰。痰随气升降流行,外至筋骨皮肉,内达脏腑,阻滞经络,影响气血运行,而成瘀血。痰浊与瘀血不仅是机体在病邪作用下的病理产物,也是机体进一步病变的因素。痰湿郁于皮肤,则肢体困重、四肢浮肿;痰湿阻滞关节,则关节肿胀;痰湿瘀滞经脉,则关节肿大变形;痰浊与瘀血互结,以致病情缠绵难愈,关节肿大、变形、僵硬等。因此朱丹溪在《丹溪心法·痛风》中指出"湿痰浊血流注"可致"痛风",治疗用药特别重视气血痰郁,多以祛湿除痰、疏通气血的药物为主。虞抟的《医学正传》宗朱氏之说,指出:"治以辛温,监以辛凉,流散寒湿,开通郁结,使气行血和。"

刘健教授结合以上的理论与及长期临床实践的基础上提出了类风湿关节炎"从脾论治"的观点,认为类风湿关节炎的中医病机是脾虚湿盛、气血亏虚、痰瘀互结,在临床上多呈现虚实夹杂、痰瘀互结的特征而痰瘀痹阻关节经脉贯穿于疾病的始末,并提出了"从脾论治"的观点,认为脾虚在类风湿关节炎的发生发展过程中起着重要作用。脾胃为气血生化之源,脏腑经络之根,脾气亏虚,生化乏源引起气血不足;同时脾气亏虚运化失常,水液代谢障碍,水湿停聚,郁久成痰,而致痰湿壅盛,脾气亏虚,卫外不固,易受外邪尤其是湿邪入侵,更伤脾胃,痰湿日久与瘀血夹杂而致痰瘀互结,故提出健脾益气、化湿通络的类风湿关节炎治疗方法,并且创制了中药制剂——新风胶囊(XFC),应用于临床数年,疗效显著。XFC既能改善类风湿关节炎患者的关节局部病变,又能改善气血亏虚症状如疲倦乏力面色无华,消瘦等。实验研究结果表明由健脾益气、化湿通络药物组成的中药 XFC 以中医药整体调节为基本原则,可获健脾益气、化湿通络之综合效用,充分体现了中医标本兼治和辨证与辨病相结合及整体治疗的特点。

四 类风湿关节炎治疗常用药物

(一) 中成药

1. 新风胶囊

具有健脾益气、化湿通络功效的新风胶囊由黄芪、薏苡仁、雷公藤、蜈蚣组成。其中黄芪、薏苡仁为君药,雷公藤、蜈蚣为臣药。

(1)黄芪:君药。益气养血固表、利水消肿、健脾化湿、除痹。《本草备要》:"生用固表,无汗能发,有汗能止,温分肉,实腠理,泻阴火,解肌热;炙用补中,益元气,温三焦,壮脾胃。"《本经疏证》:"黄芪,直入中土而行三焦,故能内补中气,则《本经》所谓补虚,《别录》所谓补丈夫虚损、五劳羸瘦,益气也。"《本草正义》:"黄芪,补益中土,温养脾胃,凡中气不振,脾土虚弱,清气下陷者最宜。其皮直达人之肌表肌肉,固护卫阳,充实表分,是其专长,所以表虚诸病,最为神剂。"黄芪为历代医家补中培土之首选。因其布精养脏,具强壮作用,能调整促进胃肠功能。《本草汇言》:"黄芪,补肺健脾,实卫敛汗,祛风运毒之药也。故阳虚之人,自汗频来,乃表虚而腠理不密也,黄芪可以济津以助汗;贼风之疴,偏中血脉,而手足不随者,黄芪可以荣筋骨。"《珍珠囊》曰:"黄芪,甘温纯阳,其用五:补诸虚不足,一也;益元气,二也;壮脾胃,三也;去肌热,四也;排脓止痛,活血生血,内托阴疽,为疮家圣药,五也。"

(2)薏苡仁:君药。健脾利湿、舒筋除痹。《神农本草经》:"主筋急拘挛,不可屈伸,风湿痹,下气。"《本草纲目》:"健脾益胃,补肺清热,祛风渗湿。"《药品化义》:"薏米,味甘气和,清中浊品,能健脾阴,大益肠胃。主治脾虚泄泻,致成水肿,风湿筋缓,致成手足无力,不能屈伸。盖因湿胜则土败,土胜则气复,肿自消而力自生。"《本草经疏》:"薏苡仁,性燥能除湿,味甘能入脾补脾,兼淡能渗泄,故主筋急拘挛不可屈伸及风湿痹,除筋骨邪气不仁,利肠胃,消水肿,令人能食。总之,湿邪去则脾胃安,脾胃安则中焦治,中焦治则能荣养乎四肢,而通利乎血脉也。甘以益脾,燥以除湿,脾实则肿消,脾强则能食,如是,则以上诸疾不求其愈而自愈矣。"《本草新编》:"薏苡仁最善利水,不至耗损真阴之气,凡湿在下身者,最宜用之,视病之轻重,准用药之多寡,则阴阳不伤,而湿病易去。故凡遇水湿之症,用薏苡仁一二两为君,而佐之健脾去湿之味,未有不速于奏效者也,倘薄其气味之平和而轻用之,无益也。"

(3)雷公藤:臣药。祛风除湿、活血通络、消肿止痛。《湖南药物志》:"杀虫,消炎,解毒。"清代赵学敏所撰《本草纲目拾遗·卷七·藤部》对雷公藤的形态、性能及药理作用均有详细记载,是我国民间常用驱虫及祛风药。

(4)蜈蚣:臣药。祛风止痉、通络止痛、攻毒散结,可以通过改善微循环,促进病变部位的新陈代谢而起到良好的镇痛作用。《医学衷中参西录》:"蜈蚣,走窜之力最速,内而脏腑,外而经络,凡气血凝聚之处皆能开之。其性尤善搜风,内治肝风萌动,癫痫眩晕,抽掣瘛疭,小儿脐风;外治经络中风,口眼㖞斜,手足麻木。"

2. 黄芩清热除痹胶囊

(1)改善类风湿关节炎关节症状及生活质量:采用随机数字表法将62例患者按就诊顺序随机分为治疗组和对照组,每组31例。对照组患者口服来氟米特、美洛昔康;治疗组加服复方芪薏胶囊和黄芩清热除痹胶囊(HQC),12周后观察疗效。结果显示治疗组总有效率显著高于对照组(80.665% v.s. 64.52%,$P<0.05$),在降低血清 CRP 和 RF 水平,以及降低健康状况评分、抑郁自评量表评分和焦虑自评量表评分方面,治疗组显著优于对照组。HQC 治疗类风湿关节炎临床疗效确切,能够改善患者的精神心理状态,提高患者的适应社会能力。

(2)抗炎作用:通过建立佐剂型关节炎(AA)大鼠模型,于模型复制第 12 天开始给予不同剂量的 HQC(51.2 g·kg^{-1}、25.6 g·kg^{-1}、12.8 g·kg^{-1}),连续 12 天,观察 HQC 对 AA 大鼠的继发性足肿胀和血清 IL-1β、IL-6 含量的影响。与正常对照组比较,模型组足跖肿胀度及血清 IL-1β、IL-6 的含量明显增加;与模型组比较,HQC 组足跖肿胀度明显减小,IL-1β、IL-6 含量明显降低。HQC 能抑制 AA 大鼠继发性足肿胀,其作用与降低 AA 大鼠血清 IL-1β、IL-6 含量有关。

(3)免疫调节作用:将 60 只 SD 大鼠随机均分成正常组、模型组、阳性对照组及 HQC 高、中、低剂量组。除正常组外,各组大鼠均采用弗氏完全佐剂诱导 AA 大鼠模型。造模后第 12 天,均给予各给药组大鼠相应药物进行灌胃(ig),每日 1 次,连续 12 天。测各组大鼠的体重变化,测定 NO、SOD、CD4$^+$T 细胞、CD8$^+$T 细胞的含量及 CD4$^+$/CD8$^+$ 比例;采用 HE 染色观察大鼠踝关节病理组织的变化。结果显示各给药组大鼠的踝关节各种炎症病理情况有减轻,其中,HQC 高剂量的效果最佳,与阳性对照药雷公藤总苷片的效果相当。HQC 可通过改善 AA 大鼠的体重增长率,改变其外周血中 NO、SOD 的含量,增加 CD4$^+$T 细胞及 CD4$^+$/CD8$^+$ 比例,减轻炎症情况,发挥治疗作用。

3. 五味温通除痹胶囊

五味温通除痹胶囊是安徽中医药大学第一附属医院风湿科刘健教授根据多年临床经验研制的验方,处方由淫羊藿、茯苓、黄芩、片姜黄、桂枝 5 味中药组成;具有温阳通脉、散寒止痛的功效,主要治疗类风湿关节炎、强直性脊柱炎、骨关节炎、寒湿痹阻型所致的关节疼痛、肿胀、畏寒怕冷等病症。

五味温通除痹胶囊的提取工艺:采用正交试验法结合超高效液相色谱(UPLC),以黄芩苷、淫羊藿苷的含量和干浸膏得率为综合指标进行评判,通过正交试验设计 L9(34),考察乙醇浓度、乙醇体积、提取时间和提取次数 4 个因素对五味温通除痹胶囊醇提工艺的影响。五味温通除痹胶囊最佳醇提工艺为 70% 乙醇,12 倍乙醇,提取 3 次,每次 1 小时。

五味温通除痹胶囊的作用如下:

(1)抗炎作用:将 60 只雄性 SD 大鼠随机分成 6 组,每组 10 只。除正常组外,其余各组采用"风、寒、湿"环境因素+弗氏完全佐剂的方法复制类风湿关节炎风寒湿痹阻证大鼠模型。造模第 15 天灌胃给予相应的药物,每日 1 次,连续 14 天。致炎后第 16 天测量大鼠继发性足趾肿胀度,记录大鼠多发性关节炎指数,4 日 1 次,共 4 次。末次给药后,处死大鼠,用 HE 法检测大鼠关节病理组织学改变程度;用比色法测定血清中丙二醛(MDA)、超氧化物歧化酶(SOD)、一氧化氮(NO)含量。结果显示,与模型组相比,五味温通除痹胶囊中、高剂量组能显著降低大鼠继发性足趾肿胀度、多发性关节炎指数、MDA、NO 水平，升高 SOD 水平；病理结果亦发现，五味温通除痹胶囊能够减轻大鼠关节病理损伤程度。五味温通除痹胶囊对类风湿关节炎风寒湿痹阻证模型大鼠具有一定的治疗作用。

（2）调节细胞因子平衡的作用：将雄性 SD 大鼠 60 只，随机分成 6 组，每组 10 只。除正常对照组外，采用弗氏完全佐剂诱导 AA 大鼠模型。造模第 12 天灌胃给予相应药物，每日 1 次，连续 12 天。实验结束后，酶联免疫吸附法测定血清 IL-1、IL-4、IL-6、IL-10 及 TNF-α 的含量；同时取固定部位踝关节组织，HE 染色观察病理学改变；RT-PCR 技术测定滑膜组织中 IL-1、TNF-αmRNA 的表达。结果显示：与模型组比较，五味温通除痹胶囊（1.60 g/kg、3.20 g/kg）不仅能减轻大鼠关节病理损伤程度，还能明显抑制 IL-1、IL-6、TNF-α 的表达，升高 IL-4、IL-10 的水平。五味温通除痹胶囊对 AA 大鼠具有一定的治疗作用，其机制可能与抑制促炎因子并促进抑炎因子的产生，调控细胞因子网络平衡有关。

（二）常用中药

药对是中医临床常用的相对固定的两味药的配伍组合，是中药配伍应用中的基本形式，是连接中药和方剂的重要桥梁。刘健教授推崇仲景，广泛涉猎金元诸子及历代名家理论精华，又研究新安医学，学验俱丰，临床痹证辨证论治体现了其丰富的学术渊源特点，尤其是药对的临床运用特色突出，名为药对，实在遣方，疗效显著。

1. 桂枝、芍药——宗仲景，协调营卫

桂枝、芍药的协同配伍运用首见于张仲景《伤寒论》桂枝汤，"外用解肌和营卫，内用化气调阴阳"，桂枝辛温，发汗解肌，温通经脉以发散卫气；芍药酸寒，敛阴止汗，和营益阴，两者相配，一散一敛，一营一卫，滋阴和阳，相辅相成，相制相成。《金匮要略》载黄芪桂枝五物汤，桂枝、芍药配伍协调营卫，发散风寒而温经通脉，养血和营而通血痹，故可治营卫虚弱之血痹。刘健教授认为，桂枝、芍药的配伍作用不仅于此，桂枝能解表散寒，温通经脉，擅治寒湿性风湿痹痛，《本草崇原》云："芍药禀木气而治肝，禀火气而治心，故除血痹。"芍药养血敛阴，柔肝止痛，不仅可以缓解风、寒、湿邪所致痹痛，而且可以兼顾行痹血虚"参以补血之剂"，达"治风先治血"之功。桂枝、芍药相配，温经散寒止痹痛，养血祛风匡正本，可以更广泛地运用于风、寒、湿邪侵袭所致的营卫不和的痹证。

2. 羌活、独活——崇王焘，祛上下湿

羌活、独活配伍通治一身上下之风寒湿，首见于王焘《外台秘要》。王焘以独活、羌活、松节等份，酒煮，每日空腹饮 1 杯，治历节风痛。羌活辛、苦、温，辛能行能散，苦能燥湿，散表寒、祛风湿、利关节、止痛，常用于风、寒、湿邪侵袭所致的肢节疼痛、肩背酸痛，尤以上半身疼痛更为适用。独活辛、苦、微温，辛散苦燥，气香温通，功善祛风湿、止痹痛，为治风湿痹痛主药，凡风、寒、湿邪所致之痹证，无论新久，均可应用，性善下行，尤以腰膝、腿足关节疼痛属下部寒湿者为宜。风、寒、湿邪侵袭人体,遍布全身上下肢体经脉,羌活、独活相配祛风散寒除湿,通治上下,使邪气无所遁形。刘健教授认为,羌活、独活在风、寒、湿邪所致痹证的治疗中一清一浊,缺一不可,羌活善行气分,气味雄烈善升散;独活善行血分,气味淡薄善下行。两者相须,协同作用。羌活上气尤胜,则能直上顶巅,横行支臂,以尽其搜风通痹之职;独活质重下行力胜,善入肾经而搜伏风。

3. 陈皮、半夏——淑丹溪,二陈化痰

陈皮、半夏组合源自《太平惠民和剂局方》所载二陈汤,但至朱丹溪时才真正的灵活运用二陈汤燥湿化痰,丹溪言二陈曰:"善治痰者,不治痰而治气,气顺则一身之津液亦随气而行。"痰浊既是痹证重要的发病因素,又是其主要的病理产物。湿邪易困脾,脾虚易生痰,相互影响,痰浊闭阻经脉关节,气血运行不畅则为痹。刘健教授认为,陈皮入脾、肺而宣壅滞之气,能补能泻,能升能降,理气健脾之珍品;半夏行水湿,降逆气,下气消痰,开胃健脾。两者配伍使用,痰饮除而气道顺,气道顺而痰饮除,理气祛痰两擅其功,与痹证气滞痰阻病理病因桴鼓相应。《丹溪心法附余》言:"补脾则不生湿,燥湿渗湿则不生痰,利气降气则痰消解,可谓体用兼赅,标本两尽之药也。"

4. 山药、茯苓——承文垣,从脾论治

山药甘、平,茯苓甘、淡、平,两者平补平利。山药以健脾气养脾阴为主,茯苓以利水渗湿为要,两者相须,脾健湿除。新安医家孙文垣师从汪机弟子黄古潭,承其固本培元思想,临证治痹擅长从脾论治。刘健教授研习其理论精华,认为脾喜燥恶湿,为中央运化之土,运化水液。脾虚则生湿,或聚湿成痰,或湿阻气滞,或易感外湿;湿聚困脾,日久脾必亏虚。脾虚湿困是痹证重要的病机特点,也是痹证发病过程中的重要环节。山药甘、平,补虚劳羸瘦,为营养调补而健运脾胃之佳品,气阴双补,土旺则能胜湿,土旺则能健运;茯苓甘、淡、平,甘则能补,淡则能渗,利水健脾不伤正,标本兼顾,土旺生金,益肺于上源,通调水道,水湿易运。茯苓偏于利水,山药偏于健脾,两者配伍补泻并行,补则健脾助运,使化湿运积有权,泻则增强利水祛湿之功,正对痹证脾虚湿困之病机特点或湿邪偏盛之着痹,正合"参以补脾之剂"之义。

5. 黄芪、当归——继杏轩,重扶正气

黄芪、当归配伍一气一血,补行并用,气旺则血易生,血充则气易行,阳生阴长,生化无穷。黄芪以补气健脾为主,当归以补血活血为要,两者相须,气旺血生,气血并行。新安医家程杏轩临证治痹重扶正气,常起沉疴久。病之初气血未衰,祛辅并行;病之久气血亏虚,扶正固本。刘健教授私淑之,并常常有所发明,擅用黄芪、当归治顽痹日久气血不足者,或正虚邪恋无力鼓邪外出者,或虚人患痹者。刘健教授认为,黄芪甘、微温,气薄味厚,可升可降,内补中气,中行营气,下行卫气,有形之血生于无形之气也。当归甘、辛、温,养血和营,《日华子本草》言:"治一切风,一切血,补一切劳,破恶血,养新血。"两者相伍,为当归补血汤方义也,一气一血,一阴一阳,气血并补,扶正固本滋化源,亦彰行痹"治风先治血"、着痹"参以补气补脾之剂"之旨。

6. 桑寄生、狗脊——秉仲奇,强筋补肾

桑寄生、狗脊均为祛风湿、补肝肾、强筋骨药,主入肝肾,两者协同,追风湿,却背强腰痛,共治风湿痹痛、腰膝酸软者。新安医家王仲奇以肾主骨生髓为理论依据,临证治痹重视强筋益肾。肝主筋、肾主骨,筋骨既赖肝肾精血的充养,又赖肝肾阳气的温煦,若筋骨失养则机关不利、肩臂足膝疼痛,痹久入骨则成骨痹,补肝肾、强筋骨为培本治标之法也。刘健教授秉承其思想,临证擅用桑寄生、狗脊入肾生髓健骨,助筋骨,益血脉,肾脏精气充盈则督脉精血亦盛,宗脉筋经骨节得养,正对痹证中后期关节软骨退行性变形或骨质侵蚀性改变特征,可以延缓关节软骨退变、促进骨质的修复。《本经逢原》曰:"寄生得桑之余气而生,性专祛风逐湿,通调血脉。桑寄生,号为补肾补血要剂……苦入肾,肾得补则筋骨有力,不致痿痹而酸痛矣。"《神农本草经》言狗脊:"主腰背强,机关缓急,周痹寒湿,膝痛。"两者相配,功专力行,补肾填精,强筋健骨补骨,强腰膝止痹痛,标本兼治。

(三) 其他

膏方,又称"煎膏""膏滋",作为中医传统八大剂型(丸、散、膏、丹、酒、露、锭、汤)之一,在预防保健、疾病治疗、病后康复等方面发挥着重要作用。秦伯未云:"膏方非外单纯之补剂,乃包含救偏却病之义,故膏方之选药,须视各个之体质而施以平补、温补、清补、涩补,亦须视各个之病根而施以生津、益气、固津、养血。"刘健教授根据类风湿关节炎的病因病机特点,结合患者体质差异,攻补兼施,"形不足者,温之以气""精不足者,补之以味",针对湿热、寒湿、瘀血、痰饮等,适加清热利湿、温经除湿、活血化瘀、健脾化湿之品,补中寓治,治中寓补,疏其气血,令其条达,"阴平阳秘,精神乃治",纠正患者阴阳之不平衡,减轻患者关节疼痛症状,提高生活质量。

1. 冬令进膏,顺时制宜

冬天外界寒冰地坼,人体最重要的是收藏,藏神、藏气、藏精。刘健教授认为,春生、夏长、秋收、冬藏,冬令进补膏方可以补虚祛邪,扶助正气,正合类风湿关节炎患者本虚标实的特点。而且潮湿、雨天、寒冷的天气状况对类风湿关节炎患者疼痛影响较大,另外气温剧烈变化时影响也较大。冬季气温下降,患者受到阴冷刺激,皮肤和肌肉小血管收缩,血液流动缓慢,皮肤紧缩,身体对疼痛的忍受力降低,局部症状随之加重,即"痹者,不通者是也"。滑液的黏度直接与黏蛋白的含量有关,突然降温时寒冷刺激可使滑液中的黏蛋白含量增多,亦可使肾上腺素分泌增多,增加血浆的黏度,这些都可增加滑液的黏度,从而增加关节阻力,影响关节的活动,引起关节疼痛。服用膏方多由冬至即"一九"开始,至"九九"结束。刘健教授认为,冬令进膏主要适用于类风湿关节炎患者静止缓解期,病情相对稳定,一者顺应自然养生之道,顺势扶正固本,调节机体阴阳平衡,一者抗寒除湿,配合一般治疗,预防冬季气候对类风湿关节炎患者的影响。对于亚急性期患者可以膏方与常规治

疗共同进行,攻补兼施。而对于急性期患者最好不要投之膏方,急则治其标,以免导致闭门留寇之弊。

2. 攻补兼施,扶正祛邪

(1) 健脾和胃,化痰去湿:脾主运化,湿邪内生则责之于脾,脾的运化功能正常则体内水液输布正常。外湿伤脾,则脾失健运,易致湿邪内生,此即外湿引动内湿,内湿素盛之体,脾气必亏,又易感受外湿,内外湿邪互为影响,脾虚湿滞是类风湿关节炎发病的根本原因。刘健教授"从脾论治"类风湿关节炎,如《难经》所言"四季脾旺不受邪",在膏方中以健脾化湿之品为主,如山药、茯苓、陈皮、厚朴、薏苡仁、白扁豆、白术、黄芪等。其中茯苓甘能补中,淡能渗湿,补而不峻,利而不猛,健脾利湿,使湿无所聚,痰无由生。现代药理表明,茯苓多糖既可增强细胞免疫,又可增强体液免疫,调节 Th1/Th2 细胞因子分泌,从而提高机体的免疫功能。山药气阴双补,健脾养胃,轻身延年,现代药理研究表明,山药多糖 RDPS-I 可不同程度提高小鼠的 T 细胞增殖能力、NK 细胞和血清溶血素活性,以及血清 IgG 含量,从而提高小鼠的非特异性免疫功能、特异性细胞免疫和体液免疫功能。类风湿关节炎患者大多长期服药,易伤及脾胃,膏方中顾护脾胃之剂必不可少,常加焦山楂、建神曲、炒谷芽、炒麦芽等和胃消食,脾胃旺盛,则生化有源,气血津液化生充足,药物吸收完全,有利于病情康复。刘健教授认为,健脾和胃之品在膏方中尤为重要:一者脾虚湿滞为类风湿关节炎的根本病机,健脾化湿和胃治其本,为治疗大法;二者老年患者多虚不受补,方中加入健脾和胃助运之品,可免其滋腻碍胃之弊;三者膏方多有滋补之腻,药味颇多,健脾和胃之品有助膏方的吸收;四者脾胃为气血生化之源,后天之本,健脾益气和胃,鼓舞气血津液化生之源,气旺血足,"正气存内,邪不可干"。

(2) 滋阴清热,虚实两清:《金匮翼·热痹》曰:"热痹者,闭热于内也……脏腑经络,先有蓄热,而复遇风寒湿气客之,热为寒郁,气不得通,久寒亦化热。"风、寒、湿邪郁而化热,湿性重着黏滞与热胶结,痹阻经络,可发为痹。类风湿关节炎活动期病因病机主要是湿热之邪痹阻,流注骨节。痹证寒湿日久化热,热易伤肺、胃、肝之阴,以致阴虚内热。素体阴虚类风湿关节炎患者,过用温燥之品,耗伤津液导致阴精亏虚。刘健教授认为,类风湿关节炎常常湿热痹阻与阴虚内热夹杂,虚虚实实,配制膏方时常湿热与虚实兼顾,虚实两清。湿热偏盛者,加蒲公英、白花蛇舌草、紫花地丁、半枝莲、土茯苓、黄芩、黄柏等清热解毒利湿;阴虚内热偏盛者,加青蒿、地骨皮、黄精、麦冬、银柴胡、生地黄等滋营阴、清透虚热。其中黄芩苦寒,清热利湿除痹,现代药理研究发现,黄芩苷和黄芩素增强免疫功能,抑制变态反应,可作为有效的自由基清除剂及抗氧化剂用于治疗与自由基及氧化应激有关的疾病。生地黄滋阴清热,养阴生津,现代药理研究发现,生地黄提高淋巴细胞 DNA 和蛋白质的合成,可增加细胞免疫功能,促进网状内皮系统的吞噬功能和增加外周血 T 细胞的作用。真阴暗耗,血液不充,行而迟缓,患者常表现出口干口渴的症状,膏方中加入滋阴清热之品补助机体的津液亏虚,可纠正体内阴阳平衡状态。

（3）补益气血，强筋健骨：痹证日久风寒湿邪气侵袭，脾胃亏虚必致气血亏虚，且祛风除湿药大多辛温燥烈，活血祛瘀止痛之品行散走窜，有耗血动血之患，久之伤阴耗血，《黄帝内经》曰："血气皆少……善痿厥足痹。"吴澄云："虚劳之人，精不化气，气不化精，先天之真元不足则周身之道路不通，阻碍气血不能营养经络而为痛也。"肾主精髓，精血亏虚，则筋脉骨窍失其濡养，故机关不利、肩臂足膝酸痛。脾虚湿滞，脾胃虚弱，气血生化乏源，筋脉失养，刘健教授在膏方中常加当归补血汤、四君子汤、四物汤补益气血，桑寄生、杜仲、枸杞子、狗脊、菟丝子、续断等祛风湿、补肝肾、强筋骨。营行脉中，卫行脉外，阴阳相贯，气调血畅，可濡养四肢百骸、经络关节。其中当归补血汤重用黄芪益气健脾固表，伍以当归补血和营，阳生阴长，气旺血生，且现代药理表明，黄芪、当归可提高机体免疫功能，增强抗病能力。桑寄生、狗脊祛风湿、益肝肾、强腰膝，《本草经疏》曰："狗脊，苦能燥湿，甘能益血，温能养气，是补而能走之药也……周痹寒湿膝痛者，肾气不足，而为风寒湿之邪所中也，兹得补则邪散痹除而膝亦利矣。"现代药理研究表明，狗脊水溶性酚酸类成分原儿茶酸和咖啡酸具有抗炎、抗风湿作用。

（4）活血化瘀，搜风通络：类风湿关节炎发病本于脾胃亏虚，痰湿血瘀贯穿于病程始终。风、寒、湿热之邪乘虚而入，走窜经络、筋脉、关节，导致气滞血瘀，经脉不通则痛。血瘀甚者，可见骨节刺痛，入夜尤甚，强直畸形，关节局部见瘀斑。病久顽痹，刘健教授在膏方中常用丹参、桃仁、红花、川芎、威灵仙、延胡索等活血祛瘀、行气止痛，也用效峻力宏之搜剔、破瘀的虫类药，如地龙、全蝎、蜈蚣等搜风通络利关，其性走窜，内而脏腑，外而经络，长于祛风定痛，透达关窍，对关节走注疼痛难忍者尤宜。瘀血化，痰湿除，风邪散，经络通，故无痹痛。其中威灵仙祛风除湿，通经活络，《药品化义》曰："走而不守，宣通十二经络。主治风、湿、痰、壅滞经络中，致成痛风走注，骨节疼痛。"药理研究表明，威灵仙总皂苷具有显著的免疫抑制作用，治疗类风湿关节炎的部分机制是抑制体液免疫。地龙祛风通经活络，性寒清热，尤宜于关节红肿疼痛、屈伸不利之热痹。现代药理研究表明，地龙有效成分能解除肿瘤毒性物质对 NK 细胞、巨噬细胞活性的抑制，使 NK 细胞、巨噬细胞吞噬功能增强，提高机体非特异性免疫功能。

第二节 强直性脊柱炎诊治学术思想

强直性脊柱炎在祖国医学上属于"痹病""痹证"范畴，相当于中医的"骨痹""肾痹""腰痛"等范畴。早在《黄帝内经》就有这方面的记载，"骨痹，举节不用而痛"，《素问·痹论》言："以冬遇此者为骨痹……骨痹不已，复感于邪，内舍于肾……肾痹者，善胀，尻以代踵，脊以代头。"《证治准绳》云:"若因伤于寒湿,流注经络,结滞骨节,气血不和,而致腰胯脊疼痛。"《医学衷中参西录》说:"凡人之腰痛,皆脊梁处作痛,此实督脉主之……肾虚者,其督脉必虚,是以腰疼。"现代医家对此众说纷纭,但总体不外乎内因和外因两个方面,即肾虚督空,肝肾不足,脾失健运,风、寒、湿、热等外邪乘虚而入,正虚邪恋,日久不愈,痰瘀内生,流注肌肉关节,终致筋挛骨损,脊背强直废用。刘健教授认为强直性脊柱炎先天不足、后天失养为其本,痰、瘀、湿、热留着为其标,脾肾亏虚、邪痹经络为基本病机,刘健教授治疗强直性脊柱炎详析病机,重视虚实夹杂;临证治方,权衡标本缓急,以扶正祛邪通络为法,重后天之本,兼顾先天之本,以健脾益肾通络法贯穿于疾病治疗的始终,并重视生活调护及体育锻炼。刘健教授擅长运用健脾益肾通络法治疗强直性脊柱炎并取得较好疗效。

一 强直性脊柱炎病因病机

(一) 正虚

强直性脊柱炎发病的基础首先是人之精气,受之于父母,先天禀赋不足,素体气虚,或因饮食不节,涉水冒雨,起居失于调节,引起气血不足,肝肾亏虚,肌肤失养,腠理空虚,卫外不固,外邪易于入侵,阻塞气血经络,流注于经络、关节、肌肉、脊柱,而致本病。也可因房劳过度内伤肾气,精气日衰,则邪易妄入,又因过逸之人,缺少锻炼,正气渐虚,筋骨脆弱,久致肝肾虚损,气虚血亏,后天失于濡养,稍有外感,邪易乘虚而入,与血相搏,阳气痹阻,经络不畅,瘀痰内生,留注关节。正虚于内是发病的根本因素。若久病不愈,还可以内舍于脏腑。其虚,所阳虚者,以其卫外不固,而易受风、寒、湿邪所伤;所阴虚者,阳愈盛,本欲生热,更易被风、湿、热邪所伤,而成风湿热痹。其虚证所表现出来的症状除了与其阴阳所偏,寒热所别,五脏归属不同外,还与其所感外邪的性质有关。阴阳失调对强直性脊柱炎的起病、发展、转归,以及愈后都起着至关重要的作用,人体先天禀赋不同,阴阳各有偏盛偏衰,更有所感外邪的不同,因此强直性脊柱炎有寒与热之不同表现。正像《素问·痹论》中所说"其寒者,阳气少,阴气多,与病相益,故寒也;其热者,阳气多,阴气少,病气胜,阳遭阴,故为痹热"。

(二) 外淫

风、寒、湿三邪虽然可以各自发为行痹、痛痹、着痹,或三邪并发者尤为多见,如风湿共病者,以关节肿胀疼痛,部位不固定,时上时下,时左时右,此起彼消,时有恶风,汗出不多,腰不能俯仰,肢体困重,多为风湿之邪侵入机体,闭阻经络,留注关节,风湿相搏,两邪乱经所致。寒湿者,关节肿胀,腰不能俯仰,局部作冷,疼痛剧烈,肢冷不温,四肢肌肤麻木,恶寒喜暖,遇寒加重,遇热减轻,晨僵时久,此是寒、湿之邪外侵,"寒胜则痛",寒性凝滞,湿性黏着,使气血不和,经脉不畅,伤及阳气,阳失温煦所致。风寒者,可见肢体疼痛剧烈,游走不定,痛无定处,屈伸不利,恶风畏寒,或微发热,无汗,头身疼痛,遇寒则重,得暖则减,此是寒为阴邪,凝滞而收引,风性善行数变,风、寒之邪侵袭机体,闭阻经络关节,凝滞气血,阻遏经脉,消伐阳气,使气血运行不畅所致。更有风寒湿痹者,临床表现更为繁乱,虽然风、寒、湿三邪共同致病,病机交错复杂,但亦各自有所侧重不同之处。

(三) 痰瘀

《素问·平人气象论》云:"脉涩曰痹",四字概括了痹病病因病机的真谛。瘀血痰浊可以是诱发强直性脊柱炎的病因,也是病邪作用人体的病理性产物。一方面,强直性脊柱炎的发病,在中医认为正气不足,脏腑气血阴阳失调是其内部的重要因素,并会产生瘀血与痰饮。而另一方面,又是一种慢性缠绵日久的病变,留连日久,与外邪的作用相合,又可以加重瘀血和痰浊。如风寒袭肺,肺气郁闭,聚液成痰,寒凝而成浊;湿困脾土,脾失健运,水液不能正常运化,停于体内,或注于关节,也可湿聚成痰;久痹不愈,伤及肝肾,肾阳不足,气化无力,水道不通,水液上泛,聚而为痰;若肾阴不足,阴虚化火,虚火炼液成痰;气血不畅,肝气郁滞,气郁化火,炼液成痰;或久痹化火,或外热内侵均可成痰。另外,风、寒、湿、热之邪内犯人体均可造成气血经脉运行不畅,而成瘀血,加之痹证日久,五脏气机紊乱,升降无序,则气血逆乱,亦成瘀血,痰浊与瘀血,相互影响,相互作用,相互加重,而成恶性循环,使痰瘀互结,胶着于关节,闭阻经络血脉,并使关节、皮肤、肌肉、筋骨失于濡养,造成关节肿大,变形,疼痛剧烈,皮下结节,肢体僵硬,麻木不仁。

二 强直性脊柱炎并发症的中医学病机

(一) 强直性脊柱炎并发骨代谢失衡的中医学病机

强直性脊柱炎是以中轴关节慢性炎症为特征的全身性疾病,除了有椎间盘纤维环及其附近韧带的钙化和骨性强直,还常伴有骨质疏松。目前,对于强直性脊柱炎患者骨密度的测定,发现骨量减少或骨质疏松在强直性脊柱炎人群中普遍存在。临床上用骨密度仪测定骨密度是诊断骨质疏松最常用的方法,但其只能了解是否存在骨质疏松这样一个结果,对早期骨量减少不够灵敏,提供的资料是非动态及局部性的,而骨量减少与骨代谢异常密切相关。骨代谢的过程是成骨细胞形成新骨和破骨细胞吸收旧骨的过程,骨量的多少取决于同一骨重建单位中骨形成与骨吸收的平衡。两者之间的平衡被破坏,骨吸收速率大于骨形成速率,即可发生骨量下降。

1. 脾虚贯穿于强直性脊柱炎并发骨代谢失衡的始终

刘健教授则认为强直性脊柱炎并发骨代谢失衡与脾肾亏虚有关,而前期以脾虚为基础,后期则出现脾肾两虚,故脾虚贯穿于强直性脊柱炎并发骨代谢失衡的整个过程。他认为,脾虚气血生化不足,可进一步影响到肾的藏精功能,因精血相互转化,相互影响,最终可致脾肾两虚。

中医学也认为,脾为后天之本,仓廪之官,主四肢肌肉,为气血生化之源。脾气健运,水谷精微化生充足,骨骼肌肉有所充养,则骨骼屈伸有利,活动自如。此外,人体元气也依赖后天脾胃所化生的水谷精微的不断充养。正气存内,邪不可干,元气充盛可延缓衰老过程,维持骨代谢的平衡,预防老年性骨质疏松的形成。《黄帝内经》多篇论述了脾虚与骨痹的密切关系。如《素问·太阴阳明论》提到:"脾病而四肢不用何也……今脾病不能为胃行其津液,四肢不得禀水谷气,气日以衰,脉道不利,筋骨肌肉,皆无气以生,故不用焉。"《灵枢·本神》亦提出:"脾气虚则四肢不用。"《灵枢·决气》曰:"谷入气满,淖泽于骨……骨属屈伸,不利,色夭,脑髓消,胫酸耳数鸣。"以上论述阐明了四肢骨骼之所以运动正常,全赖脾运化的水谷精微的充养。若脾气亏虚,生化乏源,肌肉骨骼失去濡养,则屈伸不利,甚至萎废不用。在《黄帝内经》中,提出了健脾法是预防、治疗骨痹的重要原则,如《素问·生气通天论》云:"是故谨和五味,骨正筋柔,气血以流,腠理以密,如是则骨气以精,谨道如法,长有天命。"这些均为采用健脾法预防治疗强直性脊柱炎骨代谢异常提供了理论依据。

2. 脾胃虚弱,气血不足

《临证指南医案·痹·邹滋九按》云:"痹者,闭而不通之谓也,正气为邪所阻,脏腑经络不能畅达,皆由气血亏损,腠理疏豁,风寒湿三气得以乘虚外袭,留滞于内,致湿痰浊血,流注凝涩而得之。"《风湿痹候》亦云:"由血气虚,则受风湿,而成此病。"故气血亏虚,腠理不密,卫外不固,是引起痹证的内在因素。脾为气血生化之源,脾胃健运,则气血充旺;脾胃虚弱,则气血不足,故脾胃虚弱,气血不足是痹证发生发展的关键所在。《金匮要略》中提出"四季脾旺不受邪"。由脾脏所化生的精微物质卫气具有护卫功能,抵御外邪侵袭的作用,《灵枢·本脏》篇云:"卫气和,则分肉解利,腠理致密,皮肤调柔矣。"《类经·身形候藏府》又云:"卫者,藏府的护卫也。"因此当脾胃虚弱时,一方面,无丰富的水谷精微生成,则无充足的卫气生成。此时卫外功能则减弱,易受风、寒、湿、热等外邪的侵袭,闭阻经络,可致气血运行不畅,出现肢体关节肌肉得酸痛、重着而致痹。另一方面,新安医家汪机在《营卫论》中根据营气由脾胃水谷之精所化生,强调了营气与脾胃的关系,营气行于脉中,"气为血之帅,血为气之母",气虚则血瘀,血虚则气滞,故脾胃健旺才能拒邪防痹。正如李东垣在《脾胃论·脾胃盛衰论》中曰:"百病皆由脾胃衰而生也。"故脾胃虚弱,气血不足,营卫失和为痹证发生的重要因素。由此可见,脾胃在痹证中的重要地位,亦是从脾论治痹证的重要理论基础。

3. 脾失健运,湿浊内生

脾居中焦,为湿土之脏,喜燥而恶湿,是人体气机升降之枢纽,在人体水液代谢中起着重要的中枢作用。《素问·至真要大论》篇云:"诸湿肿满皆属于脾。"湿邪为患与痹证的发生密不可分,湿邪侵袭人体,除留滞经络外,最易困脾碍气,致脾失健运,内湿由生,此时内外合邪,简单的除湿之法难以奏效。当起居失常或饮食失调时,可导致脾胃虚弱,痰湿内生,引起湿浊为患,若此时复感外邪则能致痹。因此《素问·痹论》云:"淫气肌绝,痹聚在脾""饮食居处为其病本""脾痹者,四肢懈惰,或发咳呕汁,上是大寒""肠痹者,数饮而出不得,则中气喘争,而时发飧泄",都说明痹证的发病和起居饮食失常所导致脾胃虚弱,痰湿内生有关。如脾气健运,水谷化生精微而不生湿浊,则外湿无内应而相对孤立;脾气健运,化源充足,气血旺盛,肝肾得养,肌肤润泽,病安从来。此外脾虚极易生湿,湿邪性黏滞、重着,不单独作祟,停留于体内,不仅阻碍气血运行和津液的输布,同时又使脾胃受损,使生化乏源,且湿邪极易与其他外邪如风、寒、热邪合而为病,故使本病临床表现纷繁复杂,缠绵难愈。故脾失健运,湿浊内生,因此从调护脾胃的角度防治湿邪为患又有着重要的意义。

4. 脾气虚弱,痰瘀互结

脾主运化,具有调节机体水液代谢的功能,脾气虚弱,运化无权,津液失布,易凝聚成痰。《景岳全书·痰饮》有云:"盖痰涎之化,本由水谷,使脾强胃健,如少壮者流,则随食随化,皆成血气,焉得留而为痰。"由此可见,化生气血之脾土在痰饮的形成过程中占据了重要的地位,故有"脾为生痰之源"之说。脾气充实,水液的升降、布散、转输正常,上行下达,畅通无阻,水液代谢平衡;脾气虚弱,则水液聚而成痰,留置与脏腑、筋骨、皮肉、关节,阻碍气血运行,加之外感风、寒、湿等邪气,致筋骨、肌肉、关节气血痰湿郁滞,而成尪痹。脾主升清,胃主降浊,脾气虚则"清气遏而不升,浊气逆而不降",此即气滞血瘀;脾气虚弱,化源匮乏,气血生成不足,"气虚不足以推血,则血必有瘀"。此即气虚血瘀;又《灵枢百病始生》云:"温气不行,凝血蕴里而不散。"血得温则行,得寒则凝,脾阳虚衰,寒从内生,寒凝气滞,致血液运行不利而凝聚成瘀。此即寒凝血瘀。由此可见,脾虚而致之气滞、气虚、寒凝均在瘀血的形成过程中起重要作用。

(二) 强直性脊柱炎并发心肺功能降低的中医学病机

强直性脊柱炎并发的心血管疾病的发生率为 $10\%\sim30\%$,显著高于普通人 4.1% 左右心血管疾病的发生率,而最新的研究表明强直性脊柱炎患者发生心肌梗死的概率是正常人群的 $2\sim3$ 倍。与普通人群相比,强直性脊柱炎患者的心血管疾病和脑血管疾病的风险增加,强直性脊柱炎患者肺部受累发生率在 $1.5\%\sim30\%$ 不等,表现出肺脏受累随着强直性脊柱炎病程的延长而程度加重。有研究表明强直性脊柱炎患者死于呼吸系统疾患是正常人群的 $2\sim3$ 倍。值得注意的是强直性脊柱炎患者肺脏受累后,临床上部分患者胸、肺 X 线检查病损已明显,但呼吸系统的症状仍少;强直性脊柱炎患者心脏受累,在早期多无临床表现,而随着年龄的增大,病程的迁延,心功能逐渐受损,临床症状逐渐显现。有报道认为应将强直性脊柱炎作为与类风湿关节炎相同重要的心血管疾病危险因素看待。强直性脊柱炎患者存在心肺功能的降低,因此临床应高度重视强直性脊柱炎肺脏功能受损的发生。

1. 脾虚在强直性脊柱炎并发心肺功能降低病变中具有重要意义

现代医学认为,自身免疫性疾病的心肺功能降低与免疫平衡紊乱、细胞因子失衡、免疫炎症反应等密切相关,而现代多数中医学家均认为该病的发生与中医脾虚有关。路志正认为心痹的原因多为心脉痹阻而发,其病位在心,但从中医整体观出发,脾胃功能失调是心痹发生的重要原因之一。即气血不足为痹证肺功能降低的病机基础,土不生金为痹证肺功能降低的病机关键。刘健教授则认为心痹、肺痹的发生与脾脏亏虚关系密切有关,前期脾气不足,导致心脾失养;后期脾失健运,水液不归正化,变生痰浊瘀血,邪舍心肺;心肺属脏,主藏精,邪舍心肺,影响脏腑藏精功能,最终引起各心、肺、脾的虚弱。由此可见中医脾虚在强直性脊柱炎心肺功能降低中具有重要意义。

2. 脾虚为强直性脊柱炎并发心肺功能降低的主要病机

中医学也认为,脾为后天之本,主运化水谷,化为精、气、血、津液,内养五脏六腑,外养四肢百骸、皮毛筋肉。即《素问·玉机真藏论》谓"脾为孤脏,中央土以灌四旁"。因此心肺功能的正常与否与脾脏健运密切相关。众多医籍均记载了脾虚与心痹、肺痹的密切关系。如《素问·痹论》中就有"风寒湿三气杂至,合而为痹"。《素问·玉机真脏论》:"是故风者百病之长也,今风寒客于人,使人毫毛毕直,皮肤闭而为热,当是之时,可汗而发也;或痹不仁肿痛,当是之时,可汤熨及火灸刺而去之。弗治,病入舍于肺,名曰肺痹。"《辨证录》曰:"肺痹之成于气虚尽人而不知也……肺气受伤而风、寒、湿之邪遂填塞肺窍而成痹矣。"以上论述阐述了心肺功能的正常,全赖脾运化的水谷精微的充养。若脾气亏虚,生化乏源,心肺多失于濡养;正气不足,则风、寒、湿等外邪多亦内舍于脏。针对脾虚致痹的病因病机,有医家提出健脾化湿治疗痹证的重要原则。《古今名医汇粹·卷三·病能集一》:"风寒客于肌肤始为痹……实者脾土太过,当泻其湿;虚者脾土不足,当补其气。"汪蕴谷的《杂症会心录》曰:"治法非投壮水益阴,则补气生阳;非亟亟于救肝肾;则惓惓于培脾胃,斯病退而根本不摇。"这些论述均为采用健脾法治疗心、肺痹提供了一定的理论依据。

3. 脾胃虚弱,营卫失调,心肺失养

《素问·痹论》曰:"营者,水谷之精气也,和调于五脏,洒陈于六腑,乃能入于脉也,故循脉上下,贯五脏,络六腑也。卫者,水谷之悍气也,其气疾滑利,不能入于脉也,故循皮肤之中,分肉之间,熏于肓膜,散于胸腹,逆其气则病,从其气则愈,不与风寒湿气合,故不为痹。"设若机体营卫不和,营阴不入于脉内,脏腑筋络不得营阴濡养,则脏腑功能失调。脾主运化而为气血生化之源。若脾虚失于健运,化源不足,或统血无权,均可导致血虚而心失所养。心脉失养,导致心阴、心阳不足或心气亏虚,临床多发心悸、眩晕、失眠等症状。若卫阳不足,寒邪可留滞心脉,多致心脉痹阻。若脾胃虚弱,卫气生化无源,卫外不固。则风、寒、湿等外邪,留滞筋络,导致气血不畅,经气痹阻。邪气留滞肺脏,伤及肺脏,则肺气不足,而发"肺痹",晚期可发展为"肺痿"。《素问·阴阳应象大论》云:"天气通于肺。"机体通过肺的呼吸作用,不断吸进清气,排出浊气,吐故纳新,实现机体与外界环境之间的气体交换,以维持人体的生命活动。肺痹乃风、寒、湿邪内舍于肺,肺气郁闭,宣降失职而成,故强直性脊柱炎肺脏病变的患者在临床多出现喘息、胸闷气急等呼吸系统症状。

4. 脾气虚弱,宗气不足,心肺气虚

《靖庵说医》云:"膻中者,大气之所在也。大气亦谓之宗气。"《医门法律·明辨息之法》云:"膻中宗气主上焦息道,恒与肺胃关通。"宗气是由水谷精微和自然界的清气所生成的。饮食物经过脾胃的受纳、腐熟,化生为水谷精气,水谷精气赖脾之升清而转输于肺,与由肺从自然界吸入的清气相互结合而化生为宗气。宗气位于上焦气海,其所在之处有心肺所居,因此宗气的生理功能与心、肺二脏有更为密切的关系。《灵枢·邪客》云:"宗气积于胸中,出于喉咙,以贯心脉而行呼吸焉。"宗气上走息道,推动肺的呼吸的作用。宗气是心肺共同生理活动的产物;宗气是激发、推动与维持肺脏呼吸的根本动力;呼吸的频率、节律依靠宗气的调节。宗气积聚于胸中,贯注于心脉。气血的运行,心搏的力量及节律等皆与宗气有关。营血运行于脉中多来心气推动,若宗气不足则导致血行瘀滞、心脉痹阻的病理变化。宗气的盛衰与心肺功能密切相关;脾气虚弱,宗气不足,宗气亏虚,心肺功能必然受到影响。

5. 脾胃虚弱,湿浊内生,上干心肺

中医理论认为"肺为水之上源,脾为水之中源",而通过肺气的宣发肃降,以及肺通调水道之能,又有助于脾的运化水液功能,从而预防内湿的产生;同时脾为中央土,脾散精于肺,为肺的生理活动提供了必要的营养,是肺通调水道的前提。脾气虚损,常可导致肺气的不足,水道失调,可使津液代谢障碍而水湿停滞。《素问·痹论》说"脾痹者,四肢懈惰,发咳呕汁,上为大塞""淫气肌绝,痹聚在脾"。脾土失运则影响运化功能,致湿浊弥漫,湿浊邪胜,上干胸肺可致胸阳不展,肺气郁闭,胸闷乃作。《杂病源流犀浊》曰:"痹既入肺,则脏气痹而不通。"《中华医学大辞典》注解肺痹曰"此证因肺为浊邪阻闭,失其清肃降令,故痹塞不通"。《张氏医通·痹》曰:"心痹则脉道不通,心火内衰,湿气凌心也。"《成方切用·治气门》喻嘉言曰:"心中阳气,如离照当空,旷然无外,设地气一上,则窒塞有加,故知胸痹者,阴气上逆之候也。"由此可知脾虚湿滞,多生内湿,湿浊留滞,上干心肺,可导致心肺痹阻。内湿的产生多由于脾胃运化失常,因此脾胃虚弱,脾气不健多易致湿邪内生;而湿邪产生,又容易困厄脾胃,影响其运化功能,加重内湿。因此治疗心、肺痹,预防内生湿邪为患有着重要的意义。

6. 脾胃虚弱,痰瘀互结,痹阻心肺

痰浊指机体水液代谢障碍所形成的病理产物,是失去了津液功能的稠浊物质。痰邪既是痹证发生的发病因素,又是其病理产物。《灵枢·天年》曰:"胃满则肠虚,肠满则胃虚,更虚更满,故气得上下,五脏安定,血脉和利,精神乃居。"《景岳全书·胁肋》曰:"凡人之气血犹源泉也。盛则流畅,少则壅滞。故气血不虚不滞,虚则无有不滞者。"而《类证治裁》："久痹必有湿痰、败血、瘀滞经络。"腰骶、脊背、臀部等关节疼痛是强直性脊柱炎患者最主要的症状,且表现为痛有定处,痛如锥刺、晚夜间加重、舌质紫暗或有瘀斑瘀点、脉沉涩等血瘀症状。由此可见,脾虚与痰瘀的产生及痰瘀致痹关系密切。痰瘀痹阻心脉,导致心脉不通,不通则痛而发为胸痹。而痰浊盘踞日久,可致胸阳不展,气机痹阻,脉络不畅,发为心痹。《证治汇补·痰证》："脾为生痰之源""肺为贮痰之器"。若脾失健运,水液不化,聚湿生痰,影响及肺,肺失其宣降而痰嗽喘咳。而肺是痰液易停滞的部位,不但肺失宣降所生之痰停于肺,而且脾不运化所生之痰上犯于肺,进而导致肺失宣降,则更易生湿聚痰,痰湿的发生与脾、肺的关系密切,故痹证不但可导致痰湿中阻,而且还可进一步影响肺,出现咳嗽、咳痰、胸闷、气喘,肺功能降低,甚至出现活动后气急及进行性呼吸困难等肺部症状。

(三) 强直性脊柱炎并发血瘀的中医学病机

风、寒、湿、瘀等邪气侵袭经络,津液凝聚,血脉瘀阻,致气血运行不畅,阻滞经络,继而出现关节疼痛,即为"痹证"。《医林改错》曾提出"痹症有瘀血说"。血瘀证指血液运行不畅,甚至停滞,或瘀结不散,集聚于肌腠、筋脉、脏腑等处形成的病理状态,临床主要表现为关节刺痛,唇舌紫暗或有瘀斑,脉细或涩,皮下瘀斑,肌肤甲错,善忘等。现代众医家认为血瘀是强直性脊柱炎的发病因素,也是病程中的病理产物,存在于疾病的发生、发展整个过程中。

1. 因瘀致痹

高士宗曾曰："痹,闭也,血气凝涩不行也……荣卫流行,则不为痹。"《类证治裁·痹症》言："良由营卫先虚,腠理不密,风寒湿乘虚内袭,正气为邪所阻,不能宣行,因而留滞,气血凝涩,久而成痹!"可见瘀血是痹证形成过程中的重要的致病因素。故痹前已有瘀,无瘀不成痹,瘀久必成痹。

2. 因痹致瘀

《黄帝内经》曾云"风寒湿三气杂至,合而为痹也"。《医学心悟》所言："腰痛有风、有寒、有湿、有热、有瘀血……,皆标也,肾虚其本也。"《东垣试效方》云："经云:腰者肾之府,转摇不能,肾将败矣。"素体亏虚,卫外不固,风、寒、湿、热等邪侵袭机体,形成"痹证"。强直性脊柱炎病程较长,缠绵难愈,久病邪入经络,经络痹阻不通,血行不畅,可进一步加重瘀血,如《素问·痹论》曰："病久入深,营卫之行涩,经络时疏,故不通。"《类证治裁》曾言"久痹,必有湿痰、败血,瘀滞经络"。故"久痹必瘀"。

3. 与肾虚关系

肾为先天之本,肾藏精。"精血同源",肾精充足,血化生而有源,津血充盛,脉道通利,血循畅达;肾精可化生元气,元气充足助血循行有力,血液可正常循行于全身。肾精亏虚,气血生化乏源,血虚气弱,血虚则血液运行缓慢,气弱则无力助血运行,血易停滞,形成血瘀。肾为一身阴阳之根本,肾虚则一身阴阳俱虚。肾阴不足,如周学海云:"阴虚必血滞";阴虚易内热,虚热内扰,血热为瘀。肾阳虚,阳虚则寒,寒则血凝,如《读医随笔》亦有:"阳虚则血凝。"故肾虚可致瘀。《素问·痹论》云:"五脏皆有所合,病久而不去者,内舍于其合也。故骨痹不已,复感于邪,内舍于肾。"肾亏,外邪乘虚反复入侵,致肾痹反复发作,缠绵不愈。

4. 与脾虚关系

脾为后天之本,气血生化之源。"脾旺则四季不受邪",脾气虚弱,则卫外不固,寒、湿等外邪易侵袭人体,形成痹证、血瘀。脾虚,气血生化乏源,肾精无以得充,精不化血,气血亏虚必甚,正如《景岳全书·胁肋》曰:"凡人之气血犹源泉也,盛则流畅,少则壅滞。故气血不虚不滞,虚则无有不滞者。""气为血之帅",脾气亏虚,无力推助血行,进而加重血瘀。另脾主统血,可统摄血液循于脉中。脾气亏虚,血液固摄无权,血溢脉外,成离经之血,又形成血瘀。脾主运化水湿,脾虚则水湿运化失常,水湿停滞,聚为痰浊,痰浊内阻经络,血行不畅又致瘀。脾为先天之本,肾为后天之本,两者互促互助,使气血生化源源不竭,正气充足,抵御外邪;反之脾肾亏虚又可相互影响、耗竭,致阳虚寒凝,阴虚热扰,气血亏虚,无力助血运行等,进一步加重血瘀。

(四) 强直性脊柱炎并发免疫球蛋白和细胞自噬变化的中医学病机

细胞自噬(autopha gy)指的是细胞自身利用溶酶体降解受损的细胞器和大分子物质的过程。免疫的效应细胞可通过分泌细胞因子调节自噬,进而调控获得性免疫应答,自噬是属于天然免疫的重要部分。在抗胞内菌感染时,自噬在调节Th1/Th2细胞的免疫偏移方面也起关键作用。自噬作用引起自身免疫耐受可预防自由免疫性疾病的发生,自噬功能异常与免疫疾病的发生有关。强直性脊柱炎作为一种常见的自身免疫性疾病,存在不同程度的体液免疫和细胞自噬的异常。目前对于强直性脊柱炎患者的体液免疫研究十分广泛,其细胞自噬的研究尚少。

1. 强直性脊柱炎中医学渊源

中医对强直性脊柱炎的认识有着悠久的历史,根据其发病特征、病机特点及病情变化规律,当属中医学"痹痛""痹证""腰痛"范畴。中医病名文献描述较多,有"大偻""龟背风""竹节风""尪痹""背偻""白虎历节""痹证""腰痛"等。体液免疫和细胞自噬均与免疫相关,相当于古籍中"正气""营卫""气血""腠理""卫气"等概念。《黄帝内经》云:"正气存内,邪不可干。"《黄帝内经》认为机体正虚,加之外邪侵袭,则百病尤生。又如:"风雨寒热不得虚,邪不能独伤人……两虚相逢,乃客其形,两实相逢,众人肉坚。"痹证产生以气血亏虚为内在条件,风、寒、湿、热等外邪侵袭为外部因素,经络气血痹阻是痹证的基本病变。正如《素问·痹论》云:"所为痹者,各以其时,重感于风寒湿之气也。"《素问·痹论》云:"风、寒、湿三气杂至,合而为痹。"《济生方》云:"皆因体虚,腠理空虚,受风寒时期而成痹也。至虚之处,乃是留邪之所。"正所谓"邪因虚生""虚处藏奸"。《临证指南医案》言:"痹者,闭而不通之谓也,正气为邪所阻,脏腑经络不能畅达,皆由气血亏虚,致湿痰浊血流注凝涩而得之。"《素问·生气通天论》篇曰:"阳气者,精则养神,柔则养筋,开阖不得,寒气从之,乃生大偻。"

2. 脾虚则精亏髓虚,免疫紊乱

刘健教授根据多年的临床经验与理论研究、临床研究、实验研究相结合,对传统中医治痹经验进行了发展与创新,结合新安医学理论,提出了"从脾论治"的观点治疗痹证的新观点。《金匮要略》中提出"四季脾旺不受邪""诸湿肿满,皆属于脾"。《血证论·脏腑病机论》中指出"脾称湿土,土湿则滋生万物,脾润则长养百脏"。中医认为脾胃为后天之本,是人体气血生化之源。脾土健运则人身正气不虚而百病不生。肾为先天之本,藏精化气,而主骨。脾肾功能正常,则人身骨骼强健、肌肉充满。反之若脾、肾失司,则脾失健运,化源不足,正气亏虚,或变生痰浊、水湿之邪。脾精不足,肾失所养,肾精空虚,则骨髓生化无源,骨骼则宜于病变。故现代医家治疗强直性脊柱炎多从脾、肾立论。娄玉铃认为该病正气亏虚,邪气侵袭,痰瘀气滞为基本病机。贾秋颖指出在补肝肾的同时补气健脾,并认为脾为元气之本,元气为健康之本,脾胃虚则元气衰,元气衰则诸病由生。并且"从脾论治"的中医理论与免疫遗传、免疫反应、感染因子、炎症介质等西医理论不谋而合。刘健教授认为,脾虚至痹,免疫失衡,相互关联,互为因果,共同作用于机体,出现体液免疫和细胞自噬的异常。而脾虚、体液免疫与细胞自噬,这三者的形成与演变有着密不可分的关系。故采用益气健脾法治疗强直性脊柱炎,充分体现了中医学整体调节、治病求本的特色。

三 从脾论治强直性脊柱炎

(一) 脾胃虚弱,气血不足

《临证指南医案·痹·邹滋九按》云:"痹者,闭而不通之谓也,正气为邪所阻,脏腑经络不能畅达,皆由气血亏损,腠理疏豁,风寒湿三气得以乘虚外袭,留滞于内,致湿痰浊血,流注凝涩而得之。"故气血亏虚,腠理不密,卫外不固,是引起痹证的内在因素。脾为气血生化之源,脾胃健运,则气血充足;脾胃虚弱,则气血不足,故脾胃虚弱,气血不足是痹证发生发展的关键所在。由脾脏所化生的精微物质——卫气具有护卫功能,抵御外邪侵袭的作用。因此当脾胃虚弱时,一方面,无丰富的水谷精微生成,则无充足的卫气生成。此时卫外功能则减弱,易受风、寒、湿、热等外邪的侵袭,闭阻经络,可致气血运行不畅,出现肢体关节、肌肉得酸痛、重着而致痹。另一方面,新安医家汪机在《营卫论》中根据营气由脾胃水谷之精所化生,强调了营气与脾胃的关系,营气行于脉中,"气为血之帅,血为气之母",气虚则血瘀,血虚则气滞,故脾胃健旺才能拒邪防痹。故脾胃虚弱,气血不足,营卫失和为痹证发生的重要因素。由此可见,脾胃在痹证中的重要地位,亦是从脾论治痹证的重要理论基础。痹病患者临床上除一般的身体屈伸不利、关节局部疼痛肿胀以外,还常见因气血生化乏源而致四肢乏力、肌肉消瘦,甚则出现肢体萎弱不用。此外,在伴随症状中,早期多伴倦怠乏力、胃脘胀痛、食欲不振、恶心欲吐、纳呆便溏、舌淡苔腻等脾虚湿困、胃失和降的症状;后期则伴贫血、面色萎黄、爪甲色淡、少气懒言、身体羸瘦等脾胃虚弱、气血不足的症状,而这些均与脾胃的盛衰有着密切的关系。

(二) 脾失健运,湿浊内生

脾居中焦,为湿土之脏,喜燥而恶湿,是人体气机升降之枢纽,在人体水液代谢中起着重要的中枢作用。《素问·至真要大论》篇云:"诸湿肿满皆属于脾。"湿邪为患与痹证的发生密不可分,湿邪侵袭人体,除留滞经络外,最易困脾碍气,致脾失健运,内湿由生,此时内外合邪,简单的除湿之法难以奏效。当起居失常或饮食失调时,可导致脾胃虚弱,痰湿内生,引起湿浊为患,若此时复感外邪则能致痹。因此《素问·痹论》云:"淫气肌绝,痹聚在脾""饮食居处为其病本""脾痹者,四肢懈惰,或发咳呕汁,上是大寒""肠痹者,数饮而出不得,则中气喘争,而时发飧泄",都说明痹证的发病和起居饮食失常所导致脾胃虚弱,痰湿内生有关。如脾气健运,水谷化生精微而不生湿浊,则外湿无内应而相对孤立;脾气健运,化源充足,气血旺盛,肝肾得养,肌肤润泽,病安从来。此外脾虚极易生湿,湿邪性黏滞、重着,不单独作祟,停留于体内,不仅阻碍气血运行和津液的输布,同时又使脾胃受损,使生化乏源,而且湿邪极易与其他外邪如风、寒、热邪合而为病,故使本病临床表现纷繁复杂,缠绵难愈。故脾失健运,湿浊内生。因此从调护脾胃的角度防治湿邪为患又有着重要的意义。

(三) 脾气虚弱,痰瘀互结

脾主运化,具有调节机体水液代谢的功能,脾气虚弱,运化无权,津液失布,易凝聚成痰。脾气充实,水液的升降、布散、转输正常,上行下达,畅通无阻,水液代谢平衡;脾气虚弱,则水液聚而成痰,留置于脏腑、筋骨、皮肉、关节,阻碍气血运行,加之外感风、寒、湿等邪气,致筋骨、肌肉、关节气血痰湿郁滞,而成尪痹。脾为气血生化之源,主肌肉、四肢,脾气虚弱则失健运,引起水液代谢失常,产生痰饮水湿,湿性胶着、黏滞,久积生痰,痰阻气滞,水湿内停,则阻塞脉络,影响气血流通而致瘀血,进而致痰湿血瘀交结形成顽痹。痹证临床常表现为四肢僵硬、沉重、酸困、麻木、关节肌肤肿胀等关节变化,脾虚气机运行不畅时,易致痰湿壅盛,停滞于肢体,则出现肢体重着、浮肿、手足沉重、活动不便;阻滞于关节,出现关节肿胀、麻木;迁延日久,脾气虚衰,正虚邪恋,瘀阻于络,津凝为痰,痰瘀痹阻,出现疼痛时轻时重,关节肿大,甚至强直畸形,屈伸不利。脾气虚弱,痰瘀互结,因此顾护脾胃功能可以有效防治痰瘀的形成,从而达到防治痹证的目的。刘健教授认为,湿、痰、瘀三者不是孤立分开的,而是相互关联,互为因果的,共同作用于人体,成为痹证发生、发展的关键性因素,而脾土又与这三者的形成与演变有着密不可分的关系,历代医家无不重视脾胃在痹证发生、发展、转归中的地位,于治疗过程中多重视脾胃的调护,且贯穿于疾病的始末。

四　强直性脊柱炎治疗常用药物

（一）分型论治

刘健教授根据其多年的临床实践经验，将强直性脊柱炎分为以下五型。

1. 脾虚湿滞证

症状：双髋、骶髂关节疼痛，脊柱强直，休息不缓解，痛剧时翻身困难，劳累时加重，易出汗，纳差，食后腹胀，大便稀溏。舌淡胖，苔白腻，脉濡。

治则：健脾化湿，通络除痹。

处方：参苓白术散加减。

白扁豆、白术、茯苓、甘草、桔梗、莲子、人参、砂仁、山药、薏苡仁。

2. 肾虚督热证

症状：腰背、髋关节疼痛，夜间加重，晨僵明显，或伴膝、踝等关节红肿热痛，脊柱强直变形。五心烦热，口苦，小便黄，大便干。舌暗有瘀斑，苔黄腻，脉弦涩。

治则：清热利湿，活血化瘀通络。

处方：四妙丸加减。

黄柏、苍术、牛膝、薏苡仁、金银花、连翘、川芎、红花、土茯苓、甘草。

3. 肝肾亏虚证

症状：腰背部疼痛，骶髂、颈项及脊柱强直畸形，活动受限，胸骨扩张度下降，低热形羸，腰膝酸软无力，头晕目眩，耳鸣耳聋，两颧潮红，五心烦热，夜寐差，多梦，口干苦，小便短赤。舌质略红，苔薄白，脉沉细。

治则：滋补肝肾，壮骨荣筋。

处方：六味地黄汤加减。

熟地黄、山萸肉、干山药、泽泻、牡丹花、茯苓。

4. 风寒阻络证

症状：腰骶、脊柱、颈项酸痛，伴僵硬，转侧、屈伸不利，遇寒加重，得温痛减。畏寒怕冷，双膝冷痛，大便溏，小便清长。舌淡，苔薄白，脉细弱。

治则：祛风散寒，活血通络。

处方：防风汤加减。

防风、麻黄、桂枝、葛根、当归、茯苓、生姜、大枣、甘草。

5. 痰瘀互结证

症状：腰骶疼痛，或刺痛，下肢稍肿胀，入夜明显，动后缓解，晨僵。纳食不馨，二便尚调。舌质暗红，边有瘀点，苔白腻、脉沉。

治则：祛痰化瘀，活血通络。

处方：双合汤加减。

桃仁、红花、当归、川芎、白芍、茯苓、半夏、陈皮、白芥子、竹沥、姜汁。

（二）健脾和胃之药

鉴于脾胃功能在痹证的发生、发展、预后过程中的地位，古代医家大多在痹证治疗过程中重视脾胃的作用，以扶正为基础，兼以祛邪，使扶正以祛邪，祛邪不伤正，正气渐盛，邪气渐衰，功效甚佳。本病是正虚与外邪双重作用的结果，但正虚是病本，是发病的关键。正虚突出表现为脾胃虚弱，多挟湿，而湿多又可由脾胃虚化生而成；挟风，风之源在血虚，正所谓"血虚生风"；挟疲，疲之因多气虚，诚如"气虚则乏力"；而气血之源又在脾胃。病变的主要部位在四肢关节，此又为脾脏和阳明经所主，故治疗上需注重健脾化湿，益气养血，治本为主，兼以祛邪，扶正与祛邪并举。

脾土的盛衰始终贯穿在痹证的发生、发展、转归及预后过程中，因此从脾论治包括强直性脊柱炎在内的痹证显得尤为重。五脏六腑皆禀气于胃，脾为后天之本，气血生化之源，脾胃强健，则湿、痰、瘀难以蓄积为患，达到培土胜湿的目的；脾胃虚弱，脾失健运，病情必将变得复杂而成顽痹。"盖土旺则能胜湿，而气足自无顽麻也"。故临证组方用药时，常于治疗痹证的抗风湿药中酌加健脾祛湿之品，健脾祛湿之品既能顾护脾胃中土，又能祛除湿邪，化生气血，如党参、黄芪、白术、山药、茯苓、薏苡仁、陈皮等。临证针对脾胃虚弱、气血两虚的特点，常用补益脾胃、益气养血之法，常用生黄芪，既可补益脾气，又可利水；薏苡仁既能益气健脾，又能利水渗湿，舒筋除痹；白术补脾气兼燥湿利尿、茯苓既长于利水渗湿又兼具健脾之功，此类药既能补益气血，补而不腻，又能利水渗湿，可谓一举两得。

在痹证治疗时多选用辛温苦燥之品以燥湿化痰，然此类药物易耗气伤津，故组方选药时需合理搭配，不可专用辛燥克伐之品祛邪，过用辛燥发散之类，耗伤阴津，易导致邪气未去而正气已伤。正如东垣云："人以胃气为本，粗工不解，妄意施用，本以活人，反以害人。"本病历时长，易反复，缠绵难愈，治疗中多用虫类、藤蔓类药物，效果颇佳，然对脾胃甚为不利，久服则脘腹不适、纳呆便溏，甚则胃脘疼痛，健脾益胃药物既能顾护中土，又能祛除湿邪，化生气血，可谓一举而多得。

第三节　干燥综合征诊治学术思想

干燥综合征的发病与肝、脾、肺、肾诸脏密切相关，尤以脾为本病致病关键。刘健教授总结多年的研究成果并结合临床实际提出干燥综合征"从脾论治"的观点。首先从五行关系而言,脾开窍于口,在液为涎。脾为胃行其津液,将胃中津液赖脾气升清作用,上出于口,润泽口腔。正常情况下,脾精、脾气充足,涎液得以化生,上行于口而不溢于口外。《素问·经脉别论》记载:"饮入于胃,游溢精气,上属于脾,脾气散精,上归于肺,通调水道,下属膀胱。水精四布,五经并行。"水液入胃,必须通过脾的运化才能转化为津液,气可生津,津可载气,通过脾气的推动将津液输布全身。脾气旺盛,则气血津液化生充足,津液得以输布上承,口眼等清窍得以濡润。此外脾气亏虚导致水液代谢出现障碍,水停湿盛,津液不能得以运化,从而引起津液的"相对不足",这样也会出现口眼干燥的症状。刘健教授认为,脾失健运,水谷精微及津液的生成和转运失司,肌肉得不到营养的濡润必致瘦削、软弱无力,甚至萎废不用。脾气健运得以维持其正常的生理功能。脾气充足则四肢营养充足、活动有力;脾失健运,则转输无力、营养缺乏,可见倦怠乏力,甚或萎废不用。中医认为,脾胃为水谷之海,为机体生存之本,脾气健旺则气机调畅,津液通达,得以敷布、濡养全身肌肉、关节。

一　干燥综合征病因病机

(一) 外感时邪,耗液伤津

六淫和自然界的一切致病因素皆可统称为外邪,六淫之中的风、暑、火邪均为阳邪,易耗伤津液,寒、湿邪直入人体亦可化热伤津,燥邪为干涩之病邪,侵犯人体,最易损伤津液,出现各种干燥、涩滞的病症。当人体正气亏虚的时候,六气就有可能转变为六淫侵入人体而发为病。

(二) 素体虚弱,肝肾亏虚

本病发病以中年以上的女性居多。女子六七肾气当衰,若先天禀赋不足,或素体肝肾阴虚,加上后天经孕产乳之苦,可致津亏血耗而成阴虚血弱之体。在中医基础理论中,肾主水生精,肾阴亏损则津不上承,致口干咽燥。肝肾同源,肝主藏血,肝开窍于目,肝失濡养,目失濡润则双目干涩,视物模糊,月经亏少或闭经。肝主筋,肾主骨,肝肾之阴不足,筋骨失于荣养则关节疼痛,屈伸不利。《类证治裁》云:"燥有外因、有内因……因于内者,精血夺而燥生。"提示肝肾精血亏虚是内燥的根本。

(三) 因郁致瘀,因瘀致燥

女子以肝为先天,肝为藏血之脏。一方面,瘀血内停,津液敷布失常,脏腑不荣导致机体失润,则燥病乃成。正如《血证论》曰:"瘀血在里则口渴……内有瘀血故气不得通,不能载水津上升,是以发渴,名曰血渴。"另一方面,瘀血化热,可进一步耗伤津液,加重口眼干燥的症状,干燥综合征患者临床表现为皮肤结节性红斑或紫癜样皮疹、雷诺征、肌肤甲错、两目暗黑、女子经血瘀滞、关节肿痛不移、舌质紫暗或有瘀斑、脉细涩,此皆为瘀血阻络的具体表现。沈丕安认为:本病是由于素体不足,肾阴亏损,阴虚火旺,热伤阴津,阴血亏耗,精液不足,则周身失于敷布润泽,脏腑组织失运、失荣,燥邪内生,病久经脉不通则瘀阻,累及皮肤黏膜、肌肉、关节,深至脏腑而成本病。故而阴虚精亏为其根本,因虚而瘀、因热而瘀是发生本病的关键所在。

(四) 气阴两虚,虚则致燥

《素问·经脉别论》曰:"饮入于胃,游溢精气,上输于脾,脾气散精,上归于肺,通调水道,下输膀胱,水精四布,五经并行。"肝开窍于目,肝阴受损则导致两目干涩。脾开窍于口,口干乃脾胃失运,津液化生不足,则有唾液减少的表现。脾气虚不能转输水谷精微,津液不能输布于皮毛、肌腠和头面诸窍而润泽之,使得干燥症状更加明显。病久入肾,致阴虚难复,且肾主骨,肾亏则关节疼痛;齿为骨之余,可见牙齿齐根脱落,齿根发黑的"猖獗齿"现象。肺为娇脏,在体合皮,肺阴受损则输布津液的功能更弱,燥邪更盛致皮肤干燥皲裂。故本病责之于肺、肝、脾、肾四脏的阴虚及脾气虚,病本在肾阴虚。

二 干燥综合征并发症的中医学病机

(一) 干燥综合征并发血瘀的中医学病机

1. 脾胃虚弱,化源匮乏,脉道不充,血流滞缓

脾胃为后天之本,气血生化之源。《灵枢·决气》曰:"中焦受气取汁,变化而赤,是为血。"即指出中焦脾胃受纳饮食水谷,吸取其中的精微物质"汁",注于脉中变化成为血液。可知脾胃强健与否,直接影响血液的化生。若脾虚化生乏源,则气血生成不足。气虚则无力行血,血少则脉管不充,运行滞缓,均可导致血瘀。如《医学正传·气血》所言"血非气不运"。《读书随笔》亦曰"气虚不足以推血,则血闭有瘀"。再如《医学衷中参西录》"气血亏损,流通于周身者,必然迟缓,血即因之瘀"。即指此意。《景岳全书·胁痛》则更加形象地将人身之气血比作源泉,"盛则流畅,少则壅塞,故气血不虚则不滞,虚则无有不滞者"。

2. 脾胃虚弱,运化失职,聚为痰饮,阻碍气机

脾与胃以膜相连,居于中焦,脾主升清,胃主降浊,为人体气机升降之枢纽。脾主运化,其义有二:一者,主运化水谷,饮食入胃受纳腐熟,化为精微,经脾气转输"以灌四溏"而分化为精、气、血、津液,又赖脾气的激发推动作用,运行于周身,内养五脏六腑,外养四肢百骸,毛皮筋肉。若脾气亏虚,升降失司,气血乖张,久则气滞血瘀。二者,主运化水液,

脾将水谷精微上输于肺,通过肺的宣发肃降转输全身,最终达到"水精四布,五经并行",若脾气亏虚,升清布散不及,就会导致水湿中留,聚而为痰为饮。痰饮为有形之邪,随气升降,流动不测,或停滞于经脉,或留滞于脏腑,阻碍气机,妨碍气血运行而为血瘀。

3. 脾胃虚弱,统摄无权,血行乖张,溢于脉外

血行于脉道之中,而不致溢出脉外,须赖气的固摄。《难经·四十二难》"脾主裹血"、《金匮要略编注·下血》"五脏六腑之血,全赖脾气统摄"。两者皆言脾具有统摄血液的作用。若脾气旺,中气足,清气升,自能统摄有权,使血循行于常道。若脾气亏虚,失于统摄,血液妄行而无束,溢出于脉外而为离经之瘀血。

4. 脾胃虚弱,中焦虚寒,温煦不及,血行迟缓

血属阴而主静,血的运行,需要阳气的温煦,血得温则行,得寒则凝。《灵枢经》云"寒邪客于经脉之中则血泣,血泣则不通""温气不行,凝血蕴里而不散"。《医林改错》亦云:"血受寒则凝结成块。"若脾脏阳气虚衰,阴寒内甚,寒凝脉缩,可致血液运行不畅而凝聚成瘀。

(二) 干燥综合征并发心肺功能变化的中医学病机

干燥综合征心功能损伤可归于中医"心痹""血痹"范畴,中医认为心主血,藏神。《素问·痹论》曰:"五脏皆有所合,病久而不去者,内舍于其合也。……脉痹不已,复感于邪,内会于心。"又云:"心痹者,脉不通,烦则心下鼓,暴上气而喘,嗌干善噫,厥气上则恐。"《中藏经》:"血痹者,饮酒过多,怀热太盛,或寒折于经络,或湿犯于荣卫,因而血搏,遂成其咎,故使人血不能荣于外,气不能养于内,内外已失,渐渐消削。"《金匮要略》:"问曰:血痹病从何得之? 师曰:夫尊荣人,骨弱肌肤盛,重因疲劳汗出,卧不时动摇,加被微风,遂得之。但以脉自微涩,在寸口、关上小紧,宜针引阳气,令脉和紧去则愈。"

1. 脾气亏虚,正气不足,肺气虚弱,心气不足

临床上干燥综合征患者除出现口干、眼干、猖獗齿外,还出现气短无力、少气懒言、自汗等症状,甚至咳嗽、气喘的症状。说明脾胃虚弱,气血亏虚,机体失于濡养,营卫不和,抗邪、防御、适应能力低下,外邪乘虚侵及,更致气血不足。日久导致肺气失养,脾土不能生养肺金,肺的宣发和肃降功能失调,脾气虚损,则可致肺气不足,出现咳嗽、自汗、气短等症状。肺气功能正常,主要是依赖脾气功能正常。脾为后天之本、气血生化之源,脾主运化,若脾旺盛,则脾能健运,水谷精微得以上输于肺。临床上干燥综合征患者除出现口干、眼干、猖獗齿外,还出现心慌、气短等症状,甚至心悸的症状。说明脾胃虚弱,气血亏虚,机体失于濡养,营卫不和,抗邪、防御、适应能力低下,外邪乘虚侵及,更致气血不足。传统中医认为唾液的正常分泌需要气的化生,并依赖于气的推动,一旦津液分泌障碍除了无法正常滋润口腔外,还会形成新的病理产物——痰饮,滞留体内,引起继发性的损害,亦可以引起血液的运行障碍,中医称为瘀血积滞。中医理论还有"气为血之帅,血为气之母"之观点,气行则血行,气滞则血瘀,故日久出现心悸、心慌、刺痛、胸闷等。

2. 脾气亏虚,痰湿内生,痰瘀互结,肺络阻滞,心脉痹阻

《类证治裁·痹论》所云:"痹者……必有湿痰败血瘀滞经络。"《读书随笔》曰:"气虚不足,……无以化湿,无以推血,则湿必有痰,血必有瘀。"《黄帝内经》曰:"燥胜则干。"血凝加之气虚无力推动形成血瘀。血虚、血瘀故不能营养口、目、肌肤、脏腑,更加重干燥,可见口渴不欲饮,口唇甚则手指青紫,皮肤缺乏弹性。脾气亏虚则湿浊阻滞,日久不化郁而成痰;脾气亏虚则气血生化无源,脉络血液亏虚,加之气虚运血无力,血行缓慢,终致瘀阻络脉。临床上干燥综合征患者除有典型的干燥症状外,还出现苔白、身倦等湿象的存在,咳嗽而痰不畅,甚至无痰可咯,胸闷气憋,面色晦暗,口唇、爪甲紫暗,舌质瘀斑或紫暗、脉细涩等症状体征。以上论述说明脾胃虚弱,痰瘀互结,痰凝肺络;脾胃虚弱,气血亏虚,津血同源,津停血则瘀,心脉痹阻,心失所养。故干燥综合征患者往往因痰而咳,临床表现为气喘,动则明显,甚至端坐呼吸,胸闷气憋,面色晦暗,唇绀指青,舌质紫红或绛等症状。

三 从脾论治干燥综合征

燥有内燥、外燥之分,有学者认为干燥综合征之燥多属内燥范畴。燥邪属外感六淫邪气之一,必由口鼻入体而为害。口鼻为肺胃之门户。手阳明经属大肠,与肺互为表里,同开窍于鼻;足阳明经属胃,与脾互为表里,同开窍于口,为气血阴津生化之源。因此,燥邪致病以阳明经病为多见。燥盛则干,燥邪易伤阳明阴津。胃津既伤,则脾阴亦亏。脾为至阴之脏,输布津液于肺、胃及诸脏腑。脾阴匮乏,不能行其津液,则肺胃及诸脏腑失却濡润,内燥即生。干燥综合征的一系列临床表现主要是由于津液之化生与运行敷布失常所致,而脾脏在津液的生成与运转中具有重要的作用。"脾本湿,虚则燥",脾为后天之本,气血津液化生之源,同时脾气散精,主津液敷布。由此可见,干燥综合征的发病与脾脏密切相关,脾失健运,气血化生无源,津液无以敷布,清窍失于濡润。

(一) 气阴两伤与脾

内燥之生与人体津液亏虚相关,而液之生成又与气之功能密切相关。因病初在气,而后由气入营入血,即叶天士所谓:"初病在气,久病在血,以经主气,络脉主血。"李东垣曰:"气少作燥,甚则口中无涎。泪也津液,赖气之升提敷布,使能达其所,溢其窍。今气虚津不供奉,则泪液少也,口眼干燥之症作矣。""脾本湿,虚则燥",脾为后天之本,气血津液化生之源,同时脾气散精,主津液敷布。水液入胃,必须通过脾脏的运化才能化为津液,通过脾气的推动将津液输布全身。脾气旺盛,则气血津液化生充足,津液得以输布上承,口眼等清窍得以濡润。气可生津,津可载气,津液内注脏腑,有助于保持脾脏的正常功能;若素体脾气不足,或外感湿邪,或饮食不节,伤及脾气,不仅津液化生无源,而且阳气不能宣发

外达,津液不能随阳气而行,导致清窍、肌肤失于濡润,出现干燥症状。此外脾气亏虚导致水液代谢障碍。水停湿盛,津液不归正化,引起津液"相对不足",也可出现口干、眼干。五脏皆有阴阳,脾气亏虚日久则脾之营阴耗伤,阴火销铄,内燥即生。

(二)血瘀阴枯与脾

燥邪致病,易伤阴耗气,盖津液之生化,源于脏腑,赖气之化生,以气之生津,气旺则津充,气虚则津亏。又气为血之帅,血为气之母。气行则血行,气滞则血瘀;气能生血,气旺则血旺,气虚则血虚;气能行血,又因脾为气血生化之源,脾气不足,则气血生化无源;气有一息不行,血有一息不运;血不运而瘀滞,燥自内生。津血同源,互生互化,津之浊者注于脉则为血,津亏则血虚,血瘀则津枯。津枯血虚,脏腑失之滋养,五官九窍、四肢百骸失其濡润故燥象丛生。又"营气者,泌其津液,注之于脉,化以为血"。血液沉涩重浊,加之气虚无以运血,则瘀血内生,血瘀则津枯,由此燥象由生。唐容川在《脏腑病机论》中指出:"脾称湿土,土湿则滋生万物,脾润则长养百脏。"脾得水谷之精微而化生阴液,脾阴充足,津液、营血化生有源,则可通达四末,使肌肉四肢强劲;上润口唇,外荣皮肤,使口中有味,皮肤润泽;内达脏腑,使五脏六腑功能调和。而脾阴为病,唯有不足而无有余。一旦脾阴不足,则化生濡养无权,精微不布,使五脏六腑、四肢百骸皆失所养而致本病发生。

(三)燥毒生风与脾

燥热日久,煎灼津液,或受化学品毒害,伤津酿燥,久之皆可酝酿成毒,内伤脏腑,外干九窍,出现口燥舌糜、目赤多眵、咽喉红肿、颈项恶核、发颐、低热、溲赤便结,甚则面目黄疸、形体消瘦、关节肿痛变形、皮下瘀斑,再甚则高热不退、喘促憋闷、神昏谵语。正如《素问·本病论》所云:"咸卤燥生,民病上热,喘嗽血溢。久而化郁,即白埃翳雾,清生杀气,民病胁满悲伤,寒鼽嚏嗌干,手拆皮肤燥。"可见,燥之既成,盛则成毒,毒盛益燥,形成恶性循环。"气血贵在流通",津液发挥其用,亦贵在流通。因此津液的流通除赖气的传输外,还需脉络的调畅即津液通道的畅通。燥毒瘀血互结是造成脉络痹阻的主要原因。气血如釜中之液,愈煎愈少,燥邪却愈灼愈盛,血凝成瘀复受燥热燔灼化生瘀毒,毒邪无处疏泄致邪气嚣张,化生内风。燥毒之邪,伤及脾胃,可致津液损伤和津液输布异常两种病机变化。燥毒为阳邪,易伤阳明胃津,胃津既伤,脾阴亦亏。脾阴亏虚不仅影响本脏的功能,且使肝、肺、肾失去脾阴的濡养而加重干燥的征象。津液的运行输布与血液的流通有关,其入脉化血的过程也是其自身运行的过程。

(四)健脾可改善干燥综合征

1. 健脾益气法
李东垣曰:"气少作燥,甚则口中无涎。泪也津液,赖气之升提敷布,使能达其所,溢其窍。今气虚津不供奉,则泪液少也,口眼干燥之症作矣。"可见脾气虚是导致其病的一个主因。赵剑锋等用健脾益气法即培土健脾法作为治疗脾不散精的基本治法。茅建春等以益气健脾汤组(黄芪、太子参、白术、北沙参、麦冬等)与口服泼尼松组对照。结果表明:以益气健脾法为主,配合滋阴润燥,养血活血治疗不仅能明显改善症状和体征,而且实验室指标也得到改善,与对照组相比,有比较明显的优势和特色。脾气虚同时兼有津液伤者可采用健脾益气生津法。

2. 健脾益气养阴法

唐容川在《脏腑病机论》中指出:"脾称湿土,土湿则滋生万物,脾润则长养百脏。"由此可见,脾阴亏虚也是致病的根源,后天阴液生化乏源,五脏四末及人体诸清窍不得阴津濡养,日久必会导致燥证发生。故临床论治此病,应谨守脾胃阴虚之病机,采用健脾益气养阴之法治疗。用益气养阴润燥法治疗干燥综合征 36 例,治疗 3 个月后显效 13 例,有效 20 例,无效 3 例,总有效率 91.66%。疗效较好,且无明显副反应。

3. 健脾益气温阳法

脾气不足,脾阳亏虚则不能温煦脾脏,化生水谷精微,更不能推动津液,布散全身,在上则表现为口干、眼干等。对此则采用健脾益气温阳法予以治疗。用健脾益气通阳法治疗继发性干燥综合征 52 例,临床观察结果表明健脾益气通阳法能有效治疗继发性干燥综合征,对其中脾肾阳虚、气虚津亏证有较好的疗效。通过十二周的观察症状较治疗前有明显改善,泪流量,泪膜破碎时间,唾液流量,血清 IgG、IgA、IgM 及唾液 IgA,β_2 微球蛋白均有显著变化,总有效率 88.46%。

4. 健脾益气补血法

《景岳全书》曰:"故凡为七窍之灵,为四肢之用,为筋骨之和柔,为肌肉之丰盛,以至滋脏腑,安神魂,润颜色,充营卫,津液得以通行,二阴得以调畅。凡形质所在,无非血之用也。"《难经·二十三难》云:"血主濡之。"可见人体的脏腑、组织、器官有赖于血的滋养。血虚则可致口干、眼干等燥性疾病。治疗当予以健脾益气补血法,归脾汤主之。

5. 健脾益气化湿法

脾失健运,湿邪内困,津液生成不足或津液不能正常输布,上承于口眼等,则出现口干、眼干进而发为燥痹。黄传兵认为湿瘀、湿困都是干燥综合征的成因,如李东垣治口干虚渴,四肢困倦的生姜和中汤,以及用五苓散治口干渴,皆用的是健脾益气化湿法。因此在治疗时要特别注意脾虚湿阻的患者,要予以健脾益气化湿或化湿热法给以正确治疗。

6. 健脾益气化瘀法

叶天士言"燥邪延绵日久,病必入血分"。从临床表现来看,部分患者可有长期贫血、低热、乏力倦怠、食少消瘦、失眠心悸等阴血亏虚的表现;有些患者还有皮肤紫癜、关节疼痛变形、雷诺病等瘀血的表现,均说明燥痹日久必入血分的发展规律。《金匮要略》说:"患者胸满,唇痿舌青,口燥,但欲漱水不欲咽,无寒热,脉微大来迟,腹不满,患者言我满,为有瘀血也。"又《血证论》云:"有瘀血,则气为血阻,不得上升,水津因不得随气上升。"瘀血又是干燥综合征的致病因素之一,瘀血内停、气机受阻、水津不布,则燥邪自生。

四 干燥综合征治疗常用药物

(一)中成药

1. 新风胶囊

新风胶囊由黄芪、薏苡仁、雷公藤、蜈蚣组成,具有健脾益气、化湿通络功效。

黄芪:君药。味甘,性温,入脾、肺经,具有补气升阳,益气养血固表、利水消肿、健脾化湿、除痹之功。《本经疏证》:"黄芪,直入中土而行三焦,故能内补中气,则《本经》所谓补虚,《别录》所谓补丈夫虚损、五劳羸瘦,益气也。"《本草备要》:"生用固表,无汗能发,有汗能止,温分肉,实腠理,泻阴火,解肌热;炙用补中,益元气,温三焦,壮脾胃。"《本草正义》:"黄芪,补益中土,温养脾胃,凡中气不振,脾土虚弱,清气下陷者最宜。其皮直达人之肌表肌肉,固护卫阳,充实表分,是其专长,所以表虚诸病,最为神剂。"黄芪为历代医家补中培土之首选。因其布精养脏,具强壮作用,能调整促进胃肠功能。《珍珠囊》曰:"黄芪,甘温纯阳,其用五:补诸虚不足,一也;益元气,二也;壮脾胃,三也;去肌热,四也;排脓止痛,活血生血,内托阴疽,为疮家圣药,五也。"中医认为气能生津,气是津液生成的动力,津液的生成有赖于其的推动作用。在津液的气化过程中,诸多脏腑之气,尤其是脾胃之气起到至关重要的作用。脾气充盛则化生津液的力量增强,人体津液得以充足;反之,若脾气亏虚,则化生津液力量减弱,导致津液不足,故治疗时常采用补气生津之法。黄芪乃补气诸药之最,气能生津,故能促进干燥综合征患者津液的增加。

薏苡仁:味甘,性凉,主入脾、肺经。《神农本草经》曰"主筋急拘挛,不可屈伸,风湿痹"。《名医别录》主"除筋骨邪气不仁,利肠胃,消水肿"。此后诸本草所述大致相同,皆言其祛风除湿见长。如《本单经疏》曰"薏苡仁,性燥能除湿,味甘能入脾补脾,兼淡能渗泄,故主筋急拘挛不可屈伸及风湿痹,除筋骨邪气不仁,利肠胃,消水肿,令人能食"。《本草正》曰"薏苡,性微降而渗,故能去湿利水,以其去湿,故能利关节,除脚气,治痿弱拘挛湿痹,消水肿疼痛"。《本草新编》曰"薏苡仁最善利水,不至损耗真阴之气,凡湿盛在下身者,最宜用之"。除外,《本草拾遗》言其尚能"温气,主消渴"。薏苡仁甘、淡、寒,甘能补益,淡能渗湿,寒能胜热,如《本草述》所举"薏苡仁,除湿而不如二术助燥,清热而不如芩、连辈损阴,益气而不如参、术辈犹滋湿热",俟"阳明气利,则体强而气充也"(《神农本草经百种录》),则津液自能输布无遗,故能止渴。《医学入门》又主"心胸甲错",考甲错即谓皮肤枯燥如鳞甲交错之状,其由缘乎气血内结,不能濡养肌肤。薏苡仁能祛湿,湿邪去则脾胃安,脾胃安则中焦治,中焦治则能荣养乎四肢,而通利乎血脉也。

现代药理学研究表明,薏苡仁多糖对免疫抑制模型小鼠有较好的免疫功能恢复作用。薏苡仁还具有抗炎、镇痛、镇静作用,能下调大鼠血清 TGF-β1 和 TNF-α 浓度。薏苡仁提取物薏苡仁油可明显下调局灶组织中 TNF-α 及 IL-1β 的表达水平。薏苡仁酯作用于 CIA 小鼠后可使小鼠脾脏中 Th17 细胞及血清中 IL-17 的含量明显降低。薏苡仁注射液可以降低 VEGF、bFGF 的表达,抑制血管形成。

雷公藤:味苦,性寒,主入肝、肾经。《神农本草经》称为莽草,主"风头,雍肿,乳肿,除结气,疝瘕,疥骚"。《吴普本草》主"治风"。《滇南本草》主"入肝脾十二经,行十二经络""治筋骨疼痛,风寒湿痹,麻木不仁,瘫痪痿软,湿气流痰"。《本草纲目拾遗》引用汪连仕语曰:"蒸龙草即震龙根,山人呼为雷公藤,蒸酒服,治风气。"根据以上引录可知雷公藤功可祛风除湿,活血通络,消肿止痛。

现代药理学研究表明,雷公藤主要成分有雷公藤甲素、雷公藤内酯酮、雷公藤晋碱、雷公藤次碱、雷公藤红素、雷公藤内酯甲等,具有多种药理作用。

(1) 免疫作用:雷公藤甲素、雷公藤红素、雷公藤内酯醇等 10 多个成分具有抗炎和免疫调节作用,并能视机体所处病理状态不同而具有双向药理作用,无论机体处于亢进状态还是低下状态,均能使之向正常转化,最终使机体达到平衡。

(2) 抑炎作用:雷公藤总苷、雷公藤红素、雷公藤甲素能抑制 NF-κB 的活化,下调 TNF-α、IL-1β、上调 IL-4、IL-13 等的表达,从而减轻炎症反应,雷公藤内酯醇能通过下调 miR-155 起到抗炎作用。

(3) 抗凝作用:雷公藤多种有效成分对凝血/纤溶系统具有调节作用,雷公藤甲素可抑制血小板病理性聚集。雷公藤醋酸乙酯提取物具有明显的降低血液黏稠度的作用,可降低实验性关节炎大鼠血浆黏度、红细胞比容、纤维蛋白原含量等。雷公藤红素、雷公藤甲素能通过抑炎作用维持内皮细胞的作用,而具有明显抑制血管生成的作用,能成为有效的血管生成抑制剂。雷公藤总苷还可明显扩张周围小动脉及增加血流量,改善血液循环,具有一定抗血凝和促纤溶作用。

蜈蚣:味辛,性温,主入心、肝经。《神农本草经》谓其"主啖诸蛇虫鱼毒,温疟,去三虫"。《名医别录》曰"疗心腹寒热结聚,堕胎,去恶血"。《日华子本草》主"治痛癣"。《本草纲目》主"治丹毒,秃疮,瘰疬,便毒,痔瘘"。《玉揪药解》主"拔脓消肿"。皆以此物味辛而温,"性走善散"(《神农本草经百种录》),又主入心肝血分,"入肝祛风,入心散瘀,旁达经络"(《医林纂要》)。故诸本草所列之疾并能医之。《本草从原》言之最为翔实可信,谓本经主治皆是"以火毒而攻阴毒之用",可谓言简意赅,盖"蜈蚣色赤性温,双钳两尾,头尾咸红,生于南方,禀火毒之性"也。张锡纯《医学衷中参西录》亦曰蜈蚣"走窜之力最速,内而脏腑,外而经络,凡气血凝聚之处,皆能开之"。并援引医案云"有病噎膈者,服药无效,偶思饮酒,饮尽一壶而病愈。后视壶中有大蜈蚣一条,恍悟其病愈之由不在酒,实在酒中有蜈蚣也。盖噎膈之证,多因血瘀上脘,为有形之阻隔,蜈蚣善于开瘀,是以能愈。观于此,则治噎膈者,蜈蚣当为急需之品矣"。综上所述,蜈蚣实有化瘀、散结、定痛之用,对于治疗干燥综合征之关节肿胀疼痛、腮腺肿痛,皮下结节、瘀斑等症当有一定效果。

现代药理学研究表明,蜈蚣通过调节小肠黏膜局部派尔集合淋巴结 T 细胞亚群平衡,以及大鼠小肠黏膜 IL-2、IL-4、IL-10 表达来调节胶原免疫性关节炎黏膜免疫的作用。蜈蚣具有保护血管内皮细胞,预防内皮细胞增生的作用,其主要抗血栓成分蜈蚣纤溶酶可使小鼠凝血酶时间(TT)、活化部分促凝血酶原时间(APTT)、凝血酶原时间(PT)明显延长。蜈蚣提取液可能通过增强局灶性脑缺血再灌注大鼠缺血半暗带脑红蛋白(NGB)表达,降低大鼠血浆血管性血友病因子(vWF)和促血小板生成素(TPO)的含量,改善脑缺血再灌注造成的损伤。

2. 六味地黄丸

六味地黄丸由熟地黄、酒山茱萸、牡丹皮、山药、茯苓、泽泻六味中药材组成。其中熟地黄为君药,故名为六味地黄丸。口服。水蜜丸每次 6g,小蜜丸每次 9g,大蜜丸每次 1 丸,每日 2 次。六味地黄丸源于宋代医学家钱乙的《小儿药证直诀》,是滋补肾阴的基础方剂,配伍组方上具有"三补三泻"的特点:熟地黄滋补肾水,泽泻泻肾浊又济之;山茱萸温涩肝经,牡丹皮清泻肝火以佐之;山药收摄脾经,茯苓渗脾湿以和之。中药杞菊地黄丸、知柏地黄丸等都是在此基础上加味而成。现代医学研究,六味地黄丸还具有增强免疫、延缓衰老、抗疲劳、耐低温、耐缺氧、降血脂、降血压、降血糖、改善肾功能、促进新陈代谢,还具有较强的强壮作用。但畏寒怕冷、痰多湿重之人不宜服用。

干燥综合征在自身免疫性疾病中发病率较高,多见于中年女性,临床所见多以阴虚为本,燥热为标,初病所结在经、久病血伤入络、气机郁滞、血脉瘀阻。正如《医门法律》所言:"燥胜则干,夫干之为害,非遍赤地千里也。有干于外而皮肤皱揭者,有干于内而精血枯涸者、有干于津液而荣卫气衰、内烁而皮着于骨者。随其大经小络所属上下中外前后,各为病所。"其临床表现多样,治疗更需把握病机、辨证施治。根据治病必求于本的原则,因此选用养阴名方六味地黄丸为基础方,随证加以清热、润燥、除湿、活血化瘀之品、标本同治、疗效满意。

3. 桂附地黄丸

桂附地黄丸因为在药方中比六味地黄丸多了肉桂、附子(制)两味药材,故称桂附。口服。水蜜丸每次 6g,小蜜丸每次 9g,大蜜丸每次 1 丸,每日 2 次。它以六味地黄丸为基础滋补肝肾之阴,又配以肉桂、附子温补肾中阳气,以达到"益火之源,以消阴翳"的目的。方中附子、肉桂补下焦火;熟地黄、山茱萸补阴秘气;山药补脾填精;牡丹皮泻阴火;泽泻养五脏,益气力,起阴气而补虚损五劳;炙甘草温中强肾。诸药配合,既补肾阴,又补肾阳,阴阳互生,阴中求阳,正如张景岳所言"善补阳者,必于阴中求阳,则阳得阴助而生化无穷",主要用于壮阳,改善性功能,治疗早泄,还能治肾阳不足引起的肢体浮肿、小便不利、夜尿增多等症,是中国传统医学中的良方。

(二) 常用中药

1. 知母、黄柏

知母

出处:《神农本草经》。

药性:苦、甘,寒。归肺、胃、肾经。

功效:清热泻火,滋阴润燥。

应用:热病烦渴;肺热燥咳;骨蒸潮热;内热消渴;肠燥便秘。

现代研究:知母中的化学成分以甾体皂苷、双苯吡酮类为主,尚有木脂素类、黄酮类、多糖类、有机酸类等。甾体皂苷在知母中数量多、含量高,已经鉴定的化合物有 20 多种。

近年来对知母皂苷活性的研究成为热点,研究集中在改善和治疗老年性痴呆、抗血栓、抗动脉粥样硬化等方面,除此之外知母皂苷在抗氧化及抗骨质疏松方面也有作用。关于知母皂苷的抗炎作用,陆文铨等提出知母皂苷 BⅡ 可以在 mRNA 和蛋白质水平上减少炎性细胞因子如 IL-1β、TNF-α 和 IL-6 的生成,且呈现剂量依赖性;知母皂苷 BⅡ 还可以抑制核因子 NF-κB 的活性。Kim JY 等认为知母皂苷 B 具有抗炎作用,与知母皂苷 BⅡ 一样,也可以阻断细胞炎症因子 NF-κB 的生成,是通过抑制 p38 丝裂素活化蛋白激酶(MAPK)途径实现的。芒果苷是知母中主要的双苯吡酮类成分,含量可达 0.7%。目前,对双苯吡酮类物质药理研究的热点主要聚集在芒果苷上。芒果苷也称知母宁,是知母中主要的抗炎、抗病毒和抗氧化成分。知母多糖除了可促进脂肪组织对葡萄糖的摄取,使血糖降低,还具有抗炎作用。

黄柏

出处:《神农本草经》。

药性:苦,寒。归肾、膀胱、大肠经。

功效:清热燥湿,泻火解毒,除骨蒸。

应用:湿热带下,热淋涩痛;湿热泻痢,黄疸;湿热脚气,痿证;骨蒸劳热,盗汗,遗精;疮疡肿毒,湿疹瘙痒。

现代研究:黄柏的主要化学成分有小檗碱、药根碱、木兰花碱、黄柏碱、掌叶防己碱等生物碱,及黄柏酮、黄柏内酯、7-脱氢豆甾醇、B-谷甾醇、黏液质等。

目前已有大量的研究报道黄柏的药理作用,归纳如下:对免疫系统作用体现在其可抑制细胞免疫反应,降血糖,降血压,抗菌、抗炎、解热作用,抗癌,抗溃疡,抗氧化,抗肾炎,抗痛风,抗病毒及前列腺渗透作用等。有学者对黄柏煎剂的抗炎作用进行了研究,发现黄柏对二甲苯所致小鼠耳郭肿胀和塑料环植入所致的大鼠肉芽组织增生均有较明显抑制作用,提示黄柏可通过收缩血管、降低毛细血管通透性,减少渗出,有效缓解急性炎症的肿胀度;通过减少单核细胞渗出和巨噬细胞生成,抑制慢性炎症肉芽肿的形成,从而发挥良好的抗炎作用。

2. 蒲公英、白花蛇舌草

蒲公英

出处:《新修本草》。

药性:苦、甘,寒。归肝、胃经。

功效:清热解毒,消肿散结,利湿通淋。

应用:痈肿疔毒,乳痈内痈;热淋涩痛,湿热黄疸。

现代研究:蒲公英的主要化学成分有蒲公英甾醇、蒲公英苦素、皂苷、咖啡酸、绿原酸、黄酮类、多种糖类、挥发油、胆碱、肌醇等。

蒲公英的主要药理作用有抑菌、抗肿瘤、抗氧化、抗炎、利尿、抗过敏、抗血栓、降血糖、降血脂、保肝利胆、健胃、增强免疫等作用。关于蒲公英的抗炎作用是因为蒲公英叶提取物显著抑制 TNF-α 的产生,且主要是通过抑制 IL-1 产生介导,蒲公英叶乙酸乙酯提取物中约含有 10% 的木犀草素和木犀草素-7-O-β-D-葡萄糖苷,木犀草素和木犀草素-7-O-β-D-葡萄糖苷通过抑制诱导型—氧化氮聚合酶(iNOS)及环氧化酶-2(COX-2)蛋白的表达而显著减少 NO 及 PGE2 的产生。另外蒲公英还具有免疫调节的作用。有研究显示蒲公英煎液具有促进地塞米松诱导免疫功能低下小鼠的 IL-2、IFN-γ、IL-4 的分泌,即通过改善机体的免疫抑制状态,增强和调节免疫功能的作用。实验研究还显示蒲公英多糖能显著提高小鼠免疫器官指数,促进免疫器官发育,有利于增强机体免疫。

白花蛇舌草

出处:《广西中药志》。

药性:微苦、甘,寒。归胃、大肠、小肠经。

功效:清热解毒,利湿通淋。

应用:痈肿疮毒,咽喉肿痛;毒蛇咬伤;热淋涩痛。

现代研究:白花蛇舌草主要化学成分有萜类、黄酮类、蒽醌类、苯丙素类、香豆素类、挥发油类、含酸化合物、多糖类及其他类。

现代药理研究表明,白花蛇舌草具有抗肿瘤、抗菌消炎、增加免疫功能等作用。朴红梅等探讨了白花蛇舌草对哮喘小鼠气道炎症的治疗作用及其作用机制。结果显示白花蛇舌草和糖皮质激素组小鼠与哮喘组小鼠相比炎症细胞计数、IL-4、IL-5、IL-13,以及 NF-κBp65 表达水平均显著降低而 IFN-γ 水平则上升,且具有显著性差异。这表示,白花蛇舌草通过阻断 NF-κBp65 表达,下调哮喘小鼠 BALF 中 IL-4、IL-5、IL-13 水平,同时上调 BALF 中 IFN-γ 水平,以及降低炎细胞数量,从而抑制气道炎症。白花蛇舌草发挥免疫作用主要成分是多糖类与总黄酮类。研究表明白花蛇舌草中多糖成分和总黄酮成分都有增强机体免疫功能的作用。

3. 生地黄、玄参

生地黄

出处：《神农本草经》。

药性：甘、苦，寒。归心、肝、肾经。

功效：清热凉血，养阴生津。

应用：热入营血，舌绛烦渴，斑疹吐衄；阴虚内热，骨蒸劳热；津伤口渴，内热消渴，肠燥便秘。

现代研究：地黄中主要含有环烯醚萜类（如桃叶珊瑚苷、梓醇、益母草苷等）、紫罗兰酮类、苯乙醇苷类、糖类等化合物（如葡萄糖、蔗糖、果糖等）、微量元素等。

地黄的生理活性广泛，对心脑血管系统、中枢神经系统、免疫系统、脏腑系统有显著的作用，并具有细胞毒活性、抗糖尿病及其并发症、抗骨质疏松、抗炎、抗电离辐射等药理作用。对于地黄药效物质基础的研究比较突出的是环烯醚萜类成分，其中以梓醇的研究最为集中，其具有抗炎、抗氧化、抗凋亡等多种生物学效应。研究表明，梓醇能够抑制晚期糖基化终产物（AGEs）诱导的单核细胞 THP-1 炎症表达，抑制炎症介质表达，显著降低 NF-κB 的转录活性，抑制 AGE 诱导的丝裂原活化蛋白激酶（MAPK）磷酸化，IκBα 和 NF-κB 核定位的降解，抑制细胞内 ROS 产生，达到抑制 NADPH 氧化酶活性的双重作用，从而抑制 AGE-介导的炎症。

玄参

出处：《神农本草经》。

药性：甘、苦、咸，微寒。归肺、胃、肾经。

功效：清热凉血，泻火解毒，滋阴。

应用：温邪入营，内陷心包，温毒发斑；热病伤阴，津伤便秘，骨蒸劳嗽；目赤咽痛，瘰疬，白喉，痈肿疮毒。

现代研究：玄参含有环烯醚砧和苯丙素苷两类主要化学成分，另外还含有黄酮、植物备醇、三萜皂苷、有机酸、挥发油，以及糖类和生物碱等。

药理研究表明，玄参有降血压、扩张冠状动脉、促纤维溶解、抗血小板聚集、改善高尿酸血症、抗脑缺血损伤、抗菌、抗炎镇痛、增强免疫、保肝、抗氧化等作用。关于玄参的抗炎镇痛作用，实验证明苯丙素苷类成分的抗氧化作用与玄参的抗炎活性有密切关系，苯丙素苷类抗氧活性明显比环烯醚砧类强。玄参色素抗炎镇痛实验表明玄参中色素类提取物对二甲苯致小鼠耳郭肿胀、对冰醋酸致腹腔毛细血管通透性增高均有明显的抑制作用；提高热板致痛小鼠的痛阈值及减少冰醋酸刺激致痛小鼠的扭体次数。关于玄参的免疫调节作用，毛小平等研究了玄参能升高白细胞计数和胸腺指数（在生理条件及环磷酰胺所致免疫功能抑制条件下）。谢丽华等报道了哈帕酯苷皮下注射能使阴虚小鼠抑制的免疫功能恢复，发现哈帕酯苷和哈帕苷都能促进阴虚小鼠体外脾淋巴细胞增殖。

4. 赤芍、牡丹皮

赤芍

出处:《开宝本草》。

药性:苦,微寒。归肝经。

功效:清热凉血,散瘀止痛。

应用:温毒发斑,血热吐衄;目赤肿痛,痈肿疮疡;肝郁胁痛,经闭痛经,癥瘕腹痛,跌打损伤。

现代研究:赤芍中化合物种类较多,主要含有单萜类(如芍药苷、芍药醇、氧化芍药苷等)、三萜类(如酚酸类:没食子酸等;儿茶素类:儿茶素等)等;此外还含有山柰酚、没食子酸甲酯、没食子酸乙酯、熊果苷、胡萝卜苷,以及一些鞣质、糖、淀粉、蛋白质、脂肪油、树脂等化合物。其药效成分主要是以芍药苷为主的单萜及其苷类成分、没食子酸及其衍生物。

现代药理研究表明,赤芍具有保肝、抗肿瘤、神经保护、心脏保护、抗血栓、抗氧化、抗内毒素等多种药理作用。赤芍抗炎的化学成分及作用机制研究主要集中在芍药苷。芍药苷可抑制促炎性介质如 TNF-α、IL-1β、iNOS、COX-2、5-脂氧酶(5-LOX)的上调,而抑制 JNK、p38MAPK 的活化,最终对缺血性的脑损伤发挥一定的保护作用。研究显示,芍药苷亦可抑制 β-抑制蛋白 2 抗体的表达,同时下调环磷酸腺苷-蛋白激酶 A(cAMP-PKA)信号,改善 G 蛋白偶联受体信号转导的过度脱敏,降低炎症因子水平,从而抑制人类成纤维样滑膜的增殖。

牡丹皮

出处:《神农本草经》。

药性:苦、辛,微寒。归心、肝、肾经。

功效:清热凉血,活血祛瘀。

应用:温毒发斑,血热吐衄;温病伤阴,阴虚发热,夜热早凉,无汗骨蒸;血滞经闭、痛经,跌打伤痛;痈肿疮毒。

现代研究:牡丹皮的主要成分为酚及酚苷类、单萜及其苷类,其他还有三萜、甾醇及其苷类、黄酮、有机酸、香豆素等。

现代药理研究证明,牡丹皮有抗动脉粥样硬化降血压、降血糖、抗惊厥、保肝、调节免疫细胞、抗菌消炎等作用。丹皮总苷(TGM)对由刀豆蛋白 A(ConA)诱导的 T 细胞增殖和分泌,以及由脂多糖(LPS)诱导 B 细胞和腹腔巨噬细胞增殖和分泌功能具有浓度依赖性双向免疫调节作用。牡丹皮的抗炎作用机制可能是多方面的,即直接对抗炎症介质、抑制白细胞游走及 PGE 的生物合成等。

5. 薏苡仁、茯苓

薏苡仁

出处:《神农本草经》。

药性:甘、淡,凉。归脾、胃、肺经。

功效:利水渗湿,健脾,除痹,清热排脓。

应用:水肿,小便不利,脚气;脾虚泄泻;湿痹拘挛;肺痈,肠痈。

现代研究:薏苡仁主要含三大营养素类和脂类等成分。其中营养素类指薏苡仁含蛋白质、脂肪酸、碳水化合物、糖类、少量维生素 B_1,氨基酸中含有亮氨酸、赖氨酸、酪氨酸等。除此之外,薏苡仁还含有薏苡素、薏苡酯、薏苡内酯、α-β-谷甾醇、三萜化合物。

现代药理研究证明,薏苡仁有以下作用:① 解热、镇静、镇痛作用:薏苡素对菌体复合多糖类引起的发热有较好的解热作用;有较弱的中枢抑制作用,对大鼠有镇静作用;对大鼠的镇痛作用强度与氨基比林相似。② 降低肌肉收缩的作用:薏苡仁油对蛙的横纹肌和运动神经末梢,低浓度呈兴奋作用,高浓度呈麻痹作用。薏苡仁油的饱和脂肪酸阻止或降低横纹肌的收缩作用,能减少肌肉的挛缩,并缩短疲劳曲线。其作用点不在神经,而在肌肉部位。③ 增强免疫作用:用薏苡仁酯提取含甘油三酯的部分对土拨鼠灌服,对腹腔渗出液中细胞产生的 $IL-1$ 有明显的增强作用,并使巨噬细胞产生分泌 $IL-1$。对健康人末梢血单核细胞产生抗体的能力有显著的增强作用。说明薏苡仁对体液免疫有增强作用。基于薏苡仁的上述作用,其在临床上广泛应用治疗各种发热、关节肌肉酸痛,具有健脾和抗癌等作用。

茯苓

出处:《神农本草经》。

药性:甘、淡,平。归心、脾、肾经。

功效:利水渗湿,健脾,宁心。

应用:水肿;痰饮;脾虚泄泻;心悸,失眠。

现代研究:茯苓的化学成分主要为多糖(如茯苓多糖)、三萜类、脂肪酸、甾醇、酶等。

现代药理学研究证明,茯苓具有利尿、免疫调节、保肝、抗肿瘤、抗氧化、抗炎、抗病毒等多种药理作用。茯苓的利尿作用主要与其能增加细胞内 K^+ 含量有关,K^+ 能改变细胞内渗透压而达到渗湿利水效果,茯苓的防石作用也是与其利尿作用及多糖结构有关。茯苓对急、慢性炎症均有抑制作用,其抗炎作用主要是通过茯苓多糖和茯苓三萜的活性来实现的,汪电雷等研究发现茯苓总三萜能减轻卡拉胶致使的大鼠足爪肿胀和棉球造成的大鼠肉芽肿,且能明显抑制二甲苯造成的小鼠耳肿胀和冰醋酸引起的腹腔毛细血管渗出。茯苓多糖和茯苓三萜的抗炎作用均是通过抑制伤处肉芽肿的形成体现,但抑制肉芽肿形成的内在机制还有待未来通过进一步研究发掘。另有研究表明,茯苓多糖还有一定的免疫调节作用,可提高免疫。其调节免疫功能的物质基础主要为三萜类、水溶性多糖及酸性多糖。

(三) 其他

刘健教授结合多年临床经验认为干燥综合征基本病机以脾虚为主,故治疗上以健脾益气为主,自拟方如下:玄参 20 g、生地黄 20 g、黄芪 15 g、白术 15 g、淮山药 15 g、丹参 15 g、茯苓 15 g、麦冬 10 g、五味子 10 g、黄精 15 g、陈皮 15 g、薏苡仁 30 g、甘草 6 g。在此基础上,如关节疼痛可加威灵仙、豨莶草;气血瘀滞加鸡血藤、桃仁、红花;低热加银柴胡、青蒿、地骨皮;睡眠不佳加酸枣仁、夜交藤。黄芪、薏苡仁、茯苓、山药、陈皮、甘草等共奏健脾益气之功,配合玄参、麦冬、生地黄加强增液润燥的效果。全方以健脾益气为核心,佐以养阴生津,并随症加减,体现中医对于干燥综合征辨证论治的优势。全方现代药理研究如下:

黄芪,味甘,微温,具有健脾补中、补气固表、利尿托毒、排脓、敛疮生肌的功效。既往研究均表明,黄芪具有免疫调节、保护和促进造血功能、抗炎抑菌、保肝护胃等作用。实验研究结果显示,注射黄芪多糖粉针剂后的小鼠,其脾细胞经刀豆蛋白刺激后,IL-3、IL-4 及 IL-6 的分泌量明显增加,而 IL-2 的分泌量却有所减少,提示黄芪多糖粉针剂对正常小鼠脾细胞分泌细胞因子的能力有一定的调节作用,对某些自身免疫性疾病或感染性疾病有一定的作用。黄芪能显著增加血液中的白细胞总数,促进中性粒细胞及巨噬细胞的吞噬和杀菌能力。黄芪水提液可使肝炎患者的总补体和各补体含量升高。黄芪通过抑制血小板钙调蛋白而使磷酸二酯酶的活性下降,使血小板内环磷酸腺苷(cAMP)含量增加,能明显抑制血小板的聚集。黄芪所含生物碱、黄酮和苷类等各部分均有直接抑杀病毒的作用。黄芪通过调节肾小球疾病蛋白质代谢紊乱,降低尿蛋白量,起到保肾作用。另外,黄芪还有保肝、抗溃疡作用。

薏苡仁,味甘、淡,性凉,具有健脾渗湿、除痹止泻、利水消肿之功效。现代研究表明该药具有增强免疫和消炎镇痛作用。薏苡仁水提液能显著拮抗环磷酰胺所致免疫功能低下小鼠的免疫器官重量的减轻和白细胞数量的减少,明显增加小鼠腹腔巨噬细胞的吞噬百分率及吞噬指数,显著增加血清溶血素含量。薏苡仁油为主要成分的康莱特注射液具有镇痛作用,并对疼痛相关细胞因子产生影响。薏苡仁汤对大鼠蛋清性关节炎、棉球性肉芽肿及二甲苯所致的小鼠耳壳肿胀等均有明显的抑制作用。

茯苓,味甘、淡,性平,具有利水渗湿、健脾和胃、宁心安神之功用。现代研究证实,茯苓具有增强免疫、利尿消肿、保肝降酶等功能。茯苓多糖具有增强免疫功能的作用,它有抗胸腺萎缩、抗脾脏增大和抑瘤生长的作用。既可增强细胞免疫,又可增强体液免疫。中药的利尿作用与体液的利尿激素样的调节机制与肾的生理作用关系密切。茯苓素是利尿消肿的主要成分,茯苓素能激活细胞膜上的 $Na^+ - K^+ - ATP$ 酶,而 ATP 与利尿有关。茯苓素作为茯苓的主要活性成分,体外可竞争醛固酮受体,体内逆转醛固酮效应,不影响醛固酮的合成。这些都说明茯苓素是新的醛固酮受体拮抗剂,有利于尿液排出,恢复肾功能,消除蛋白质。茯苓对四氯化碳(CCl_4)所致大鼠肝损伤有明显的保护作用,使谷丙转氨酶活性明显降低,预防肝细胞坏死。

山药,味甘,性平,具有补脾养胃、生津益肺、补肾涩精的功效。现代药理学实验研究表明,山药具有免疫调节和肝损伤的保护作用等功能。山药多糖具有增强小鼠淋巴细胞增殖能力的作用,促进小鼠抗体生成的作用和增强小鼠碳廓清能力的作用。还能明显提高环磷酰胺所致免疫功能低下小鼠腹腔巨噬细胞吞噬百分率和吞噬指数,促进其溶血素和溶血空斑的形成,以及淋巴细胞转化,并明显提高外周血 T 细胞比率。山药水提物能明显改善 CCl_4 所致急性肝损伤小鼠的肝功能状况,其作用可能与抗氧化清除自由基和增强机体清除自由基的能力有关。

陈皮,味辛、苦,性温,具有理气健脾、燥湿化痰的功效。现代研究表明,陈皮具有促进胃肠动力和抑制血小板聚集的作用。李伟等通过实验研究发现陈皮水提物具有中等强度的促胃肠动力作用,机制可能与肾上腺素能 α-受体无关。陈皮中的黄酮类物质通过影响环单磷酸腺苷酸和鸟苷酸的生成而影响磷酸二酯酶和环氧合酶的活性,抑制凝血恶烷胺的合成,从而抑制血小板的聚集,其效果与阿司匹林相近。

丹参,味苦,性微寒,具有祛瘀止痛、活血通经、清心除烦等功效。现代研究证实,该药具有以下功能:

(1)抗菌消炎作用:刘卫兵等利用主要成分为丹参的中药面膜加超声倒入治疗面部寻常痤疮,证实丹参酮对痤疮短棒菌苗有高度抑制作用,还证实丹参具有抗雄性激素作用,还有较强地抑制皮脂腺增生的作用。

(2)抗肝损伤作用:丹参酮ⅡA通过清除氧自由基,发挥抗氧化,减轻脂质过氧化损伤而对肝脏起保护作用。

(3)改善循环作用:改善缺血再灌注损伤现代医学研究证实丹参能拮抗血管紧张素Ⅱ,具有增强心功能、扩血管、抑制血小板聚集,降低血黏度及改善血液流变性等作用。研究发现丹酚酸类成分具有抗血小板聚集,抗血栓形成,改善微循环的作用。

(4)抗溃疡作用:实验研究证明丹参具有抗大鼠乙酸性十二指肠溃疡作用。另外,有人研究发现,丹参有促进胃黏膜细胞增殖的作用。

玄参,味甘、苦、咸,性微寒,具有清热生津、滋阴润燥的功效,现代医学研究证明,该药具有以下功能:

(1)抗炎作用:药理实验结果表明,玄参对巴豆油致炎引起的小鼠耳壳肿胀、蛋清、卡拉胶,以及眼镜蛇毒诱导而引起小鼠肉芽肿的形成、大鼠足趾肿胀均有明显的抑制作用。目前,玄参的抗炎活性成分尚存在争议,实验证明苯丙素苷类抗氧活性明显强于环烯醚萜类,提示玄参的抗炎活性可能与其苯丙素苷类成分的抗氧化作用密切关系。

(2)增强免疫作用:有学者研究发现阴虚小鼠经皮下注射玄参的有效成分——哈帕酯苷,能使其免疫功能恢复;在生理条件下,哈帕苷和哈帕酯苷均能促进阴虚小鼠体外脾淋巴细胞的增殖;在环磷酰胺所导致的免疫功能抑制条件下,玄参还能升高白细胞计数和胸腺指数。

(3)改善微循环及毛细管通透性的作用:从玄参中分离出的总黄酮苷元有降低大鼠

毛细血管通透性的作用。

麦冬,味甘、微苦,性微寒,具有养阴生津、润肺清心、润肠通便的功效。麦冬含有的有效成分包括多种甾体皂苷、β-谷甾醇、豆甾醇、氨基酸和麦冬多糖等,近年来对麦冬的药理和临床研究有以下几方面:

(1)免疫调节作用:实验证明山麦冬多糖和短葶山麦冬皂苷 C 对小鼠免疫器官的损伤均有一定的恢复作用,可显著地增加小鼠的脾脏重量,显著增强小鼠的碳粒廓清作用(增加小鼠网状内皮系统的吞噬能力),对抗由环磷酰胺和照射$^{60}CO-\gamma$ 射线所引起的小鼠白细胞减少。麦冬通过一定的免疫促进作用对荷瘤小鼠具有一定的抑瘤谱和抑瘤强度,其作用机制与麦冬能够提高 NK 细胞的活性有关。

(2)延缓衰老作用:实验证明麦冬能提高 D-半乳糖模型大鼠红细胞的 SOD 活性,降低血清的 MDA 含量,增强机体抗氧化能力,拮抗自由基对生物膜的损伤,并可以提高衰老大鼠肿瘤红细胞花环率和红细胞 C3b 受体花环率,降低免疫复合物的花环率,从而达到提高机体免疫力、延缓衰老的作用。

(3)其他作用:麦冬通过抑制 MCP-1 的产生从而抑制 2 型 T 细胞(TH_2)的细胞因子反应,同时可以延缓肺纤维化的进程。

生地黄,味甘、苦,性寒,具有清热凉血、养阴生津的功效。经现代研究证明,生地黄的药理作用有以下几方面:

(1)调节免疫功能:生地黄能明显提高淋巴细胞 DNA 与蛋白质的合成,对活性淋巴细胞的 IL-2 的产生具有明显的增强作用,使低下的细胞免疫功能得以增强,保护由于使用地塞米松和环磷酰胺等引起免疫抑制的机体。

(2)抗炎作用:生地黄能扩张血管、降低毛细血管的通透性,抑制血管内皮炎症,有效改善大鼠实验性关节滑膜肿胀炎症,常用于治疗风湿性疾病。巨噬细胞是体内非常重要的一类免疫细胞,在介导免疫反应中发挥重要的作用。生地黄是为滋阴类中药的代表药物,有报告称生地黄等养阴中药与泼尼松等作用同用,能够明显改善 CORT 所导致的小鼠"阴虚"模型腹腔巨噬细胞表面 Ⅰa 抗原的高水平表达,提示生地黄可能具有免疫抑制作用,其作用机制在于通过抑制巨噬细胞 Ⅰa 抗原的表达水平,降低其提呈抗原能力,从而影响机体的免疫应答反应。

白术,味甘、苦,性温,具有健脾益气的主要功效,被前人誉为"脾脏补气健脾第一要药"。白术的主要成分为苍术酮、苍术醇及多种氨基酸和维生素 A 等。现代药理研究有以下方面:

(1)健脾运脾作用:白术内酯 Ⅰ具有较强的增强唾液淀粉酶活性、促进肠管吸收、调节肠管功能的作用,从而证明了白术内酯 Ⅰ为健脾的有效成分。白术对小鼠脾脏和胸腺有明显的增重作用。

(2)抗炎作用:白术中的白术内酯 Ⅰ是具有抑制炎症反应的活性成分,白术挥发油能显著降低血清 TNF-α 和 IL-6 的水平。

（3）免疫调节作用：白术多糖（PAM）对小鼠脾淋巴细胞免疫功能具有调节作用，能在一定的浓度范围内单独激活或协同 ConA/PHA 促进淋巴细胞的转化，并能明显提高小鼠脾细胞产生 IL-2 的水平，使小鼠的免疫功能增强，获得明显的保护作用。此调节作用与 β-肾上腺素受体激动剂异丙肾上腺素相关，可以增强机体非特异性免疫功能，间接增强体液免疫应答。

（4）延缓衰老作用：白术能提高 12 个月龄以上的小鼠红细胞 SOD 活性，抑制小鼠脑单胺氧化酶（MAO-B）的活性，对抗红细胞的自氧化溶血，明显降低红细胞中 MDA 含量，并具有清除活性氧自由基的作用，可显著提高全血谷胱甘肽过氧化物酶（GSH-Px）的活力，表明白术具有一定的延缓衰老作用。

五味子，味酸、甘，性温，具有收敛固涩、益气生津、宁心安神的功效。现代药理学研究证明，五味子对中枢神经系统、心血管系统及免疫系统等均有调节作用，具体有以下几方面：

（1）免疫调节作用：五味子多糖可显著提高正常小鼠腹腔内巨噬细胞的吞噬百分率和吞噬指数，促进溶血素及溶血空斑形成和淋巴细胞的转化，提示五味子多糖有较好的免疫兴奋作用。五味子对淋巴细胞 DNA 的合成有明显的促进作用，使淋巴母细胞的生成增多，具有增强机体免疫的功能。

（2）抗氧化及延缓衰老作用：五味子酚（Sal）具有明显的抗氧化作用，可增强家兔的血清 SOD 活力，清除过氧化反应所产生的自由基产物 MDA，可有效对抗强氧化剂对家兔造成的过氧化损伤。五味子可提高锰超氧化物歧化酶、NADH 脱氢酶及 H-ATP 酶活性，降低 MDA 的含量，可提高衰老小鼠的免疫功能，促进衰老小鼠的神经细胞发育，使衰老小鼠萎缩的脾脏和胸腺增大变厚，脾小结增大，脾淋巴细胞数和胸腺皮质细胞数增加，使衰老小鼠已退行性变的神经细胞恢复正常。

（3）镇痛作用：实验表明五味子多糖对小鼠扭体实验和大鼠甲醛实验这两种不同性质的病理痛都有镇痛作用。

第四节　骨关节炎诊治学术思想

骨关节炎属中医"痹病""痹症"范畴。《黄帝内经》曰："病在阳曰风，病在阴曰痹。故痹也，风寒湿杂至，犯其经络之阴，合而为痹。痹者闭也，三气杂至，壅闭经络，血气不行，故名为痹。"痹之形成，多由正虚于内，阳虚于外，营卫虚于经络，风藉寒之肃杀之力，寒藉风之疏泄之能，湿得风寒之助，参揉其中，得以侵犯机体。初犯经络，继入筋骨，波及血脉，流注关节。经气不畅，络血不行，阳气不达，则邪气肆虐，而生疼痛。痹证初期多为风、寒、湿之邪趁虚入侵人体,气血为病邪闭阻,以邪实为主;如反复发作,或渐进发展,脉络瘀阻,痰瘀互结,则多为正虚邪实;病邪入深,气血亏耗,肝肾虚损,筋骨失养,遂为正虚邪恋之证,以正虚为主。痹证之病变部位在筋骨关节,筋骨有赖于肝肾中精血的充养,又赖于肾中阳气之温煦,肾虚则先天之本不固,百病滋生。肾中元阳乃人身诸阳之本,风寒湿痹多表现为疼痛、酸楚、重着,得阳气之振奋时能化解。肾中元阴为人身诸阴之本,风湿热痹多化热伤阴,得阴精滋润、濡养始能缓解。故本病与肝肾亏虚,筋骨失养,风、寒、湿邪侵袭,痰瘀凝滞等因素有关,属本虚标实之证。

一　病因病机

(一) 正虚是发病的内在因素

1. 肝肾亏虚

痹痛虽为筋骨间病,但与肝、肾关系密切。华佗在《中藏经》中说:"骨痹者,乃嗜欲不节,伤于肾也。"阐明了骨痹与肾脏受损有关。《黄帝内经》有云:"肝主筋,肾主骨。"又云:"膝者筋之府,屈伸不能,行则偻附,筋将惫矣。"因此,人到中年以后,肾阴虚较为明显。肾虚不能主骨充髓,而腰为肾之府,故肾虚则腰痛。肝肾同居下焦,乙癸同源,肾气虚则肝气亦虚,肝虚则无以养筋以束骨利机关。肝主筋,膝者筋之府,肝气虚则膝痛,且以夜间为重。又肾为寒水之经,寒、湿之邪与之同气相感,深袭入骨,痹阻经络使气血不行,关节闭塞,筋骨失养,渐至筋挛,关节变形,不得屈伸;甚至出现筋缩肉卷,肘膝不得伸,臀以代踵,脊以代头的症状。肝肾精亏,肾督阳虚,不能充养温煦筋骨,使筋挛骨弱而留邪不去,痰浊瘀血逐渐形成,必然造成痹证迁延不愈,最后关节变形,活动受限。

2. 营卫失调,气血亏虚

《素问·痹论》曰:"营者,水谷之精气也,和调于五脏,洒陈于六府,乃能入于脉也,故循脉上下,贯五脏,络六府也。卫者,水谷之悍气也,其气慓疾滑利,不能入于脉也,故循皮肤之中,分肉之间,熏于肓膜,散于胸腹,逆其气则病,从其气则愈,不与风寒湿气合,故不为痹。"可见人体气血不足,筋脉骨骼失于濡养,容易导致痹证的发生。一方面因营卫亏虚,腠理不密,风、寒、湿、热之邪乘虚而入,致使气血凝涩,筋脉痹闭而成。痹证日久,内舍脏腑,往往伤及真阴,阴伤亦可致血脉涩滞不利,筋脉日益痹闭,邪气日益痼结。另一方面素体阴血不足,经络蓄热,则是风、湿、热邪入侵发病及病邪从化的内在原因。

(二) 外邪侵袭是发病的诱因

1. 风、寒、湿邪侵袭

湿性重浊而黏腻,所谓"湿胜则肿",其发为痹,沉着麻木,痹而不仁。蕴而化热,则发为湿热,其病处红肿热痛。更与风寒结党,游走周身,涩滞经脉,疼痛难忍。《素问·痹论》说:"所谓痹者,各以其时,重感于风寒湿之气也。"

2. 瘀血、痰浊痹阻经络

瘀血是血液运行障碍,血行不畅而产生的病理产物。《类证治裁·痹证》说:"痹久必有瘀血。"清代王清任《医林改错》中也有"瘀血致痹"说。故瘀血既是骨关节炎的病理产物,也是其病因。

二　骨关节炎并发症的中医学病机

(一)骨关节炎心并发肺功能降低的中医学病机

骨痹虽主要表现在四肢关节肌肉上,但与五脏亦有着相当密切的关系。《素问·痹论》云:"五脏皆有合,病久而不去者,内舍于其合也……凡痹之客五脏者,肺痹者,烦满喘而呕。心痹者,脉不通,烦则心下鼓,暴上气而喘,嗌干善噫,厥气上则恐。"说明痹证日久,可累及心、肺两脏,主要表现为心悸、胸闷、气喘等症。虽然对痹证可致内脏病变已有初步认识,但是对于其发病机制仍有待于进一步探讨。本文仅从"脾虚"角度初探骨关节炎心肺功能降低的中医学病机。

1. 脾胃虚弱,气血不足

脾胃为后天之本,为气血生化之源,四季脾旺而不受邪。《脾胃论》亦云:"百病皆因脾胃衰而生也。"心血充盈是维持心功能正常的基础物质条件,心气充沛是血液在脉管运行的根本动力。由于脾虚运化功能失职,不能运化水谷,气血生化乏源,导致气血不足,血虚则心失所养,气虚则心脉鼓动无力,导致心脉不利,出现心慌、胸闷等症。肺朝百脉,主治节,"肺为主起之枢,脾为生气之源",肺得濡养,则卫外功能正常,能助心行血,肺的宣发与肃降功能才能正常发挥,使气道通畅、呼吸均匀。反之,若脾运失司,水谷精微运化、敷布失常,则肺失所养,肺气不足,卫外不固,不耐外邪侵袭;气为血之帅,气行则血行,气虚则推动无力,日久因虚而致瘀,不能助心行血,反而易致心脉瘀阻;肺的宣发和肃降功能失常,则气道不利,呼吸不畅。临床常见咳嗽,易于感冒,自汗,气短、气促,倦怠懒言等症。诚如《丹溪心法·喘》中所言:"肺以清阳上升之气,不得宣畅而为喘急。亦有脾肾具虚,体弱之人,皆能发喘。"

2. 脾胃虚弱,湿浊内生

《素问·至真要大论》云:"诸湿肿满,皆属于脾。"脾居于中焦,主运化,是一身水液代谢的枢纽。若起居失调、饮食不节或思虑过度时,均可导致脾胃损伤。脾运失司,饮食水谷不能转化为水谷精微,反而聚为水饮,此时若感受外邪,外邪引动内湿,可致痹证发作。故《素问·痹论》云"饮食居处为其病本"。脾胃虚弱,水湿内停,湿浊弥漫,上蒙胸阳,则胸阳不展,胸闷而作;日久,湿浊聚而为痰,闭阻心脉,胸阳痹阻,胸痛乃作。"脾为生痰之源,肺为贮痰之器",脾主输布运化津液,肺主通调水道,其宣发、肃降作用对水液的输布、运行,以及排泄具有调节作用。脾虚运化失常,水湿内生,水谷精微不能上输以养肺,反而上干于肺,日久则肺脾气虚,气不化津,痰浊水湿更易滋生,痰饮迫肺则咳逆上气,凌心则心悸气短。

3. 脾胃虚弱,痰瘀互结

《类证治裁》云:"痹者……必有湿痰败血瘀滞经络。"脾气亏虚,则气血生化乏源,脉络不充,加之气虚推动无力,血行缓慢,日久成瘀;或因脾虚运化失司,水湿内停,聚而为痰,痰可碍血,瘀可化水,日久痰浊瘀血互结,致使脉络瘀阻。痰瘀痹阻心脉,致使心脉不通,不通则痛,发为胸痹。脾胃虚弱,痰浊、瘀血凝滞肺络,阻滞气机,肺主气能力减弱,气机失常,致使呼吸不畅;失通调之职,致使全身水液代谢障碍,进一步加重肺络瘀阻。正如《血证论》中所言:"内有瘀血,则阻碍气道,不得升降。"临床可见气喘,动则加重,甚则胸闷憋气,面色晦暗,舌质紫暗,脉细涩等症。痰浊瘀血既是骨关节炎发展过程中的病理产物,也是导致骨关节炎迁延难愈,骨关节炎患者心肺功能降低的重要病理因素。

(二) 骨关节炎并发免疫球蛋白变化的中医学病机

膝骨关节炎属于中医"痹证"学范畴,已经形成了比较完整的理论体系。早在《黄帝内经》中就有关于"痹证"的专论,如《周痹》《痹论》等,提出了风、寒、湿邪与机体"外内相合"的观点,如"逆其气则病,从其气则愈,不与风寒湿气合,故不为痹""风寒湿三气杂至合而为痹也"等,指出痹证的发生不仅与风、寒、湿等外邪侵袭,更与机体内部脏腑经络阴阳失调有关。

脾为后天之本,为气血生化之源,四季脾旺而不受邪。《黄帝内经》指出痹证的发病机理为"血气皆少,感于寒湿,则善痹骨痛",说明气血亏虚是痹证的内在原因。《脾胃论》亦云:"百病皆因脾胃衰而生也。"而脾虚是气血亏虚的根本原因。同时脾胃居于中焦,为气机升降之枢纽。《素问·经脉别论》中云:"饮入于胃,游溢精气,上输于脾,脾气散精,上归于肺,通调水道,下输膀胱,水精四布,五经并行。合于四时,五藏阴阳,揆度以为常也。"以上论述说明脾的功能关系到人体营养及代谢的全过程。《景岳全书》云:"血者水谷之精气也,源源而来,而实生化于脾。"血能载气,气包括营气、卫气,营卫和谐则机体免疫功能正常,保护机体不受外邪侵害,由于脾虚运化功能失职,不能运化水谷,气血生化乏源,导致气血不足,则致使机体免疫功能出现紊乱,风、寒、湿等外邪入侵,正邪交争,则表现为免疫球蛋白升高,体液免疫亢进。

痹证多有脾胃虚弱,脾虚湿盛贯穿了痹病发生的始末。中医学认为脾为后天之本,气血生化之源,脾主运化,喜燥而恶湿,主肌肉和四肢,且脾与肾为先天和后天的关系,脾虚可致肾虚,两脏可相互影响。脾虚可致运化失司,水谷不能转化为精微,反而聚而生湿,外邪引动内湿,两相交感,更易伤脾,进一步影响脾的运化功能,若此病理状态得不到及时纠正,就会形成脾虚湿盛、脾肾两虚的恶性循环,日久还会产生痰浊、瘀血等病理产物,在机体体液免疫的过程中即表现为脾虚而致使免疫复合物的沉积,即表现为骨关节炎中骨质增生的形成。

(三) 骨关节炎并发血瘀的中医学病机

古代中医师已把"血瘀"与痹病联系在一起,并指出气血运行不畅,血瘀阻滞是其主要病理环节。骨关节炎患者临证可见关节肿胀、疼痛、僵硬,舌红、胖大、紫暗夹有瘀点、瘀斑,苔腻,脉细涩。而现代中医学者对与"血瘀"也有其独特的认识。刘健教授认为骨关节炎与"脾虚血瘀"有密切联系。脾为后天之本,气血生化之源,脾气虚则气血生化乏源,气虚无以推动血行。邪侵关节,致气血运行不畅,瘀血阻络,不通则痛。痹病日久,邪气久羁,积伤入络,血行无力,凝而成瘀;痰浊阻滞经络,痰瘀互结,留滞筋骨,气不主宣,血壅不濡,形成痰瘀阻络型骨关节炎。痰湿瘀浊胶固,络道闭塞不通,其病程缠绵反复,医治棘手。故清痰祛瘀、活血通络除湿,可改善骨关节炎的症状。脾脏居中焦,为后天之本,气血生化之源。中医学认为"脾旺不易受邪,内伤脾胃,百病由生"。脾脏在发病中的关键作用。脾虚是骨关节炎产生的重要病理基础,而血瘀又是骨关节炎的病理产物,两者可相互影响。

1. 脾虚,运化失职致瘀再致痹

脾胃为气机升降之枢纽,《素问·厥论》谓:"脾主胃行其津液者也。"《临证指南医案·脾胃门》:"脾宜升则健,胃宜降则和。"当脾气虚损时,无力升举,则"清气遏而不升,浊气逆而不降",而"气为血之帅,血为气之母",气行则血行,气滞则血瘀;而《素问·至真要大论》说:"诸湿肿满,皆属于脾。"可见脾虚,致津液生成不足,或生成水、湿、痰、饮等病理产物,使脉道阻滞不通而成瘀。临床可见骨关节炎患者关节肿胀,僵硬,疼痛,纳少,舌红,苔腻,脉缓。

2. 脾虚,化源匮乏致瘀再致痹

脾为后天之本,气血生化之源。脾虚,则气血生化乏源,生成不足。《血证论·阴阳水火气血论》说:"运血者,即气也。"《景岳全书·胁肋》曰:"凡人之气血犹源泉也。盛则流畅,少则壅滞。故气血不虚不滞,虚则无有不滞者。"张锡纯亦云:"气血亏损,流通于周身者,必然迟缓,血即因之瘀。"可见气虚血少,血运无力而瘀。临床可见骨关节炎患者疼痛绵绵不断,昼轻夜重,关节不可屈曲,肢体乏力,形体消瘦,舌淡,苔薄白,脉沉细。

3. 脾虚,脾不统血致瘀再致痹

《薛氏医案》提出:"心主血,肝藏血,脾能统摄于血。"《金匮要略编注·下血》说:"五脏六腑之血,全赖脾气统摄。"《证治准绳·女科》亦曰:"脾为生化之源,统诸经之血。"可见,脾气充足,发挥统摄作用,则血液在脉中正常运行;若脾气虚弱,失去统摄作用,则血逸出脉外,滞留于体内即成瘀血。临床可见骨关节炎患者关节肿胀疼痛明显,甚则僵直屈曲变形,动则剧痛,难以屈伸,活动不利,舌质紫暗,苔多白腻,脉沉细。

三 从脾论治骨关节炎

(一) 脾气亏虚,外邪入侵

疼痛是骨关节炎最基本的症状,持续性钝痛,常发生在关节活动之后,随病情发展,关节活动可因疼痛受限,甚至休息时也可发生疼痛。中医认为,疼痛的病因很多,但致痛的病机大抵可以归纳为两类:不通则痛和不荣则痛。《黄帝内经·素问·长次节论》曰:"病在骨,骨重不可举,骨髓酸痛,寒气至,名曰骨痹。"清代叶天士又提出暑热致痹说。如其《临证指南医案·卷七·痹》言:"从来痹症。每以风寒湿三气杂感主治。召恙之不同。由乎暑暍外加之湿热。水谷内蕴之湿热。外来之邪。著于经络。内受之邪。著于腑络。"脾气亏虚,风、寒、湿、热等邪气乘隙入侵,易伏于关节处发生痹证。由于起居调摄不当,损伤脾胃,或素体亏虚,气血化生不足,卫外不固,致风、寒、湿、热等邪气入侵,风邪客于肌表,或寒邪收引血脉,或由湿热浸淫经络,气血闭阻,则关节肿胀疼痛,屈伸不利,发为骨痹,即不通则痛。发病过程中,邪气还可以相互影响,并在一定条件下可以相互转化。如素体阳盛,寒邪入里,可从阳化热;或湿邪日久,可寒化或热化等。若风、寒、湿邪闭阻气血日久,气血不能相贯,脏腑、脉络失于濡养、温煦,则关节酸软疼痛,活动无力,即"不荣则痛"。

(二) 脾气亏虚,气血不足

《素问·五脏生成》说:"足受血而能步,掌受血而能握,指受血而能摄。"《灵枢·本脏》亦云:"血和则经脉流行,营复阴阳,筋骨劲强,关节滑利。"说明气血充沛,才能产生步、握、摄等肢体功能,筋骨强健,关节运动自如。若失于濡养,则脉络拘急,病发疼痛。《医学原理》:"痹症多由气血亏败,风、寒、湿等邪乘之,是以有气虚、血虚、挟风、挟痰、挟湿、挟寒、挟瘀等因不同,治则补养气血本,疏理邪气为标。"气血是生命活动的物质基础,气血亏虚,则"气主煦之""血主濡之"的功能就会不足。机体失于气血濡养,则抗邪、防御的能力下降,易被外邪侵袭而发为骨痹。"气为血之帅、血为气之母",气行则血行,气滞则血瘀,血虚则脉道不充,气虚则推动乏力,气血亏虚日久,导致气滞血阻,不通则痛。因此气血不足是此病发生的内在原因,外邪内侵是本病发生的外在条件。且痹病日久,亦能耗气伤血,加重病情,患者可出现乏力、不耐劳力等症状。正如清代汪蕴谷《杂症会心录》所言:"况痹者闭也。乃脉络涩而少宣通之机。气血凝而少流动之势。"因脾胃为后天之本,气血生化之源,脾主运化及统血,正所谓"四季脾旺不受邪",因此脾虚是本病发生的重要始动因素。

(三) 脾气亏虚,痰湿内蕴

素有"无湿不成痹"说,"湿"既是痹病的重要致病之因,亦是痹证的主要病理因素。痰湿的产生主要责之于内外合邪,正虚为本,邪实为标;外邪以感受风、寒、湿等邪为主;内虚则以脾虚湿胜为先。内湿易招致外湿侵入,外感湿邪可引动内在之湿,内外相引,同气相求。脾为后天之本,居于中焦,主司运化,为水液升降输布之枢纽,喜燥恶湿。因暴雨浇淋,水中作业,贪凉饮冷,或久居湿地等,外湿内侵,困厄脾气,或素有脾胃虚弱,脾失健运,致饮食水谷不能化生水谷精微,反而聚湿生痰,注于关节、留于脏腑,浸于经络,致遍身皆痛,发为痹病。临证可见患者关节肿大、疼痛,晨僵,舌淡红、胖大、紫暗,夹有瘀点、瘀斑,苔白腻或黄腻,脉濡数。临床观察发现,许多中青年即出现骨关节炎患者多伴见肥胖或血压、血脂的异常,此类患者发病原因当责之于脾。盖脾为后天之本,主司运化,脾虚或见痰湿内阻,滞于关节而见肢体疼痛,肿胀,痹证丛生。根据从脾论治的原则拟定的具有健脾益气、化湿通络功效的复方中药新风胶囊(由薏苡仁、黄芪、蜈蚣等组成)治疗27例膝关节炎患者,结果发现新风胶囊可明显改善膝骨关节炎患者 LequesneMG 及生活质量,疗效优于对照组(氨基葡萄糖),并且表现出随着疗程的延长,效果更加明显。

(四) 脾气亏虚,痰瘀闭阻

骨关节炎患者随病情发展,在休息时也可发生疼痛,现代研究多认为这种休息痛与骨内高压增高,静脉瘀滞有关。中医则认为主要责之于痰瘀互结,闭阻经络。叶天士在《临证指南医案》中治疗本病时提出"久病入络"说,他认为"风寒湿三气合而为痹,经年累月,外邪留著,气血俱伤,其化为败瘀凝痰,混处经络,经用虫类搜剔,以动药使血无凝著,气可宣通"。瘀血与痰浊既是机体在病邪作用下的病理产物,又是机体进一步病变的因素。由于脾失健运,湿浊内生,血滞而为瘀,津凝而为痰,酿成痰浊瘀血,日久痰可碍血,瘀能化水,痰瘀水湿互结,旧病新邪胶着,深入骨骱,而致病程缠绵,可出现关节肿胀疼痛、屈伸不利、骨质增生形成、皮下结节等。有研究证实以骨内静脉瘀滞为特征的骨内血流动力异常及由此所致的骨内高压的变化,可能在膝关节骨性关节炎的发病中起了重要作用。许多临床研究亦证实活血化瘀法在治疗骨关节炎中取得的良好功效,提示骨关节炎患者存在血液循环的障碍。而现代医学研究也表明,骨关节炎的病理变化过程与血液流变学异常有关系,证明其与血液循环和微循环障碍、血液高黏滞状态、血小板活化和黏附聚集、血栓形成、组织和细胞代谢异常、免疫功能障碍等多种病理生理改变有关。

(五) 脾气亏虚,筋肉失养

中医认为,脾在体合肉,主四肢。四肢百骸,皮毛筋肉都有赖于脾所运化输布的水谷精微的营养滋润,才能丰满壮实,保护骨骼,发挥正常的收缩运动功能,以及维持关节的稳定性,从而发挥正常的生理功能。肌肉充实,筋骨劲强,关节滑利,则关节运动轻劲有力。若脾失运化,则气血生化无源,转输无力,则四肢肌肉失于濡养,倦怠乏力,不耐劳作,甚至肌肉萎缩,筋软则无力约束诸骨、预防脱位,如果病变继续发展则出现关节畸形等严重病变。骨关节炎患者晚期出现休息痛,甚至在夜间也会痛醒,这也与关节周围肌肉受损,保护关节机能降低有关。骨关节炎可由多种因素引发,并可累及包括关节周围的肌肉在内的全部组织。患者病程中可以出现肌肉功能的障碍,如肌肉软弱、肌力下降等。肌肉功能的异常不仅可直接影响关节功能的发挥,又因肌肉是重要的动力稳定因素,其功能异常会引起关节稳定性下降,促使关节进一步损伤,而随着关节炎症及疼痛的持续,又加重了肌肉的萎缩、肌力的下降。因此肌肉功能的障碍既是骨关节炎的病理产物,又是促进病程进展的重要环节。脾气虚大鼠骨骼肌肌纤维明显变细,骨骼肌线粒体的形态与数量发生异常改变。反映了在脾虚状态时,机体的代谢异常不仅表现在能量代谢方面,也影响到蛋白质的物质代谢,使肌肉组织的蛋白代谢呈负平衡状态。而服用健脾类药物后可缩短线粒体损伤修复时间,减少骨骼肌蛋白质分解,增加肌纤维平均截面积。说明"脾气虚"是导致肌肉失养、不耐劳力的重要机制。

四 骨关节炎治疗常用药物

(一) 中成药

1. 新风胶囊

新风胶囊以中医药整体调节为基本原则,采用益气健脾、化湿通络四法联合。方中各药以下列方式起作用:黄芪、薏苡仁为君药,黄芪益气健脾、补中固表,具有良好的调节免疫作用,能诱生内源性干扰素,促进淋巴母细胞转化,增强网状内皮系统的吞噬功能,发挥机体的防御功能;黄芪皂苷对兔红细胞膜有稳定作用,能明显对抗组胺和 5-羟色胺引起的大鼠毛细血管通透性增加,抑制卡拉胶引起的大鼠足跖肿胀,而且具有持久的镇痛,清除关节积液、肿胀的作用;黄芪能降低胃液和胃酸的分泌量,预防大鼠幽门结扎性溃疡的发生。薏苡仁健脾利湿、舒筋除痹,可以缓解关节肌肉的挛缩疼痛,无论寒证、热证都可应用。薏苡仁的水提物对小鼠有镇痛作用,薏苡仁的浸出物能抑制人中性粒细胞产生活性氧,并显著抑制中性粒细胞、淋巴细胞膜的甲基转移酶、磷脂酶 A_2(PLA$_2$)和 PGE2 的分泌。雷公藤、蜈蚣为臣药,雷公藤具有祛风除湿、通经活络、消肿止痛之功,可明显抑制病变关节的肿胀、毛细血管通透性和肉芽肿,并具有免疫抑制作用,雷公藤及其总苷、总生物碱和雷公藤乙酸乙酯提取物均有明显的抗炎作用;雷公藤总生物碱和雷公藤乙酸乙酯提取物均可明显降低小鼠血浆和脾脏 cGMP 含量、提高 cAMP/cGMP 比值,雷公藤煎剂可引起胸腺萎缩。蜈蚣通络止痛、祛风止痉,攻毒散结,可以通过改善微循环,促进病变部位的新陈代谢而起到良好的镇痛作用。

2. 芙蓉膏

(1)提取工艺：以新藤黄酸含量为评价指标，通过体外透皮实验，优选凝胶剂的基质及透皮吸收促进剂，制备新型芙蓉膏凝胶剂。芙蓉膏凝胶剂以卡波姆为基质时新藤黄酸的累积释药量最大，故选择卡波姆作为芙蓉膏凝胶剂的基质；透皮促进剂以月桂氮䓬酮的促渗透作用最强，因此选择月桂氮䓬酮作为芙蓉膏凝胶剂的透皮吸收促进剂。芙蓉膏凝胶剂体外透皮实验效果良好，黏性小，易清洗，具有良好的开发前景。

(2)抗炎止痛作用：将 60 例膝骨关节炎患者，年龄 40～70 岁，中医辨证属湿热痹阻证者，随机分为治疗组 30 例与对照组 30 例，治疗组用黄芩清热除痹胶囊口服配合芙蓉膏外敷，疗程为 2 周，对照组给予氨基葡萄糖、美洛昔康口服治疗。结果显示，治疗组总有效率 96.7%，对照组总有效率 76.7%，治疗组总有效率优于对照组，差异具有统计学意义；两组治疗后均能显著降低患者中医证候总积分、关节疼痛 VAS 评分、西安大略和麦克马斯特大学骨关节炎指数(WOMAC)、ESR、CRP 水平，两组治疗后比较，治疗组 VAS 评分、WOMAC 指数、ESR、CRP 下降的更明显；治疗组在上调 SOD 方面优于对照组；两组治疗后谷丙转氨酶(ALT)、谷草转氨酶(AST)、肌酐(Cr)、血常规均在正常范围。芙蓉膏外敷能有效改善膝骨关节炎急性期症状，减轻患者疼痛 VAS 评分、WOMAC 指数、降低 ESR、CRP，起效迅速，且安全性良好，未见明显毒副反应。

3. 消瘀接骨散

(1)组成：消瘀散含有花椒、五加皮、白芷、肉桂、荜菝、姜黄等，消瘀接骨散中的乳香、没药相须配伍有抗炎镇痛、抗血小板凝集作用，乳香、没药醇提物尽管本身无镇痛作用，却可以明显增强挥发油的镇痛作用。花椒、白芷、南星挥发油成分具有镇痛作用；五加皮主要成分五加皮总苷和红毛五加醇具有抗炎的功效；肉桂中桂皮醛能显著地抑制血小板凝集，具有扩张血管作用；荜菝的挥发油成分；血竭的总黄酮通过抑制血小板凝集，能改善血液循环；姜黄中的姜黄素具有抑制炎症因子作用；丁香中的丁香酚在镇痛的同时，增加药物的透皮吸收能力。本方中配伍的药物镇痛、消炎作用的基础上，还具有抑制血小板凝集，改变血流变的作用。在文献报道中，血流变与骨关节炎的发生有密切联系，改善血流变，不仅能缓解病情症状，而且能促进软骨的增殖，缓解病情症状。

(2)抗炎作用：将 32 只日本大耳白兔随机分为正常组、模型对照组、治疗组和对照组四组，各组 8 只。正常组不做处理；其他三组采用造模。6 周后完成造模，各组大耳白兔抽取关节液行 IL-1β、TNF-α、TGF-β1 检测；治疗组将消瘀接骨散用清水调成糊状，均匀敷于膝关节皮肤表面，共 30 天，每日 1 次，每次 8 小时；对照组以双氯芬酸乳胶剂外涂于膝关节，共 30 天，每日 3 次。治疗 30 天后分别再次抽取膝关节液检测。将所有检测数据和观察结果通过 SPSS 软件进行单因素方差分析和 LSD 多重比较，根据其结果来分析消瘀接骨散对兔膝关节骨关节炎模型的影响。结果显示：IL-1β、TNF-α 在实验兔膝关节液中表达的水平,造模后明显升高,用药后明显降低;TGF-β1 在各组兔膝关节液中的表达为造模后明显降低,治疗结束后明显升高,并高出原有正常水平,两种药物差别不大。消瘀接骨散通过抑制 IL-1β、TNF-α 和促进 TGF-β1 在实验兔膝骨关节炎模型关节液中的表达,起到抗炎作用。

(3) 调节基质蛋白酶:选用健康清洁级新西兰大耳白兔 32 只,6 个月龄左右,雄雌各半,随机选取正常组、模型组、消瘀接骨散组、双氯芬酸组,每组 8 只,除正常组外采用膝关节石膏制动造模方法进行造模,造模成功正常饲养并驱赶 1 周后进行药物治疗,疗程结束后进行标本制备,采用 HE 染色观察软骨退变情况,ELISA 法(酶联免疫吸附剂测定法)测定关节液上清液中 MMP-1、MMP-3 的含量。结果显示,正常组兔膝关节外观正常,无明显肿胀畸形,关节软骨呈半透明状,表面光滑完整,滑膜呈乳白色,无明显肿胀、肥厚、充血,关节滑液无色透明;消瘀接骨散组及双氯芬酸组外观上稍有肿胀,关节软骨表面较正常组粗糙,滑膜增厚、稍有肿胀;双氯芬酸组较消瘀接骨散组滑膜稍有充血,关节液稍混浊;模型组外观肿胀、畸形,颜色红肿,关节软骨表面粗糙不平,软骨透明度明显下降,滑膜有明显的炎症性改变、肿胀、充血,关节液混浊。光镜下组织学观察:镜下观正常组软骨厚度正常,软骨基质着色均匀,软骨表面光滑,软骨细胞形态正常,排列整齐结构分层清晰可辨,潮线完整;消瘀接骨散组细胞排列规律尚可,偶尔可见少量细胞簇集现象,关节软骨细胞有轻度变性,潮线尚完整;双氯芬酸组细胞排列不整齐,关节各层软骨细胞出现簇集样生长,部分出现潮线不清晰或中断;模型组关节软骨破坏最是严重,软骨表面粗糙不平,软骨表面糜烂、完全剥脱,细胞排列紊乱,分布不均匀,软骨层次不清,潮线消失。关节液中 MMP-1 和 MMP-3 水平的表达:根据关节液中所测检验结果进行统计学分析,各组间 MMP-1 含量比较差异均有统计学意义($F=124.6,P<0.01$),组间多重比较,模型组高于正常组、消瘀接骨散组、双氯芬酸组;正常组与模型组 MMP-3 含量比较差异有统计学意义($P<0.01$),模型组与消瘀接骨散组、双氯芬酸组三组行单因素方差分析差异有统计学意义($F=151.9,P<0.05$);对三组行 SNK-q 检验,提示模型组与消瘀接骨散组、双氯芬酸组差异均有统计学意义($P<0.05$)。

(4) 止痛作用:按照纳入标准及排除标准选取骨关节炎患者 60 例,随机分为治疗组(消瘀接骨散组)和对照组(双氯芬酸组)各 30 例。治疗组予以消瘀接骨散外用,每日 1 次,每次 6~8 小时。对照组予以双氯芬酸外用,疗程为 4 周。疗程结束后,观察两组患者膝关节疼痛感觉评分(VAS 疼痛评分)、Lequesne 指数评分、中医证候量化评分,以及 ESR 的变化,并根据主要症状及体征的变化来判定疗效,记录治疗过程有无明显毒副反应。结果显示:治疗组和对照组治疗后 VAS 疼痛评分与治疗前相比均有差异,差异有统计学意义($P<0.01$),且在改善膝关节疼痛方面治疗组优于对照组。治疗组和对照组治疗后 Lequesne 指数评分与治疗前相比均有差异,差异有统计学意义($P<0.01$),在改善膝关节功能方面治疗组优于对照组。治疗组与对照组治疗后中医证候量化评分与治疗前相比

均有差异,差异有统计学意义($P<0.05$),改善症状、体征方面治疗组优于对照组。治疗组与对照组治疗后 ESR 与治疗前相比有差异,差异有统计学意义($P<0.05$),但在改善 ESR 方面,两者无明显区别,差异无统计学意义($P>0.05$)。两组患者的临床症状及体征疗效评价发现,治疗组总有效率 93.3%,对照组为 76.6%,对两组患者治疗后临床疗效进行统计学分析差异有统计学意义($Z=-2.135,P=0.032$),表明治疗组疗效优于对照组。

(二) 常用中药

1. 黄芪

本品性甘,味微温。归肺、脾、肝、肾经。具有益气固表、敛汗固脱、托疮生肌、利水消肿的功效。用于治疗气虚乏力,中气下陷,久泻脱肛,便血崩漏,表虚自汗,痈疽难溃,久溃不敛,血虚萎黄,内热消渴,慢性肾炎,蛋白尿,糖尿病等。炙黄芪益气补中,生用可固表托疮。

(1) 药理作用

1) 具有免疫调节和免疫促进作用,能显著提高腹腔巨噬细胞的吞噬功能。

2) 可诱导抗原刺激后的 $CD4^+$ T 细胞发生凋亡,诱导生成 IL-2,能显著增强小鼠脾淋巴细胞 IL-2 活性。同时可以促进 TNF 和 IFN 的产生,具有促进细胞免疫的作用。

3) 提高血浆内 IgG、IgA、IgM、IgE 的水平,提高体液免疫。

(2) 临床应用

1) 自身免疫病长期低热不退,证属气虚发热者,如补中益气汤。

2) 自身免疫性肾损害、水肿、蛋白尿、肾衰竭者。

3) 各种免疫病等导致血细胞减少症,如当归补血汤。

4) 风湿病本虚而自汗乏力者,如玉屏风散。

5) 血管炎等导致溃疡久不收口或慢性感染者。

(3) 注意事项: ① 系统性红斑狼疮等疾病活动期有实邪者,不宜使用黄芪,若虚实夹杂,应配伍祛邪药,扶正与祛邪兼顾。② 体液免疫亢进者,免疫球蛋白升高,抗体高滴度者,使用黄芪应与免疫抑制剂配合使用。

2. 薏苡仁

本品性凉,味甘、淡。归脾、胃、肺经。具有健脾渗湿、清热排脓、除痹、利水的功效。生薏苡仁性偏寒凉,长于利水渗湿,清热排脓,除痹止痛,常用于小便不利,水肿,脚气,肺痛,肠痈,风湿痹痛,筋脉拘急及湿温病在气分。

(1) 药理作用

1) 镇静、镇痛及解热作用:薏苡素有较弱的中枢抑制作用,对小鼠和大鼠有镇静作用,并能与咖啡因相拮抗;在大鼠试验中(尾部电刺激法)有镇痛作用,强度与氨基比林相似,还有解热作用;对二硝基酚引起的发热无明显作用;对多突触反射有暂时性的抑制作用,但不能降低士的宁或戊四氮的致死作用。

2）对呼吸功能的影响：薏苡仁油（主要为棕榈酸及其酯）对呼吸功能具有小量兴奋,大量麻痹（中枢性）；且能使肺血管显著扩张。

3）对心血管的作用：薏苡仁油低浓度对蛙的离体心脏呈兴奋作用,高浓度呈麻痹作用,对兔耳壳血管灌流。低浓度时使血管收缩,高浓度则使之扩张。家兔静脉注射,能使之血压下降。薏苡素对离体蟾蜍心脏有抑制作用,使其收缩振幅减低,频率减慢,但对兔耳血管无影响。给家兔静脉注射,能引起血压下降。

4）对肌肉的作用：薏苡仁油低浓度,对蛙的骨骼肌和运动神经末梢有兴奋作用,高浓度则呈麻痹作用,亦能减少在体及离体蛙肌肉的挛缩,并缩短其疲劳曲线。薏苡素对横纹肌有抑制作用,能抑制蛙神经肌肉标本的电刺激所引起的收缩反应及大鼠膈肌的氧摄取和无氧糖酵解,并能抑制肌动球蛋白-三磷酸腺苷系统的反应。

5）对肠管及子宫的作用：薏苡仁油低浓度时对家兔离体肠管呈兴奋作用,高浓度时先呈一时性兴奋而后麻痹；能使家兔及豚鼠的子宫紧张度增加,振幅增大,此兴奋作用可被肾上腺素所翻转。薏苡素对家兔肠管的运动有抑制作用。

6）其他作用：薏苡素皮下注射可使血糖略有下降,实验证明,薏苡仁对癌细胞有抑制作用。

（2）临床应用

1）对心血管的影响：抑制呼吸中枢,使末梢血管特别是肺血管扩张。

2）抗肿瘤作用：尤以脾虚湿盛的消化道肿瘤及痰热挟湿的肺癌更为适宜。

3）增强免疫和抗炎作用：薏苡仁油对细胞免疫、体液免疫有促进作用。

4）降血糖：可起到扩张血管和降低血糖的作用,尤其是对高血压、高血糖有特殊功效。

5）抑制骨骼肌的收缩：薏苡仁可抑制骨骼肌收缩,能减少肌肉之挛缩,缩短其疲劳曲线；能抑制横纹肌之收缩。

6）镇静、镇痛及解热作用：对风湿痹痛患者有良效。

7）降血钙、延缓衰老,提高机体的免疫力。

8）可治疗水肿,脚气,小便淋沥,湿温病,泄泻、带下,风湿痹痛,筋脉拘挛,肺痈,肠痈,扁平疣等。

（3）注意事项：本品力缓,宜多服、久服。脾虚无湿,大便燥结及孕妇慎服。

3. 豨莶草

本品性寒,味辛、苦。归肝经、肾经。具有祛风湿,利关节,解毒的功效。主治风湿痹痛、筋骨无力、腰膝酸软、四肢麻痹、半身不遂、风疹、湿疮。

（1）药理作用

1）影响免疫功能：豨莶草水煎 3 小时,共 3 次,合并煎液浓缩至 1 mL 含 1 g 生药,小白鼠随机分为三批各两组,每组10只,实验组均给予豨莶草煎剂0.2 mL腹腔注射(ip)给药,每日1次。对照组同法给予等量无菌生理盐水。第一批鼠共给药6天,于给药4天后腹腔加注6%淀粉肉汤1.0 mL。第7天检测:腹腔巨噬细胞吞噬鸡红细胞的百分率和吞噬指数;血清溶菌酶活性;摘眼球取血计数淋巴细胞绝对值。第二批鼠给药7天,于给药2天后腹腔加注20%绵羊红细胞0.2 mL。第8天检测:血清抗体滴度;血涂片细胞内DNA和RNA啶橙荧光染色。第三批鼠给药7天,第8天检测:Ea和Et花环形成率;胸腺和脾脏称重。结果表明豨莶草对细胞免疫和体液免疫都有抑制作用,对非特异性免疫亦有一定的抑制作用。

2) 抗炎作用:豨莶味苦醇酸,每日50 mg/kg,口服(po)10日。蛋白热凝固法和大鼠脚肿法证明有抗炎作用;平板打洞法证明,豨莶草对金黄色葡萄球菌高度敏感,对大肠杆菌、绿脓杆菌、宋氏痢疾杆菌、伤寒杆菌轻度敏感,对白色葡萄球菌、卡他球菌、肠炎杆菌、猪霍乱杆菌有抑制作用。豨莶草煎剂按100 mg/kg给鼠灌胃对鼠疟原虫抑制率达90%。

(2) 临床应用

1) 用于风湿痹证:骨节疼痛、四肢麻木、肢弱无力等。本品辛散苦燥,祛筋骨间风湿而通痹止痛。生用偏寒,善化湿热,对风湿痹痛偏热者,用之尤宜。如与臭梧桐同用,即《养生经验合集》豨桐丸。治风寒湿痹或中风痿痹,单用本品,酒蒸为丸,温酒吞服,即《活人方汇编》豨莶丸。

2) 治疗疬风脚弱:豨莶草(五月取赤茎者阴干以净叶蜜酒九蒸九晒)一斤,当归、芍药、熟地黄各一两,川乌(黑豆制净)六钱,羌活、防风各一两,为末蜜丸。每服二钱空心温酒下(《张氏医通》豨莶丸)。

3) 治疗肠风下血:豨莶叶酒蒸为末炼蜜丸,每服三钱白汤下(《方脉正宗》)。

4) 高血压病:豨莶草、夏枯草、桑寄生各15 g,菊花、龙胆草各9 g,水煎服。

5) 风湿性关节炎、腰腿疼痛等症:豨莶草、老鹳草各12 g,鸡血藤15 g,水煎服。

(3) 注意事项:无风湿者慎服、阴血不足者忌服。《唐本草》:"多则令人吐。"《本草经疏》:"凡患者患四肢麻痹,骨间疼,腰膝无力,由于脾、肾两亏,阴血不足,不因风湿而得,不宜服。"《本草述》:"忌铁。"

4. 白芍

本品味苦,性平。归肝、脾经。具有养血柔肝,缓中止痛,敛阴收汗的功效。本品主治胸腹胁肋疼痛,泻痢腹痛,自汗盗汗,阴虚发热,月经不调,崩漏,带下。

(1) 药理作用

1) 对中枢神经系统有抑制作用:小鼠腹腔注射芍药苷能减少自发活动,延长环己巴比妥钠的睡眠时间,抑制因腹腔注射醋酸所引起的扭体反应和对抗戊四氮所致惊厥。

2) 芍药苷对狗的冠状动脉及后肢血管有扩张作用。

3）芍药苷能抑制大鼠的胃液分泌,并能预防发生大鼠应激性溃疡病。

4）对平滑肌的作用:芍药苷对豚鼠、大鼠的离体肠管和在体胃运动,以及大鼠子宫平滑肌均有抑制作用。

5）抗炎作用:芍药苷对卡拉胶引起的大鼠足部肿胀发生有显著的抗炎作用。

6）抗肝损伤:白芍总苷可抑制小鼠肝损伤 ALT 的升高及血浆乳酸脱氢酶(LDH)活性的增高;对肝脏病理组织改变,白芍总苷也有一定保护作用。

7）影响免疫功能:白芍总苷对小鼠的迟发型超敏反应有增强作用。此外尚有降低腺胰蛋白酶效价、抗菌等作用。

（2）临床应用

1）用于自身免疫病出现肝损害,或使用免疫抑制剂导致肝酶升高、黄疸的患者,如柴胡疏肝散。

2）类风湿关节炎、强直性脊柱炎关节疼痛者,如芍药甘草汤。

（3）注意事项:白芍具有阴柔之性,易滋腻,故脾虚湿蕴者不宜使用。

5. 当归

本品性温,味甘、辛。归肝、心、脾经。具有补血活血,调经止痛,润肠通便的功效。主治血虚萎黄、眩晕心悸、月经不调、经闭痛经、虚寒腹痛、肠燥便秘、风湿痹痛、跌扑损伤、痈疽疮疡。

（1）药理作用

1）可以提高大剂量泼尼松龙所致免疫缺陷小鼠补体含量及单核吞噬细胞功能。

2）对抗泼尼松对细胞及体液免疫功能的抑制,使泼尼松抑制状态下小鼠脾淋巴细胞 IL-2 分泌功能改善。

（2）临床应用

1）雷诺现象,如当归四逆汤。

2）静脉炎、栓塞性脉管炎等血管炎,可与四妙勇安汤配伍。

3）结缔组织病肺损害有小结节病和纤维化,或肺内小血管炎引起的肺功脉高压。

（3）注意事项在自身免疾病中大剂量使用,对病情不利。

6. 鸡血藤

本品性温,味苦、甘。归肝、肾经。具有补血,活血,通络的功效。主治月经不调,血虚萎黄,麻木瘫痪,风湿痹痛。

（1）药理作用

1）扩血管作用:鸡血藤水提液醇沉制剂 20 mg/kg 直接注入股动脉,注射后 10 分钟内股动脉血流量增加 42.7%;峰值时增加值达 133%;血管阻力减少 45.3%。

2）抗血小板聚集作用:鸡血藤生药水煎醇沉制剂在 100 mg/kg 浓度时,在试管内对二磷腺苷诱导的大鼠血小板聚集有明显抑制作用。

3）对实验性关节炎的影响：鸡血藤酊剂给大鼠灌胃,对甲醛性关节炎有显著疗效。

（2）临床应用

1）风湿痹痛,手足麻木,肢体瘫痪及血虚萎黄。本品行血养血,舒筋活络,为治疗经脉不畅,络脉不和病证的常用药。如治风湿痹痛,肢体麻木,可配伍祛风湿药,如独活、威灵仙、桑寄生等药;治中风手足麻木,肢体瘫痪,常配伍益气活血通络药,如黄芪、丹参、地龙等药;治血虚不养筋之肢体麻木及血虚萎黄,多配合益气补血药之黄芪、当归等药用。本品不仅可用于类风湿关节炎、脊柱关节病等关节肿痛者,也可用于系统性红斑狼疮、干燥综合征有关节症状者。

2）月经不调、痛经、闭经。本品苦而不燥,温而不烈,行血散瘀,调经止痛,性质和缓,同时又兼补血作用,凡妇人血瘀及血虚之月经病证均可应用。治血瘀之月经不调、痛经、闭经,可配伍当归、川芎、香附等同用;治血虚月经不调、痛经、闭经,则配当归、熟地黄、白芍等药用。亦可用于风湿病贫血、白细胞减少症的辅助治疗。

（3）注意事项:《本草纲目》载此药无毒。

7. 牛膝

本品性平,味苦、酸。归肝、肾经。具有补肝肾,强筋骨,逐瘀通经,引血下行的功效。主治腰膝酸痛,筋骨无力,经闭癥瘕,肝阳眩晕。

（1）药理作用

1）抗炎、镇痛作用:牛膝酒剂对大鼠甲醛性脚肿有明显治疗作用。牛膝根 200％ 提取液有较强的抗炎消肿作用,但该作用并非是通过肾上腺皮质释放皮质激素所致。有报告认为,牛膝的抗炎消肿机制是提高机体免疫功能,激活小鼠巨噬细胞系统对细菌的吞噬作用,以及扩张血管、改善循环、促进炎性病变吸收等。牛膝具有镇痛作用,牛膝煎剂腹腔注射能抑制酒石酸锑钾或醋酸所致的"扭体反应"。实验表明,河南产怀牛膝镇痛效果最佳,注射 10 分钟内即可出现作用。

2）对心血管系统的作用:牛膝醇提取液对离体蛙心及麻醉猫在体心脏均有一定的抑制作用。煎剂对麻醉犬心肌亦有明显的抑制作用。牛膝煎剂或醇提取液给麻醉犬、猫、兔等静脉注射,均有短暂的降压作用,血压下降时伴有呼吸兴奋,无急速耐受现象,降压作用的机制主要在于组胺的释放,同时也与心脏抑制和扩张外周血管有关。

3）兴奋子宫和抗生育作用:牛膝流浸膏或煎剂对离体家兔子宫不论已孕、未孕均有兴奋作用。对收缩无力的小鼠离体子宫,则使收缩加强。对猫的未孕子宫呈弛缓作用,而对已孕子宫则发生强有力的收缩。牛膝总皂苷能使大鼠子宫收缩幅度增高,频率加快,张力增加,子宫收缩面积较给药前显著增大。

4）对胃肠的作用:动物实验证明,牛膝给麻醉犬、麻醉或正常兔静脉注射,能使其胃运动在短暂兴奋后转为抑制。牛膝对小鼠离体肠管有抑制作用、对豚鼠肠管有加强收缩作用。

（2）临床应用

1）用于瘀滞经闭，产后瘀痛，跌扑伤痛。与红花、桃仁、当归、延胡索等药同用，既可活血调经，又能祛瘀疗伤。

2）用于腰膝酸痛，足膝萎软无力。对肝肾不足引起的腰膝酸痛，常与苍术、狗脊、木瓜等同用；如因湿热下注引起的腰膝关节疼痛，常与苍术、黄柏等同用；如风湿痹痛、下肢关节疼痛为甚，可与木瓜、防己、独活等同用。

3）用于吐血、衄血、牙龈肿痛、头痛晕眩。治上部血热妄行者，常配合侧柏叶、白茅根、小蓟等药，以治吐血、衄血；又可配生地黄、石膏等，用治牙龈肿痛属于阴虚火旺者；治肝阳上亢，头痛眩晕者，常与代赭石、龙骨、牡蛎等同用。

4）用于小便不利、淋沥涩痛及尿血。本品可与瞿麦、滑石、通草等同用。

（3）注意事项：凡中气下陷，脾虚泄泻，下元不固，梦遗失精，月经过多及孕妇均忌服。

8. 威灵仙

本品性温，味辛、咸，有毒。归膀胱经。具有祛风除湿，通络止痛，消痰水，散癖积的功效。主治痛风顽痹、风湿痹痛，肢体麻木，腰膝冷痛，筋脉拘挛，屈伸不利，脚气，疟疾，癥瘕积聚，破伤风，扁桃体炎，诸骨鲠咽。

（1）药理作用

1）对心脏和血压的作用：狭叶铁线莲（即山蓼，棉团铁线莲）对离体蟾蜍心脏有先抑制后兴奋的作用，浸剂的药效比煎剂大 3～5 倍。50％的浸剂可使麻醉犬的血压下降，肾容积缩小，浸剂的药效为煎剂的 2 倍。其降压作用似与对心脏的抑制有关。

2）降血糖作用：威灵仙浸剂对正常大鼠有显著增强葡萄糖同化的作用（即给予大鼠以大量葡萄糖后，尿糖试验仍为阴性），因此可能有降血糖作用。

3）抗利尿作用：狭叶铁线莲制剂对小鼠、大鼠、豚鼠有显著的抗利尿作用。浸剂与煎剂的效果无明显差别。50％煎剂 0.2 mL 与垂体后叶素 0.1 μL 的抗利尿效果相当，但其作用时间似比垂体后叶素为长。

4）对平滑肌的作用：狭叶铁线莲煎剂对小鼠、大鼠及家兔的离体肠管有明显的兴奋作用；但对小鼠离体子宫作用不明显。

5）其他作用：在试管内，水浸剂对皮肤真菌有抑制作用。水浸剂对奥杜盎小孢子菌也有抑制作用；煎剂对金黄色葡萄球菌、志贺痢疾杆菌有抑制作用。煎剂腹腔注射能轻度提高小鼠痛阈，提示其有镇痛作用。煎剂对疟原虫有抑制作用。醇提取液对小鼠中期妊娠有引产作用。

（2）临床应用

1）风湿痹证：本品辛散温通，性猛善走，通行十二经，既能祛风湿，又能通经络而止痛，为治风湿痹痛要药。凡风湿痹痛，肢体麻木，筋脉拘挛，屈伸不利，无论上下皆可应用，尤宜于风邪偏盛，拘挛掣痛者。可单用研末服，如威灵仙散（《太平圣惠方》）；与当归、肉桂同用,可治风寒腰背疼痛,如神应丸(《证治准绳》)。

2)骨鲠咽喉:本品味咸,能软坚而消骨鲠,可单用或与砂糖、醋煎后慢慢咽下。《本草纲目》则与砂仁、砂糖煎服。

3)此外,本品宣通经络止痛之功,可治跌打伤痛、头痛、牙痛、胃脘痛等;并能消痰逐饮,用于痰饮、噎嗝、痞积。

(3)注意事项:本品辛散走窜,久服易伤正气,气血虚弱,无风寒湿邪者慎服。

9.独活

本品性微温,味辛、苦。归肝、肾、膀胱经。具有祛风胜湿,散寒止痛的功效。主治风寒湿痹;腰膝疼痛;少阴伏风头痛,头痛齿痛。

(1)药理作用

1)镇静、催眠、镇痛和抗炎作用:独活煎剂或流浸膏给大鼠或小鼠口服或腹腔注射,均可产生镇静乃至催眠作用,独活能明显抑制中枢神经,发挥安神与镇静作用。与牡丹皮、酸枣仁等有中枢抑制作用的中药相比,独活的毒性较大。独活可预防蛙在使用士的宁后产生惊厥作用,但不能使其免于死亡。独活煎剂腹腔注射,可明显延长小鼠热板法造成的动物疼痛反应时间,表明其有明显镇痛作用。独活寄生汤同样有镇静、催眠及镇痛作用,对大鼠甲醛性脚肿有一定抑制作用,能使炎症减轻,肿胀消退快。

2)对心血管系统的作用:独活对离体蛙心有明显抑制作用,随剂量加大最终可使心脏停止收缩。从独活中分离出 γ-氨基丁酸可对抗多种实验性心律失常,并影响大白鼠心室肌动作电位。白当归素、异虎耳草素等具有类似凯林的扩张冠状动脉作用,但较凯林为弱。煎剂在蛙腿灌注时,有收缩血管的作用,剂量加大,作用增强。

3)抗菌作用:独活煎剂对人型结核杆菌有抗菌作用;伞形花内酯对布鲁菌有明显抑制作用。花椒毒素等呋喃香豆精类化合物一般无明显抗菌活性,但它们与金黄色葡萄球菌、大肠杆菌等一起曝光,则也发生光敏感作用,使细菌死亡。

4)解痉作用:佛手柑内酯、花椒毒素、异虎耳草素等对兔回肠有明显的解痉作用;异虎耳草素、虎耳草素、白芷素能显著对抗氯化钡所致的十二指肠段痉挛。东莨菪素对雌激素或氯化钡所致在体或离体子宫痉挛有解痉作用。

5)其他作用:独活能使离体蛙腹直肌发生收缩。软毛独活对人能引起日光性皮炎。独活静脉注射时可兴奋呼吸,使其加深加快,用普鲁卡因封闭血管壁化学感受器不能使其作用减弱。佛手柑内酯及虎耳草素对大鼠实验性胃溃疡有中等强度的保护作用,异虎耳草素与花椒毒素作用较弱。东莨菪素对化学物质引起的大鼠乳腺肿瘤有一定的抑制作用,伞形花内酯则无效。花椒毒素、佛手柑内酯等对埃利希腹水癌细胞有杀灭作用。

(2)临床应用

1)风寒湿痹:该品辛散苦燥,气香温通,功善祛风湿,止痹痛,为治风湿痹痛主药,凡风、寒、湿邪所致之痹证,无论新久,均可应用;因其主入肾经,性善下行,尤以腰膝、腿足关节疼痛属下部寒湿者为宜。治感受风、寒、湿邪的风寒湿痹,肌肉、腰背、手足疼痛,常与当归、白术、牛膝等同用,如独活汤(《活幼新书》);若与桑寄生、杜仲、人参等配伍,可治痹证日久正虚,腰膝酸软,关节屈伸不利者,如独活寄生汤(《千金方》)。

2) 风寒挟湿表证:该品辛散温通苦燥,能散风寒湿而解表,治外感风寒挟湿所致的头痛头重,一身尽痛,多配羌活、藁本、防风等,如羌活胜湿汤(《内外伤辨惑论》)。

3) 少阴头痛:该品善入肾经而搜伏风,与细辛、川芎等相配,可治风扰肾经,伏而不出之少阴头痛,如独活细辛汤(《症因脉治》)。

4) 独活与桑枝:独活搜风散寒止痛而通痹;桑枝祛风湿而通经络横行四肢。两者合用,治疗风寒湿痹的功能增强,尤其是上肢疼痛、肩关节周围炎。用于自身免疫性疾病使用免疫抑制剂后病情有所控制者。

(3) 注意事项:阴虚血燥者慎服。《本草经集注》:蠡实为之使。《本经逢原》:气血虚而遍身痛及阴虚下体痿弱者禁用。一切虚风类中,咸非独活所宜。

10. 羌活

本品性温,味辛、苦。归膀胱经、肾经。具有散表寒,祛风湿,利关节,止痛的功效。主治外感风寒,头痛无汗,风寒湿痹,风水浮肿,疮疡肿毒。

(1) 药理作用

1) 解热、镇痛作用:羌活挥发油灌胃或腹腔注射,能使致热性大鼠体温明显降低,具有显著地解热作用;连续 3 天给予小鼠羌活挥发油,再行腹腔注射 0.5% 的醋酸溶液,可见羌活挥发油能使小鼠扭体次数明显减少,有显著的镇痛作用。实验表明:2% 羌活注射液 10 mL/kg 腹腔注射后 40 分钟,小鼠痛阈显著提高。

2) 对心血管系统的作用:羌活水溶部分对心律失常有明显的对抗作用,能明显缩短心律失常持续时间,延缓乌头碱诱发小鼠心律失常出现的时间。该作用有随剂量增大而增强的趋势,但当剂量增加到 12 g/kg 时其作用反而有所下降。有报告认为,羌活抗心律失常的机制可能与抑制 Na^+ 内流及促进 K^+ 外流有关。但羌活和宽叶羌活均不能预防氯仿诱发的小鼠室颤和哇巴因诱发的豚鼠心律失常。

羌活挥发油能够对抗垂体后叶素引起的大鼠急性心肌缺血,这可能是羌活挥发油能扩张冠状动脉,增加冠状动脉血流量的结果。羌活挥发油有明显的增加小鼠心肌营养性血流量的作用,从而改善心肌缺血。

3) 抗休克作用:用浓度为 50% 的羌活煎剂 0.5 mL,连续给小鼠灌胃 12 次,抗休克作用明显,但大剂量(浓度 100%,剂量 1 mL)一次给药无效,即一次用大剂量并不能提高动物的抗休克作用。

4) 其他作用:羌活注射液稀释度为每毫升含羌活油 0.008 mL 和每毫升含羌活油 0.004 mL 时,对痢疾杆菌、大肠杆菌、伤寒杆菌、绿脓杆菌和金黄色葡萄球菌等,均有明显抑制作用。

（2）临床应用

1）用于感冒风寒，发热恶寒等症：羌活功能发散风寒，祛风止痛，用于感冒风寒，兼有头痛、身痛为主，常配防风、白芷等药同用。

2）用于风湿痹痛、头痛等：羌活祛风湿的作用也甚为显著，为祛风胜湿常用之品，但一般认为本品以风湿痹痛在半身以上者为宜，如周身痹痛，可配防风、独活等同用。对于头痛病症，多配合川芎、细辛等应用。

（3）注意事项：本品辛香温燥之性较烈，故阴亏血虚者慎用。血虚痹痛忌服。《本草经疏》：血虚头痛及遍身疼痛骨痛因而带寒热者，此属内证，误用反致作剧。

11. 秦艽

本品性微寒，味辛、苦。归胃经、肝经、胆经。具有祛风湿，舒筋络，清虚热的功效。主治风湿痹痛，筋脉拘挛，骨节酸痛，日晡潮热，小儿疳积发热。

（1）药理作用

1）抗炎作用：秦艽碱甲能减轻大鼠的甲醛性"关节炎"，并加速肿胀的消退，每日腹腔注射 90 mg/kg，其效果与水杨酸钠 200 mg/kg 相当，连续 10 日可使脚肿基本恢复正常。如预先注射秦艽碱甲，对大鼠蛋清性脚肿也有减轻和消肿作用，其作用强度与氯喹、皮质酮及秦艽中性乙醇浸剂相似，而比水杨酸钠略强。秦艽碱甲抗炎作用的原理是通过兴奋肾上腺皮质而实现的，但其与促皮质激素又有所不同。它不是直接兴奋肾上腺皮质，而是通过神经系统以激动垂体，促使肾上腺皮质激素分泌增加而实现抗炎作用。秦艽碱甲的双氢化物（侧链上无双键）无消炎作用，可知此双键的存在是抗炎的必要条件。秦艽碱甲还能明显降低大鼠毛细血管的通透性，对豚鼠的组胺性休克及大鼠的蛋清性过敏性休克有显著的保护作用。

2）对中枢神经系统的作用：秦艽碱甲小剂量对小鼠、大鼠的中枢神经系统有镇静作用，较大剂量则有中枢兴奋作用，最后导致麻痹而死亡。其能增强戊巴比妥的催眠-麻醉作用。较小剂量注射给药，即能抑制狗肠瘘因灌注氯化亚汞所引起的反射性肠液分泌，即抑制了狗的神经系统，这种抑制作用随剂量加大而增强。秦艽碱甲能提高大鼠（光热刺激法）的痛阈，但作用短暂；对小鼠（热板法）亦有镇痛作用，如与延胡索、草乌、天仙子等配伍，能使镇痛作用增强，作用时间延长；但与吗啡合用时，则无互相增强作用。

3）对心血管系统的作用：秦艽碱甲能降低豚鼠血压，对麻醉犬、兔的降压作用短暂，且使心率减慢。静脉注射阿托品或切断两侧迷走神经不能阻断其降压作用。秦艽碱甲对离体蛙心有抑制作用，能减慢心率并伴有心舒张不全和心输出量减少。提示其降压作用是直接抑制心脏的结果，而与迷走神经无关。

4）对血糖的影响：秦艽碱甲能使大鼠、小鼠的血糖显著升高，同时肝糖原有显著降低。该作用随剂量加大而增强。该作用在切除肾上腺或使用阻断肾上腺素的药物（双苄氯乙胺）后消失，表明其升高血糖作用可能是通过肾上腺素的释放所引起的。

5）其他作用：秦艽乙醇浸液在体外对炭疽杆菌、葡萄球菌、伤寒杆菌、肺炎杆菌、痢疾杆菌、霍乱弧菌均有抑制作用。其水浸剂在试管内对常见皮肤真菌也有不同程度地抑制作用。

秦艽碱甲能明显减轻豚鼠因组胺喷雾引起的哮喘及抽搐；对兔的蛋清性过敏性休克亦有显著的保护作用。秦艽碱甲能拮抗组胺和乙酰胆碱引起的肠管收缩，尤以对前者的拮抗作用较强。

（2）临床应用

1）凡风湿热痹，症见发热关节红肿疼痛者，可与赤芍、防己、忍冬藤等清热除湿药配伍。

2）凡劳伤阴虚，骨蒸潮热，颧红盗汗，消瘦乏力者，可与柴胡、鳖甲、知母、地骨皮、青蒿等配伍。

3）凡湿热瘀滞，身目发黄小便黄赤者，可与茵陈、黄芩、栀子、大黄等配伍。

（3）注意事项：久病虚寒，尿多，便溏者禁服。

12. 桑寄生

本品性平，味苦、甘。归肝、肾经。具有补肝肾，强筋骨，祛风湿，安胎元的功效。主治风湿痹痛，腰膝酸软，筋骨无力，崩漏经多，妊娠漏血，胎动不安，高血压。

（1）药理作用

1）降压作用：本品的水浸出液、乙醇-水浸出液、30%乙醇浸出液，均有降低麻醉动物血压的作用。麻醉猫、狗以毛叶桑寄生的茎叶混合酊剂 $0.4 \sim 0.5$ g/kg 灌胃，或 $0.1 \sim 0.25$ g/kg 静脉注射，都有降压作用，维持时间亦较长，重复给药无急速耐受现象，切断迷走神经或注射阿托品只能减弱而不能完全消除其降压作用，对肾上腺素无拮抗或增强作用，降压与窦神经无关。对此降压作用的原理，有报告认为是中枢性或反射性的，即由于中枢镇静作用和降低了交感神经及血管运动中枢的兴奋性所致；或是作用于内感受器，引起降压反射的结果。

2）镇静作用：小鼠腹腔注射毛叶桑寄生酊剂 2 g/kg 能抑制由咖啡因所引起的运动性兴奋，并延长中枢兴奋药戊四氮所引起的小鼠死亡时间。

3）利尿作用：桑寄生有较显著的利尿作用，有效成分是萹蓄苷，即广寄生苷。给麻醉犬静脉注射萹蓄苷 0.5 mg/kg 可引起利尿，剂量增加则作用更显著。在慢性大鼠实验中，无论口服或注射，均有显著利尿作用。其利尿作用强度虽不及氨茶碱，但其毒性仅为氨茶碱的 1/4，因此治疗幅度大。

4）对心血管的作用：在正常搏动和颤动的离体豚鼠心脏标本上，桑寄生（冲剂）均有舒张冠状血管、增加冠状动脉流量的作用，并能对抗脑垂体后叶素。实验证明：总黄酮 $20 \sim 25$ mg 即有持续扩张冠状动脉及强心作用，其1%的浓度即能增加离体豚鼠心脏冠状动脉流量 $2 \sim 3$ 倍，且似乎不增加心肌耗氧量。对心肌收缩力则先抑制后增强。对正常离体兔耳血管无直接扩张作用，但对胆固醇性血管硬化的离体兔耳血管却有明显直接扩张作用。

5) 抗病原微生物的作用：桑寄生煎剂在体外(猴肾单层上皮细胞组织培养)对脊髓灰质炎病毒和部分肠道病毒有明显抑制作用。脊髓灰质炎病毒与药物直接接触 1 小时,即被抑制,可能是直接灭活作用。在试管内能抑制伤寒杆菌和葡萄球菌的生长。

(2) 临床应用

1) 治腰背痛,肾气虚弱,卧冷湿地当风所得：独活三两,桑寄生、杜仲、牛膝、细辛、秦艽、茯苓、桂心、防风、川芎、人参、甘草、当归、芍药、干地黄各二两。

2) 治小儿背强,难以俯仰：桑寄生二两,白术、当归各三两,鳖甲一斤。用滚汤泡洗净,用水一斗,入砂锅内,慢火熬如饴,加炼蜜二两,收之。

3) 治毒痢脓血,六脉微小,并无寒热：桑寄生二两,防风、川芎二钱半,炙甘草三钱。为末。每服二钱,水一盏,煎八分,和滓服。

4) 治下血止后,觉丹田元气虚乏,腰膝沉重少力：桑寄生为末,每服一钱,非时白汤点服。

(3) 注意事项：《本草纲目》载无毒。

13. 杜仲

本品味甘,性温。归肝、肾、胃经。具有补益肝肾、强筋壮骨、调理冲任、固经安胎的功效。主治肾阳虚引起的腰腿痛或酸软无力;肝气虚引起的胞胎不固,阴囊湿痒等症。

(1) 药理作用

1) 降压作用：乙醇提取物 1～2 g/kg 静脉注射,对麻醉狗有降低血压作用,重复使用产生快速耐受性,果实提取物亦有类似的降压作用;煎剂 5～8 g/kg 给肾型高血压狗灌胃,用药 4 周,降压效果不够满意;给兔、狗静脉注射生杜仲、炒杜仲的煎剂、酊剂表明,炒杜仲降压作用比生杜仲大,煎剂比酊剂作用强。

2) 影响免疫功能：杜仲醇沉水煎液 6 g/kg 给大鼠灌胃,可使外周血中嗜酸性粒细胞减少,血浆皮质醇增加;10 g/kg 给小鼠灌胃,使小鼠外周血淋巴细胞减少,血糖含量增加,幼鼠胸腺缩小。说明杜仲具有兴奋垂体-肾上腺皮质系统功能,但能提高小鼠血清碳末廓清速率和腹腔巨噬细胞的吞噬功能,并对抗氢化可的松的免疫抑制作用。此外,杜仲还有利尿作用。

(2) 临床应用

1) 肝肾亏虚：证见眩晕、腰膝酸痛、筋骨痿弱等。本证多见于高血压病、眩晕症、脑血管意外后遗症、慢性肾脏疾病、脊髓灰质炎等。

2) 肾气不固：证见尿频或尿有余沥、阴下湿痒、阳痿、孕妇体弱、胎动不安或腰坠痛等。本证多见于慢性前列腺疾病、性功能障碍、不育症、先兆流产或习惯性流产等。

3) 用于慢性关节疾病、骨结核、痛经、功能失调性子宫出血、慢性盆腔炎等疾病而出现肝肾亏虚证候者。

（3）注意事项：阴虚火旺者慎服。

（三）其他

1. 健脾益胃，调补后天

脾胃虚弱在本病的发生发展过程中占有重要地位，脾胃虚弱，一则气血生化乏源，营卫失充，肌肉失养，卫外不固，易受外邪侵袭；另则，脾虚失于健运，饮食水谷不能化为水谷精微，反而聚湿生痰，痰可碍血，瘀可化水，痰瘀交阻，痹阻于关节经络，导致痹病迁延不愈。健脾和胃的治疗方法在补气养血、扶正固本，以及抑制某些药物不良反应等方面起着重要作用。在本病的活动期针对脾胃运化失司，湿聚为痰，留驻关节之证，常应用急则治标、兼顾本虚的原则，以健脾燥湿药，配以祛风散寒清热之法，常用薏苡仁、苍术、半夏、茯苓、陈皮、藿香、佩兰、白术、白及、白芍、木香等，一方面祛除痰湿；另一方面保护胃黏膜不受辛烈药物的损伤。在缓解期常偏重于治本，通过调养后天，扶助正气，强壮筋骨，则"邪不可干"，从而有效地避免外邪重感与病情加重和反复，以期从根本上取得疗效，针对本病脾胃虚弱、中气不足、气血亏虚、筋脉失养之特点，可用补益脾胃、益气养血法，常用党参、白术、黄精、玉竹、扁豆、山药、鸡血藤、桂枝、黄芪等，既补益气血，又补而不腻。

2. 益气养血，补益肝肾

气血为人体生命活动的重要物质基础，气血亏虚，机体失于濡养，则抗邪、防御、适应能力低下，外邪乘虚侵入，而发为风湿病。本病的发生以肝脾肾亏虚为本，肝主藏血，主筋，为罢极之本；肾藏精，主骨充髓，为先天之本；脾胃为后天之本，气血生化之源。年高体虚，肾气自半，精血渐衰，或先天禀赋不足，或久病劳损，肝肾亏虚。肾元不足，肝血亏虚，则筋肉不坚，骨软无力，既不能充养骨髓，濡养关节，又不能约束诸骨，预防脱位，导致关节痿软疼痛、行动不利，发为痹病。治疗上常用党参、茯苓、白术、山药、薏苡仁、甘草健脾和胃以养后天，促进气血生成。常重用黄芪以益气固表，配当归，取当归养血汤养血之意，两药合用，益气补血，正气旺则外邪除；独活、秦艽、防风祛风湿止痹痛；配以杜仲、牛膝、桑寄生壮筋骨以除痹；细辛、桂枝发散风寒，通经活络。阳气虚佐以肉桂、附子，阴血虚助以熟地黄、白芍。

3. 祛痰化湿，通经活络

本病的发生、发展是内外合邪而致，内因脾虚，外感湿邪，虚实夹杂，是本病临床痰湿痹阻的基本特点。治疗当以健脾除湿、通络祛风。常以羌活祛上部风湿，独活祛下部风湿，两者相合能散周身风湿，疏利关节而通痹；用防风、白芷、藁本祛风止痛，祛肌表风湿；用川芎活血祛风止痛，合蔓荆子升散在上的风湿而止头痛。

第四章

风湿病诊治病案举隅

第一节 类风湿关节炎医案

案 1 行痹

【初诊】陈某,男,52 岁。2010 年 4 月 25 日。

主诉:患者四肢大小关节疼痛 3 年余。

患者双手远指、双腕关节及肘、肩、膝关节疼痛,每因寒湿加重,关节疼痛游走不定。刻诊:躯肢关节酸胀疼痛,游走不定,傍晚时逐渐加重,苔白质淡,舌边见齿痕,脉细。

中医诊断:痹证(行痹)。

西医诊断:类风湿关节炎。

治则:祛风通络止痛。

处方:防风汤加减。

防风 15 g、川桂枝 15 g、麻黄 10 g、淮山药 20 g、薏苡仁 20 g、黄芪 15 g、陈皮 15 g、法半夏 10 g、杏仁 10 g、秦艽 10 g、茯苓 15 g、当归 15 g、制附片 6 g、威灵仙 20 g、葛根 15 g、甘草 6 g(7 剂,水煎服,每日 1 剂)。

【二诊】2010 年 5 月 2 日。

左肩外侧肿痛,伴腰酸疼痛并延及两侧臀部。拟 2010 年 4 月 25 日方加延胡索 10 g、威灵仙增至 30 g(14 剂,水煎服,每日 1 剂)。

【三诊】2010 年 5 月 16 日。

关节疼痛基本缓和。拟 2010 年 5 月 2 日方继续服用(14 剂,水煎服,每日 1 剂)。随访 2 个月无关节疼痛。

案 2 痛痹

【初诊】宋某,女,28 岁。2010 年 3 月 13 日。

主诉:反复右下肢疼痛半年加重 1 个月。

患者右下肢剧痛,臀部尤甚,右足冷痛,行走困难,全身关节疼痛较剧,神疲乏力,食纳欠佳,舌淡、苔薄白,脉弦紧。

中医诊断:痹证(寒痹)。

西医诊断:类风湿关节炎。

治则:温经散寒,通络止痛。

处方：川桂枝 15 g、威灵仙 20 g、黄芪 10 g、薏苡仁 20 g、淮山药 20 g、陈皮 10 g、法半夏 15 g、丹参 20 g、仙灵脾 20 g、麻黄 10 g、党参 10 g、海风藤 10 g、白芍 10 g、羌活 10 g、独活 10 g、甘草 6 g(14 剂,水煎服,每日 1 剂)。

【二诊】2010 年 3 月 28 日。

服 14 剂后,肢体疼痛明显减轻,慢步行走已不觉疼痛,卧床转身不需用手扶床,根据病情继服 21 剂。

【三诊】2010 年 4 月 18 日。

症状基本消失,又用健脾和胃、调补气血善后,随访至今未复发。

案3 着痹

【初诊】李某,男,48 岁。2010 年 6 月 4 日。

主诉：反复四肢大小关节疼痛半年加重 1 周。

患者目前肢体重着,麻木疼痛,屈伸不利,下肢尤甚,神疲乏力、纳呆,便溏,舌白滑,脉濡。

中医诊断：痹证(着痹)。

西医诊断：类风湿关节炎。

治则：化湿通络,祛风散寒。

处方：薏苡仁汤加味。

薏苡仁 30 g、淮山药 20 g、茯苓 15 g、陈皮 15 g、黄芪 15 g、丹参 20 g、泽泻 10 g、车前草 10 g、白术 10 g、苍术 10 g、防己 10 g、牛膝 10 g、豨莶草 15 g、防风 10 g、桂枝 10 g、甘草 6 g(7 剂,水煎服,每日 1 剂)。

【二诊】2010 年 6 月 11 日。

服 7 剂后,肢体重着麻木疼痛减轻,已能屈伸自如,精神好转,纳食增进,拟 2010 年 6 月 4 日方继续服用 21 剂。

【三诊】2010 年 7 月 2 日。

患者诸症悉愈。随访半年未犯。

案4 热痹

【初诊】方某,女,40 岁。2010 年 7 月 16 日。

主诉：反复腕关节疼痛 6 年加重 1 周。

患者诉左侧手腕红肿胀痛,入夜加重,表皮光亮灼热,小便短少色黄,口苦口渴,发热,苔薄黄质淡红,脉弦数。

中医诊断：痹证(热痹)。

西医诊断：类风湿关节炎。

治则：清热除湿止痛。

处方：蒲公英 30 g、山栀子 10 g、紫花地丁 20 g、薏苡仁 20 g、淮山药 20 g、生石膏 20 g、知母 15 g、生大黄 10 g、猪苓 15 g、茯苓 15 g、泽泻 15 g、牛膝 10 g、丹参 20 g、威灵仙 20 g、甘草 6 g(7 剂,水煎服,每日 1 剂)。

【二诊】2010 年 7 月 23 日。

患者诉诸关节灼热症状稍减,但双腕关节仍肿胀疼痛,偶感胃脘部不适。拟 2010 年 7 月 16 日方去生大黄,生石膏减至 10 g,加陈皮 15 g,炒麦芽、炒谷芽各 15 g(7 剂,水煎服,每日 1 剂)。

【三诊】2010 年 7 月 30 日。

患者诉关节疼痛症状较前有明显改善,发热不显,关节仍肿胀不适,伴咽痛、咳嗽,纳可,大便干结。拟 2010 年 7 月 23 日方去山栀子、紫花地丁,加金银花 15 g、连翘 15 g、板蓝根 20 g、桔梗 15 g、杏仁 15 g(7 剂,水煎服,每日 1 剂)。

【四诊】2010 年 8 月 6 日。

咽痛症状基本消失,双腕关节发热、肿胀不显,双手诸关节疼痛症状减轻。纳可、二便自调。拟 2010 年 7 月 23 日方薏苡仁增至 30 g、淮山药增至 30 g,以善后。

按：风湿病多为中医痹证范围。因正气虚弱,卫外不固,外邪入侵经络关节所致。案 1 为行痹,行痹是由于感受风邪而生痹证。其特点：遇风病情加重,疼痛部位不定,用防风汤祛风通络止痛,加制附片温阳止痛。案 2 为寒痹,寒痹是由于感受寒邪所致。其发病特点：遇冷病情加重,遇热好转,患者因风、寒、湿邪流注关节,痹阻经络,在治疗中应予祛风、散寒、除湿兼顾。方中羌活、独活、防风、苍术、海风藤祛风胜湿,通络止痛,川桂枝、仙灵脾温经通络、散寒除湿,当归、威灵仙活血通络,取"治风先治血,血行风自灭"之义,以助祛风湿药之药力;同时,寒盛者必有瘀,故用丹参活血化瘀,增桂枝用量以助温经逐邪之功。案 3 为着痹,着痹是湿邪偏胜所致。其特点：每遇阴雨湿天或接触冷水病情加重;用白术、苍术、薏苡仁、祛湿通络除痹,用黄芪、桂枝益气活血通络,茯苓、防己、牛膝、豨莶草使湿有去路。案 4 为热痹,是痹证日久郁热或直接感受热邪所致。其特点：肢体关节肿胀疼痛,得冷稍舒,用白虎汤合桂枝芍药知母汤清热解毒疏风,丹参等通络化瘀止痛,猪苓、茯苓、牛膝、威灵仙除湿热,利关节,通经络,引药下行,而使热清、湿化、痹通。

案 5

【初诊】代某,男,75 岁。2015 年 9 月 16 日。

主诉：反复四肢大小关节肿痛 10 年,加重半年。

患者类风湿关节炎病史 10 年,反复发作,近半年加重,关节热痛。抗"O"(ASO) 180 IU/L,ESR 45 mm/h,RF404 IU/mL。经抗风湿药治疗,疗效不佳,现肢体活动受限,丧失劳动能力。刻诊：患者,双手近指、掌指、腕关节灼热、疼痛,食欲不振,舌红苔薄、黄白相间,脉濡细数。查其脉症,属风寒湿痹,经久不愈,郁而化热伤阴之热痹证。

中医诊断:尪痹(风湿热痹,阴虚津伤)。

西医诊断:类风湿关节炎。

治则:祛风除湿,清热利湿,活血养阴。

处方:蒲公英20 g、白花蛇舌草20 g、淮山药20 g、薏苡仁20 g、防风10 g、川桂枝15 g、陈皮15 g、白芍20 g、白术15 g、知母25 g、石斛20 g、附子6 g、甘草6 g(7剂,水煎服,每日1剂)。

【二诊】2015年9月23日。

服药后病情好转,关节热疼稍减,效不更方,拟2015年9月16日方续服14剂。

【三诊】2015年10月6日。

关节疼痛减轻,屈伸稍利,手足心热,舌苔已退,自觉胃脘胀满不适,饮食稍减,拟2015年9月16日方加川牛膝15 g、木瓜15 g、忍冬藤20 g、建神曲10 g、淮山药增至30 g、薏苡仁增至30 g,连服14剂。

【四诊】2015年10月20日。

精神食欲正常,关节热痛已除,舌苔恢复正常,仍有关节肿大,活动受限,拟2015年8月6日方加防己15 g、威灵仙20 g,连服14剂。

【五诊】2015年11月3日。

诸症皆除,唯关节肿大尚存,实验室检查:ASO 165 IU/L ESR 12 mm/h,RF 138 IU/mL。拟2015年10月20日方继服以善后。

按:此案为风寒湿痹,久治不愈,郁久化热伤阴,而转为热痹。正如《类证制裁》曰:"初因风寒湿邪郁闭阴分,久则化热攻痛。"正虚邪实之证,治法既须祛风除湿、温经行痹,又须滋阴清热,因此,以桂枝、芍药、甘草,调和营卫,桂枝、防风祛风通阳,薏苡仁、淮山药、陈皮、白术补土祛湿,知母、石斛滋阴清热,附子通阳开痹。三诊后加牛膝、木瓜、忍冬藤、防己、威灵仙等以助主方增强活血通络、利关节、消肿之效,从而使风湿祛、虚热清、阴血生。诸症皆除。

案6

【初诊】朱某,女,64岁。2015年10月8日。

主诉:反复四肢大小关节疼痛5年,加重1月。

患者于5年前,因劳作汗出当风,全身关节疼痛,双膝关节尤甚,伴晨僵,于某医院检查确诊为类风湿关节炎,服西药不详。刻诊:双下肢肿痛,左侧甚,自汗乏力,畏风寒,得热则舒,寐安,纳可,二便调,舌质暗红苔薄白,脉沉缓。实验室检查:ASO 121 IU/L,ESR 46 mm/h,RF 32 IU/mL,hs-CRP 7.46 mg/L。双手X线片示关节间隙狭窄,骨质疏松。

中医诊断：尪痹(风寒湿痹)。

西医诊断：类风湿关节炎。

治则：温经散寒，祛风除湿，健脾和胃。

患者病由素体阳气不足，汗出表阳虚，致风寒湿邪痹阻太阳、少阴经脉。病在太阳、少阴经，当温经散寒，祛风除湿。

处方：川桂枝 15 g、片姜黄 10 g、薏苡仁 30 g、淮山药 20 g、陈皮 15 g、茯苓 15 g、威灵仙 20 g、法半夏 15 g、细辛 6 g、炒白芍 15 g、炙麻黄 10 g、丹参 20 g、白术 15 g、防风 15 g、炙甘草 6 g(7 剂，水煎服，每日 1 剂)。同时服用克痹骨泰胶囊、新风胶囊，进行免疫调节治疗。

【二诊】2015 年 10 月 15 日。

7 剂服后，患者周身关节疼痛明显减轻，偶有劳累后关节不适，晨僵、畏寒汗出均消失，舌质暗红苔薄白，脉弦细。宜养血舒经，拟上方加鸡血藤 20 g、黄芪 15 g(14 剂，水煎服，每日 1 剂)。同时服用克痹骨泰胶囊、新风胶囊，进行免疫调节治疗。

【三诊】2015 年 10 月 29 日。

14 剂服罢，患者周身关节疼痛不显，晨僵改善，诸症未作。后复查：ESR 24 mm/h，RF 10 IU/mL，hs - CRP 2.78 mg/L。考虑患者年事已高，继以八味肾气丸调养。

按：类风湿关节炎属中医痹证范畴，中医治疗类风湿关节炎有悠久的历史和肯定的疗效。近年来现代理研究证实了多种单味中药治疗类风湿关节炎的肯定疗效和有效作用机制。但类风湿关节炎病机错综复杂，单味药恐难以适应病证具体情况及患者的个体差异，单纯辨病治疗或辨证治疗均无法胜任对类风湿关节炎系统的个性化治疗。辨病与辨证相结合、中药复方与现代药理研究相结合是治疗类风湿关节炎的有效方法。本案采用病证结合方法，即在中医辨证的基础上，采用现代药理研究证实具有消炎镇痛或免疫抑制作用的中药进行组方，用于治疗类风湿关节炎活动期患者。根据现代医学治疗类风湿关节炎以免疫抑制剂、非甾体抗炎药为主的特点和中医证候的个体差异性，通过辨病与辨证相结合，应用既能针对中医证候，又能对免疫功能紊乱、炎性指标异常等具有特异性治疗作用的敏感中药组方配伍，从而使辨证论治与现代药理研究合理搭配，辨病与辨证有机结合。这样既能体现辨证论治的整体性和灵活性，又能对类风湿关节炎免疫性功能紊乱、炎性指标异常等特点起到针对性较强的治疗作用。

案7

【初诊】张某，女，32 岁。2009 年 9 月 13 日。

主诉：反复四肢大小关节疼痛 4 年余，加重半月。

患者于 4 年前，在无明显诱因的情况下出现左手近指、掌指关节，右手腕关节疼痛，后渐出现双手近指、掌指、腕关节疼痛，延至肘、膝、关节疼痛。曾就诊于当地小诊所，给予泼尼松片 10 mg，每日 2 次，止痛片(具体不详)治疗，症状一度缓解。后停用泼尼松后，关节疼痛症状明显，遂将泼尼松加至 15 mg，每日 2 次，治疗近 1 个月半。半月前，因夜间失眠、汗出明显，自行停服泼尼松。刻诊：诸关节疼痛明显，肿胀、发热，心烦易怒、烦热、夜寐不安，夜间汗出较多，口燥咽干，小便可，大便干结，舌淡红少津、脉细数，偶有胃脘不适。查体：双手近指、掌指、腕关节压痛阳性，左手第 2、3 近指关节畸形、肥胖、满月脸、皮肤紫暗、面部痤疮较多。双手 X 线片示：关节间隙狭窄，骨皮质减少，骨质疏松。髋关节 CT 示：骨质疏松，左髋关节股骨头坏死。

中医诊断：尪痹（阴虚兼风湿热痹）。

西医诊断：类风湿关节炎。

治则：滋阴清热，祛湿通络止痛（扶正祛邪）。

处方：蒲公英 20 g、紫花地丁 20 g、地骨皮 15 g、秦艽 15 g、生地黄 15 g、黄精 20 g、淮山药 20 g、薏苡仁 20 g、法半夏 15 g、青皮 15 g、陈皮 15 g、茯苓 15 g、威灵仙 20 g、鸡血藤 20 g、酸枣仁 20 g、丹参 20 g、甘草 6 g（7 剂，水煎服，每日 1 剂）。同时配合中成药与外敷药治疗。

【二诊】2009 年 9 月 20 日。

患者诉关节发热症状较前有所改善，关节疼痛、肿胀明显。夜间发热盗汗改善，偶夜寐不安。拟 2009 年 9 月 13 日方加猪苓 15 g、夜交藤 20 g，威灵仙加至 30 g（14 剂，水煎服，每日 1 剂）。并嘱患者可用中药渣煮热后泡手，同时配合外敷药涂于关节局部治疗。

【三诊】2009 年 10 月 4 日。

患者诉关节肿胀较前减轻，关节疼痛有所改善，夜寐尚可。拟 2009 年 9 月 20 日方加片姜黄 15 g、桃仁 15 g、红花 15 g（7 剂，水煎服，每日 1 剂）。

【四诊】2009 年 10 月 11 日。

患者诉关节疼痛症状改善，发热、肿胀不显，偶有胃脘不适，大便干结。拟 2009 年 10 月 4 日方加建神曲 15 g，炒麦芽 15 g，炒谷芽 15 g，火麻仁 20 g，淮山药增至 30 g，片姜黄减至 10 g（14 剂，水煎服，每日 1 剂）。

【五诊】2009 年 10 月 25 日。

患者诉胃部不适明显改善，偶有夜间出汗，夜寐不佳。纳可，二便自调。拟 2009 年 9 月 20 日方去蒲公英，加浮小麦 15 g、黄芪 10 g、知母 10 g，酸枣仁增至 30 g（14 剂，水煎服，每日 1 剂）。

【六诊】2009 年 11 月 8 日。

患者诉夜间发热汗出改善，关节疼痛、肿胀症状减轻。拟 2009 年 10 月 25 日方加扁豆 20 g，淮山药增至 30 g，以善其后（14 剂，水煎服，每日 1 剂）。嘱其避寒暑、慎起居、合理饮食。随访，无其他不适。

按：本案例患者由于不正规治疗，在发病时采用糖皮质激素长期治疗，从而出现严重的不良反应。糖皮质激素的副反应主要有：满月脸、水牛背、高血压、多毛、尿糖、皮肤变薄等,诱发或加重感染、溃疡病;诱发高血压和动脉硬化,骨质疏松,肌肉萎缩,伤口愈合延缓;诱发精神病和癫痫。停药反应:长期用药者减量过快或突然停药,可引起肾上腺皮质功能不全,当久用糖皮质激素后,可致皮质萎缩。突然停药后,如遇到应激状态,可因体内缺乏糖皮质激素而引发肾上腺危象发生,容易出现反跳现象。本案在初诊时药用蒲公英、紫花地丁、薏苡仁、法半夏、青陈皮、茯苓、威灵仙、鸡血藤清热利湿通络除痹法止痛,地骨皮、秦艽、生地黄、黄精、酸枣仁清虚热而安神。痹证日久易致痰瘀,故用丹参、桃仁、红花以活血化瘀。大量清热药的应用易致脾胃的虚弱,故用薏苡仁、建神曲、炒麦芽、炒谷芽、扁豆衣顾护脾胃。

案8

【初诊】张某,女,55 岁。2009 年 10 月 5 日。

主诉:四肢大小关节肿痛 3 年,加重 1 月。

患者于 2006 年受凉后出现双手、肘疼痛肿胀,后渐及双肩、膝、踝关节肿胀、疼痛、屈伸不利,生活不能自理,反复求治,诊断为类风湿关节炎,曾在当地诊所予以不规则治疗,效果不显,以致患者丧失治疗信心。刻诊:以双手近指、掌指、踝关节疼痛为甚,遇寒痛剧。近因气候变化,病情加重,右手指,左踝关节肿胀,发热、恶心、烦闷、口渴、舌红、苔薄黄,脉弦迟细。查 RF 121 IU/mL,ESR 24 mm/h,hs‐CRP 9.93 mg/L,ASO 145 IU/L。

中医诊断:尪痹(气血亏虚兼风湿热痹)。

西医诊断:类风湿关节炎。

治则:益气养血,清热利湿。此病为风湿相搏,兼有阵寒,寒郁化热,气血不足,治以益气养血,温经通痹,兼清湿热。

处方:黄芪 15 g、薏苡仁 20 g、淮山药 20 g、陈皮 15 g、茯苓 15 g、法半夏 15 g、丹参 20 g、党参 15 g、白术 10 g、黄精 15 g、蒲公英 20 g、紫花地丁 15 g、豨莶草 20 g、威灵仙 20 g、鸡血藤 20 g、甘草 6 g(14 剂,水煎服,每日 1 剂)。同时予以消瘀散及芙蓉膏外敷关节局部。嘱咐患者饮食清淡,尽量少食用油荤之品。

在药物治疗同时给予精神方面的支持,使她建立现实的乐观主义精神,使用口服中药汤剂加之外用贴敷治疗和精心的心理调护,控制疾病的进展,医护人员尽力使患者减轻依赖,鼓励她充分发挥关节的功能,药服 14 剂后,上肢关节疼痛除,下肢肿胀明显减轻,但腰以下仍有凉感,双踝痛,舌边尖红,苔微黄,脉细弱。除中药汤剂给予加减外,我们指导和鼓励患者功能锻炼,每日 1 次,每次 20 分钟。又服中药汤剂 7 剂,下肢肿胀消除,仅仅左踝时有疼痛,出院复查 ESR 16 mm/h,RF 34 IU/mL,hs‐CRP 1.87 mg/L。调理汤药,继续加以门诊治疗及自己的日常锻炼,嘱患者锻炼时尽量在户内完成,外避寒气。1 个月后复查 RF 20 IU/mL。

按:由于风湿病的病程长,病情反复大,患者的思想活动、情志变化更为复杂,所以,对于风湿病的调护显得尤为重要。痹证多发生于气候条件和生活环境较为潮湿、阴冷的地区,故应保持室内空气流通、干燥,使阳光充足,避免阴暗潮湿,并注意随时根据天气变化加减衣服,以免再次复感寒湿,导致复发,在病情稳定后,应鼓励患者进行适当的医疗体育锻炼,如打太极拳、练导引养生功等,以增强体质。此外,本病多为慢性病,病程长,故在治疗过程中应注意患者的情绪变化,对患者进行适当的心理辅助治疗,宣传痹证预防保健知识,以解除患者的思想负担。

案9 （膏方）

朱某,女,72岁。2015年12月26日。

主诉:四肢关节疼痛肿胀10年。

患者自述确诊类风湿关节炎已10年,四肢关节疼痛肿胀,遇寒加重,得温痛减,冬季尤为严重,肢体常感困重,纳差,饭后时有腹胀,大便干,小便正常,无汗出,无恶心呕吐,舌暗苔白,脉沉细。

中医辨证:尪痹(风寒湿痹)。

西医诊断:类风湿关节炎。

治则:健脾化湿除痹,温经化瘀通络。

处方:药用黄芪300 g、全当归200 g、潞党参200 g、川桂枝150 g、淫羊藿150 g、薏苡仁250 g、广陈皮150 g、淮山药300 g、云茯苓200 g、厚朴150 g、炒谷芽150 g、炒麦芽150 g、焦山楂200 g、建神曲150 g、白扁豆200 g、紫丹参200 g、桃仁150 g、红花150 g、鸡血藤200 g、醋青皮150 g、延胡索150 g、威灵仙200 g、杜仲200 g、天麻150 g、香附150 g、太子参200 g、甘草50 g、阿胶200 g、桂圆100 g、西洋参100 g、核桃仁150 g、银耳100 g、木糖醇150 g、莲子100 g、大枣150 g。辅料以蜂蜜收膏。膏方服用。

按:方中黄芪、当归益气生血、升阳除痹,党参、山药、白扁豆、大枣、太子参补脾养胃、健运中气,此类药皆味甘,为脾胃所喜,甘药培中,可使气血生化有源,陈皮、茯苓、薏苡仁、青皮、厚朴益气健脾消痰,威灵仙、鸡血藤、丹参、桃仁、红花、延胡索、香附等活血化瘀、行气止痛、舒经通络,山楂、炒谷芽、炒麦芽、建神曲消食健胃、顾护中州,促进脾土运化之能。"精血竭而为患者,必借血肉之滋填",方用阿胶滋肾填精、润肺、养血。患者大便干,佐以银耳富含胶质,滋阴润肺滑肠,核桃仁补肾润肠通便,辅料以蜂蜜收膏。患者自2013年起至今已服用膏方3次,现气色较佳,纳食可,二便调,肢体困重症状明显减轻,生活质量改善。

案10 （综合治疗）

杨某,女,56岁,病案号:126936。

主诉:反复四肢大小关节肿痛3年余,加重2个月。

患者 3 年前在无明显诱因的情况下出现四肢大小关节的疼痛不适,当时予以止痛片,外贴膏药,症状一度缓解。2 个月前出现双膝关节红肿疼痛,行走困难,双膝关节发热、有积液,纳食差,烦躁,夜寐不安,大便干结,小便短黄。查体:神清,T 37℃,双肺(一),心率 73 次/分,律齐,各瓣膜听诊区未闻病理性杂音,腹平软,肝脾未触及。双膝关节触痛,红肿、热,有积液,舌质红,苔黄腻,脉弦数。实验室检查:ESR 28 mm/h。

中医诊断:尪痹(风湿热痹)。

西医诊断:类风湿关节炎。

治则:清热除湿,通络止痛。

处方:蒲公英 20 g、山栀子 10 g、紫花地丁 20 g、薏苡仁 20 g、淮山药 20 g、陈皮 15 g、法半夏 15 g、生石膏 20 g、知母 15 g、秦艽 10 g、防己 15 g、猪苓 15 g、茯苓 15 g、泽泻 15 g、牛膝 10 g、丹参 20 g、威灵仙 20 g、甘草 6 g(7 剂,水煎服,每日 1 剂)。

外治:

(1)外敷双膝关节外敷消瘀散、芙蓉膏,两药交替外敷,每日 1 次,每次 6～12 小时。

(2)神灯热疗,每日 3 次,每次 30 分钟。

患者服药 7 剂后,关节疼痛渐消,但关节仍有积液未消。查体:双膝关节仍有红肿、积液,舌质红,苔淡黄,脉弦数。治疗守原方继服 14 剂,外敷消瘀散、芙蓉膏。配合神灯热照治疗,外敷后予以体针治疗。体针取穴:犊鼻、阳陵泉、血海、足三里、大椎、身柱等。再配合梅花针加火罐,后期局部关节可采用按摩治疗。

服药 14 剂后,经 20 天来服汤药及外敷、照射、拔罐治疗,患者诉膝关节红肿及积液已消除,活动自如,偶感关节酸痛,余无特殊不适。查体:膝关节已无红肿触痛,积液已消,舌质红,苔白,脉弦。遂予门诊继以清热除湿、宣痹通络治疗,守原方去牛膝,加片姜黄 15 g、海桐皮 20 g。再续服 14 剂以巩固疗效。

按:类风湿关节炎是一种慢性疾病患,病程长、难治疗,而要全面贯彻长时间、多阶段的治疗,对患者综合治疗方案的选择就显得十分重要。一个好的治疗方案,可能会因为来自患者方面的失误而不能显现出预期的效果,或短期收效却得不到巩固而前功尽弃,因此必须十分注重对于患者的综合治疗。采用中草药扶正固本、补益正气、清热祛湿、和营燥湿、通络止通,后期顾护脾胃而巩固。外敷消瘀散、芙蓉膏可起到消肿止痛的功效,按摩、推拿可缓解或解除局部肌肉群产生僵硬症状,改善局部血液循环,恢复软组织韧性;再配合体针可达到通经活络、疏通气血、活血化瘀的作用。加之梅花针、拔罐可充分有效地驱除局部风、热、湿之邪,更进一步达到通调气血、通经活络的目的。

案11

【初诊】夏某,男,41 岁。2009 年 5 月。

主诉:双手关节肿痛 4 月余。

患者以双手关节疼痛,肿胀,晨僵 4 月余,病程中无明显口干、眼干等症,纳可,二便正常,舌淡苔黄腻,脉细。

中医诊断:痹证(湿热痹阻)。

西医诊断:类风湿关节炎活动期。

治则:清热利湿、宣痹通络。

处方:蒲公英 30 g、白花蛇舌草 20 g、黄芩 30 g、山栀子 10 g、薏苡仁 20 g、淮山药 20 g、陈皮 15 g、猪苓 15 g、茯苓 15 g、泽泻 15 g、丹参 20 g、豨莶草 30 g、甘草 6 g(14 剂,水煎服,每日 1 剂,早晚 2 次)。

药后关节疼痛较减,双手肿胀有所好转。随后根据其症状变化在原方上加减 1 年余,血瘀甚时,加桃仁、红花、丹参;肿胀疼痛甚时,加桂枝;阴虚燥热时,加地骨皮、夜交藤;乏力甚时,加黄芪。治疗 1 年后,患者自觉症状得到明显改善,关节疼痛轻微,无其他不适之症,遂自行停药。

【复诊】2015 年 8 月,上述症状再次发作,伴双肩、双膝疼痛,再次来本院就诊。

拟 2009 年 5 月处方加夏枯草 20 g。7 剂,水煎服,每日 1 剂,早晚 2 次。

随后半年内治疗 10 余次,均在前方基础上随证加减:关节不利时,加路路通、海桐皮;肢体麻木时,加鸡血藤;血瘀甚时,加桃仁、红花。治疗数月后,患者症状得到明显改善,关节肿痛,晨僵等症状减轻,患者生活质量明显提高。此后 1 年余,患者坚持在刘健教授门诊处口服中药,以清热活血祛湿法为基础法加减治疗。

按:类风湿关节炎的发病,外因为标,内因为本,互相作用,故类风湿关节炎表现复杂多变。尤其在类风湿关节炎的活动期,清热这一治疗原则往往被忽视。刘健教授根据类风湿关节炎的病因病机特点,重视辨证论治,擅长使用中药治疗类风湿关节炎,以清热利湿法治疗湿热痹,以脾胃为本,贯穿始终。针对类风湿关节炎患者脾胃虚弱、气血亏虚的特点,治疗用药时时顾护脾胃,药用黄芪、山药、薏苡仁、陈皮、白术、藿香、佩兰等。针对湿热采用清热利湿药物,常用蒲公英、知母、黄柏、茯苓、牡丹皮、泽泻、薏苡仁、地骨皮、青蒿、萹蓄、瞿麦、车前草等。在使用清热利湿药物的同时,佐以健脾理气、利湿化痰之品,常用药物:法半夏、厚朴、苍术、陈皮、瓜蒌等。在疾病的缓解期,存在痰浊瘀血因素,关节疼痛、肿胀、僵硬、活动不利、瘀斑等均为瘀血痹阻经络的表现,治疗时常加丹参、桃仁、红花、桂枝、川芎、鸡血藤等药物活血化瘀、通络止痛。并嘱患者注意休息,少食肥甘厚味,多食瓜果蔬菜等清淡之品。此外,刘健教授还提倡内外结合治疗,除内服中药汤剂外,采用中药外敷,从局部改善关节血液循环。

案 12

【初诊】何某,女,51 岁。2007 年 8 月 12 日。

主诉:四肢大小关节肿痛 20 余年。

患者于外院行相关检查,明确诊断为类风湿关节炎,予西药治疗后出现胃肠穿孔,胃肠功能差,每服用西药即出现胃脘部不适。现为求进一步治疗,2007 年 8 月 12 日于风湿科门诊就诊,主要以双手近端之间关节、双腕关节肿痛为主,关节压痛(+),活动功能受限,伴有气短声低,精神疲软,倦怠乏力,面色及口唇、爪甲颜色淡白,伴咽痛,食欲减退,偶有腹泻,夜寐尚可,舌质淡,苔薄白,边有齿痕,脉细。

中医诊断:痹证(脾胃虚弱,气血不足)。

西医诊断:类风湿关节炎。

治则:益气健脾养血,佐以通络。

处方:黄芪 20 g、党参 20 g、白术 20 g、山药 20 g、法半夏 15 g、青陈皮 15 g、猪苓 15 g、茯苓 15 g、薏苡仁 15 g、藿香 15 g、佩叶 15 g、鸡血藤 20 g、丹参 15 g、甘草 6 g(7 剂,水煎服,每日 1 剂)。

【二诊】2007 年 8 月 20 日。

患者诉双手小关节、双腕关节肿痛症状缓解,贫血貌有所改善,怕冷,食欲仍减退,并伴有胃脘部隐痛。拟前方加用山药增至 30 g,加用桂枝 10 g,炒麦芽、炒谷芽各 15 g,以益气健脾养血、行气消食。

【三诊】2007 年 9 月 5 日。

患者诉双手小关节疼痛症状明显好转,关节活动功能尚可,贫血貌明显改善,无咽痛,二便正常,胃脘部疼痛症状明显改善,偶有腹胀。拟前方去藿香、佩叶,加用威灵仙 20 g、海桐皮 20 g、厚朴 15 g,并将鸡血藤增至 30 g,以活血通经止痛,降气除满。

【四诊】2007 年 9 月 21 日。

患者诸关节肿痛渐消,关节活动功能可,面色红润、口唇及爪甲颜色淡红,无胃脘部不适,纳可,二便正常。守方继服 1 月后胃脘部无胀痛,饮食可,关节肿痛基本消失,活动可,复查风湿各项指标明显下降,肝肾功能正常。近十年来,患者一直坚持服用中药,一般情况良好。

按:本例患者病程长,病情较重且复杂,主要因长期大量不规则地服用非甾体抗炎药(NSAIDs)、慢作用药(DEMARDs)及激素类药物导致胃肠穿孔。患者就诊时,主要以脾胃亏虚、气血不足为主,并出现一派贫血貌。刘健教授认为类风湿关节炎为慢性进展性疾病,病程长,病情迁延反复,在治疗中非常注重扶助正气。黄芪为补气第一要药,能够补气健脾,行滞通痹;党参,性甘、味平,补而不腻,既能补益脾肺,又能生津养血,对于久痹气血不足者,黄芪、党参尤为适宜。两者补气行血,扶正祛邪,既能顾护患者脾胃功能,又可以改善其贫血症状。白术,性温,味甘,归脾、胃经,具有健脾行气的作用;山药具有健脾利水、宁心安神的功效;薏苡仁,味甘、性微寒,归脾、胃、肺经,健脾利湿,舒筋除痹,三者常用于风湿久病者,既能健脾以扶助正气,又能祛除湿气。丹参,味苦、性寒,活血祛瘀止痛,古有"一味丹参,功同四物"之说;鸡血藤,味苦、性温,活血补血,舒经活络,《本草便读》中有:

"凡藤类之属,皆可通经入络"的说法,两者合用能够达到活血养血、通络蠲痹之效。半夏味辛、性温,归脾、胃、肺经,有燥湿化痰、消肿止痛之功;陈皮味辛、性温,理气健脾化痰,两者合用,具有显著益气健脾化痰的作用;谷芽、麦芽均可消导积滞。本例患者脾胃气血亏虚明显,关节症状相对而言较轻,故刘健教授拟方时重用益气健脾养血之品,鲜用祛风湿通络之品。结合本例患者病史及病情,上述药物合而用之,能够起到脾胃兼顾,气血同治,阴阳并调的作用,全方共奏益气健脾、养血通络之效。

案 13

【初诊】姚某,女,50 岁,已婚,教师,福建厦门人。2001 年 10 月 11 日。

主诉:反复发作全身大小关节疼痛 3 年余。

患者自诉疼痛遍及双手指关节、掌指、腕、肘、肩、双膝关节等,肿胀、活动不利,纳差,二便正常。首服用泼尼松、地塞米松治疗后有所缓解,但停药后复发,伴有疲乏无力,面黄肌瘦,舌苔黄腻,脉细。既往有胃切除史(具体不详),贫血,乙肝抗原阳性。辅助检查:WBC $5.9×10^9$/L,RF 28 IU/mL,ASO 136 IU/L,ESR 20 mm/h。

中医诊断:尪痹(脾胃亏虚,痰瘀阻络)。

西医诊断:类风湿关节炎。

治则:清热利湿,通络活血。

痰浊郁阻经脉,气血闭塞不通,故四肢关节痛楚、肿胀、活动不佳。脾胃虚弱,表现为纳差、疲倦乏力、形体消瘦、面色苍白、脉细,均为气血不足的表现,舌苔黄腻为湿热证的表现。

处方:

(1) 二陈汤加减:法半夏 10 g、陈皮 15 g、茯苓 20 g、薏苡仁 30 g、扁豆 30 g、淮山药 30 g、蒲公英 30 g、金银花 15 g、连翘 15 g、威灵仙 30 g、片姜黄 20 g、蜈蚣 3 条、甘草 6 g(7剂,每日 1 剂,水煎,早晚各服)。

(2) 泼尼松 5 mg,每日 3 次。

【二诊】2002 年 7 月 25 日。

诸关节无明显疼痛,纳差,便溏。疲劳后偶有关节肿胀,休息后可缓解,拟益气健脾,通络活血。

黄芪 20 g、当归 15 g、薏苡仁 20 g、焦山楂 15 g、淮山药 20 g、扁豆 20 g、车前草 30 g、络石藤 30 g、片姜黄 20 g、秦艽 20 g、蜈蚣 2 条、甘草 6 g(14 剂,每日 1 剂,水煎,早晚各服)。

【三诊】2002 年 9 月 19 日。

诸关节疼痛明显缓解,四肢风湿结节消失,纳食增加,活动自如,二便正常。拟养阴清热,化湿通络。

黄芪 20 g、当归 15 g、太子参 15 g、薏苡仁 20 g、淮山药 20 g、扁豆 20 g、焦山楂 15 g、威灵仙 30 g、海桐皮 30 g、豨莶草 30 g、桃仁 15 g、红花 15 g、甘草 6 g(30 剂,每日 1 剂,水煎,早晚各服)。

【四诊】2002 年 11 月 7 日。

药后诸关节疼痛及四肢风湿结节基本消失,纳食可,二便正常。拟益气健脾,补血活血。

黄芪 20 g、当归 15 g、薏苡仁 20 g、焦山楂 15 g、淮山药 20 g、扁豆 20 g、海桐皮 30 g、豨莶草 30 g、桃仁 15 g、红花 15 g、甘草 6 g、白术 15 g、防风 15 g、牛膝 15 g(30 剂,每日 1 剂,水煎,早晚各服)。

患者服药 15 年,关节疼痛逐渐消失,活动恢复如前,面色有华,精神清爽,纳食尚可,虽劳累或阴雨天病情有所反复,但服用中药治疗即可。乙肝抗原转阴,贫血症状亦有所好转。

按:在刘健教授看来,类风湿关节炎的中医基础病机为脾虚湿聚,气血亏虚,络脉瘀闭。其病理性质为本虚邪实、痰瘀交阻,表现在:本虚主以脾胃虚弱,气血虚少,外实主为痰湿郁阻,痰瘀阻闭肢体经络贯穿整个疾病。针对此患者的病情,刘健教授分析后联合运用中西医的治疗办法。患者早期由于大量使用激素,阴虚火旺症状较为显著;患者长期的服用西药,以及与疾病作斗争,导致中期出现脾胃亏虚,痰湿内生。后期患者脾胃受损、气血损伤,出现明显的气亏血少症状。针对患者病情发展的不同时期,刘健教授辨证施治,分期论治:早期注重养阴清热之法,方选知柏地黄丸、参苓白术散加减(知母、黄柏、栀子、牡丹皮、茯苓、山药、薏苡仁、扁豆);知母、黄柏、栀子养阴清热;茯苓、山药、薏苡仁健脾化湿除痹;牡丹皮清泄虚热;姜黄行血止痛;蜈蚣通络止痛。中期脾胃虚弱,宜健脾和中化湿之法,方选四君子汤、二陈汤加减(茯苓、白术、广陈皮、炙甘草);茯苓、陈皮、甘草健脾化湿和中;茯苓、白术益气健脾利湿。后期脾胃亏虚,气血化生减少,宜益气健脾补血之法,使气血得以化生,方选当归补血汤、四物汤加减(黄芪、当归、川芎、白芍、生地黄);方中黄芪、当归益气养血,川芎、当归行气活血,白芍、生地黄养阴补血。痹证病久,痰、血运行受阻,交阻缠绵,形成痰瘀。故祛邪除湿、活血通络法应用于痹证的各个阶段,重用大量活血化瘀药及虫类药,如桃仁、红花、丹参、牡丹皮、蜈蚣、全蝎等。

案 14 （类风湿关节炎并发口腔溃疡）

王某,男,40 岁。

主诉:反复四肢大小关节疼痛 5 年,加重伴口腔溃疡 2 年。

类风湿关节炎 5 年余,口腔溃疡反复发作 2 年余,加重半年。于 2013 年 9 月 1 日首次就诊。刻诊:左膝关节红肿热痛,屈伸不利,上下楼加重,双手晨僵每日>30 分钟,握拳不固;口唇内及两腮部舌尖散在数枚大小不等的黄白色凹陷斑点,边缘红晕,口干口苦,纳可,寐差,小便黄,大便干。舌暗红,苔黄腻,脉濡数。

中医诊断：痹证（湿热痹阻）。

西医诊断：类风湿关节炎，口腔溃疡。

治则：清热解毒，健脾利湿，佐以益气养血安神。

处方：生大黄 15 g，生石膏 10 g，蒲公英 30 g，败酱草 30 g，川桂枝 15 g，黄芪 15 g，薏苡仁 30 g，陈皮 15 g，猪苓 15 g，茯苓 15 g，山药 20 g，丹参 20 g，威灵仙 20 g，鸡血藤 15 g，川厚朴 20 g，甘草 5 g（4 剂，水煎服，每日 1 剂）。

服药后患者关节疼痛明显好转，口腔溃疡稍有痊愈，上方继服 14 剂后关节疼痛基本改善，口腔溃疡仍有反复，大便仍干，故去桂枝、黄芪，生石膏、生大黄各增至 25 g，败酱草增至 40 g，加桃仁、红花各 15 g，酸枣仁 15 g（14 剂，水煎服，每日 1 剂）。口腔溃疡逐渐缓解，夜寐改善，二便调。巩固服药 1 个月，随访 2 个月，未再出现溃疡。

按：口腔溃疡属口腔黏膜炎症性病变，属中医"口疮""口糜"等范畴。其发病可见唇口及口腔黏膜上生出黄白色如豆样大小不等的溃烂斑点，疼痛如灼，痛苦不堪，常反复发病，经久不愈，影响饮食、睡眠和工作。中医认为，本病是由脏腑积热上攻，或气虚或阴虚导致虚火上炎，或脾胃虚弱、食滞中焦、郁而化热上蒸所致。对本病的病因病机总结更为切当："脏腑积热则口糜，口糜者，口疮糜烂也。心热亦口糜，疮口色红；肺热亦口糜，疮口色白；膀胱移热于小肠，亦口糜；心脾有热亦口糜；三焦火盛亦口糜，中焦气虚，虚火上炎，亦口糜；阴虚火旺，亦口糜。"因此，类风湿关节炎患者并发口疮是脾胃虚弱、脾虚湿盛、湿浊内生的进一步发展。一方面日久郁而化热，湿热痹阻关节肌肉，发为痹证，且湿热上蒸于口，发为口疮；另一方面，脾胃虚弱，气血生化乏源，运行不畅，痰瘀痹阻关节、肌肉，发为痹证；且元气下陷，阴火上炎于口，发为口疮。对于患者，刘健教授认为治疗原则主要有三：一是健脾化湿。活动期以健脾燥湿药，配以祛风散寒清热之法，常用薏苡仁、苍术、半夏、茯苓、陈皮、藿香、佩兰、白术、白及、白芍、木香等。二是益气养血。用党参、茯苓、白术、山药、薏苡仁、甘草健脾和胃以养后天，促进气血生成。三是祛痰活血。常以羌活祛上部风湿，独活祛下部风湿，两者相合能散周身风湿，舒利关节而通痹；用防风、白芷、藁本祛风止痛，祛肌表风湿；用川芎活血祛风止痛，合蔓荆子升散在上的风湿而止头痛。

案 15 （类风湿关节炎合并虹膜睫状体炎）

【初诊】李某，男，44 岁。2013 年 9 月 8 日。

主诉：双手关节肿痛 2 年余。

患者诉双手关节晨僵、疼痛、肿胀 2 年余。晨僵近 1 小时，活动后好转，但仍握拳不固，伴左眼充血明显，睁眼受限，不能久视，视力减弱，口干明显，纳食可，夜寐安，二便调，舌质红，苔黄腻，脉数。

中医诊断：尪痹、目赤（肝胆湿热证）。

西医诊断：类风湿关节炎、虹膜睫状体炎。

治则：清热解毒、健脾化湿、活血通络。

处方：白花蛇舌草、薏苡仁、太子参各 15 g，栀子、蒲公英、夏枯草、豨莶草、山药、泽泻、茯苓、桃仁、红花、丹参、威灵仙各 10 g，柴胡、陈皮各 6 g，甘草 3 g（7 剂，水煎，早晚分服）。

【二诊】2013 年 9 月 15 日。

上方服用后，患者诉双手关节肿痛较就诊前稍有减轻，晨僵时间缩短，但左眼仍见充血，睁眼稍受限，不能久睁、久视，一般情况尚可。前方加紫花地丁 10 g（7 剂，煎服法同上）。

【三诊】2013 年 9 月 22 日。

上方服用后，患者诉双手晨僵缓解，双手关节肿痛，左眼无充血，睁眼稍受限，但较治疗前明显减轻，一般情况尚可。于前方加车前草 10 g，煎服法同上。

【四诊】2013 年 9 月 29 日。

患者诉诸症好转，一般情况尚可。上方加猪苓 10 g，煎服法同上。患者服用上述方药 4 个月后，双手关节肿痛基本好转，无晨僵，双手活动可，左眼无充血、干涩，开合正常，视物清晰，无口苦、口干，纳食馨，夜卧安，二便正常。舌质淡红，苔微黄腻，脉濡。

按：刘健教授辨证为肝胆湿热证，故以清热解毒为主，兼固护脾胃，明目止痛，并佐以活血通络之药，标本兼治。方中重用清热解毒祛风湿药，如蒲公英、白花蛇舌草、栀子、豨莶草、威灵仙、猪苓、泽泻、车前草、扁豆，在祛风湿之表证时，又可解风湿日久蕴生之积热；通经络除痹痛以外，长于治疗游走性疼痛。同时，所用药物大多归脾、肾、肝经，其中紫花地丁、车前草、蒲公英、栀子、夏枯草在清热解毒之时，兼明目止痛之效。此外，巧用肝经引经药柴胡，引药上行，达于眼之脉络，增加清肝明目之效。刘健教授认为，养胃气应以行气和胃为主，故常在治疗痹证方中加用太子参、党参、陈皮、半夏、厚朴、山药、茯苓、薏苡仁。若胃阴损伤，则加黄精、麦冬、白芍以养胃阴。其指出，顾护胃气应贯穿于痹证治疗的始终。胃气已伤，不能受药者，先和胃，后治痹。风、寒、湿邪痹阻脉络，瘀血痰浊痹阻腠理、经脉、肌肉、骨节，血行不畅，不通则痛。故治疗中兼顾活血通络，通则不痛，重用活血化瘀通络之丹参、桃仁、红花、鸡血藤。

第二节　强直性脊柱炎医案

案1

【初诊】张某，女，37 岁。2005 年 12 月 7 日。

主诉：反复发作腰骶关节疼痛 3 年余。

患者 3 年前无明显诱因下出现腰背、骶髂、髋关节及双膝关节疼痛,颈项活动受限,夜间翻身不利。病程中伴有畏寒怕冷,神疲乏力。纳可,二便正常。舌红苔薄白,脉细。查体:双骶髂关节压痛,腰部活动受限,双侧"4"字试验阳性。HLA‐B27 阳性。双侧骶髂关节 CT 示:双骶髂关节炎。

中医诊断:大偻(脾肾两虚)。

西医诊断:强直性脊柱炎。

治则:健脾补肾,益气养血。

处方:黄芪 20 g、当归 15 g、杜仲 20 g、狗脊 15 g、法半夏 15 g、陈皮 15 g、茯苓 15 g、薏苡仁 20 g、山药 20 g、丹参 30 g、威灵仙 30 g、甘草 6 g(4 剂,水煎服,早晚分服)。

刘健教授提出要根据患者体质强弱,邪气类型,证候虚实以及疾病的不同阶段,根据方药随症加减。

患者服药后,疼痛减轻,且病程中伴随症状均有所减轻。

【二诊】2005 年 12 月 12 日。

患者诉疼痛好转,但仍有反复,加海桐皮 20 g 祛风除湿,活血止痛;片姜黄 20 g 破血行气,通经止痛。

【三诊】2005 年 12 月 20 日。

上方继续服 14 剂。

【四诊】2006 年 1 月 5 日。

患者诉腰骶关节疼痛好转,但双膝关节、髋关节疼痛,活动受限,并出现虚汗症状,故前方加地骨皮 30 g、浮小麦 20 g 以益气养阴敛汗,服 14 剂。

【五诊】2006 年 1 月 20 日。

患者诉症状好转,偶见双膝关节疼痛,继服上方 14 剂。

巩固治疗 1 月,治疗过程中配合适量的功能锻炼,随访 2 月,腰骶关节、双膝、髋关节疼痛消失,颈部活动轻度受限,纳食可,夜寐安,二便调。近十年来,患者坚持中药治疗维持,同时加强身体锻炼,精神调摄。能够正常工作、生活,结婚生育等未受任何影响,家庭和睦,生活幸福。

按:该案以脾肾亏虚为本,湿邪内阻为标。刘健教授对其予以健脾利湿为主,辅以益气养血之剂口服。患者来就诊时,处于活动期,故治疗上以祛邪为主,而单纯的祛邪之剂容易导致疾病反复,故刘健教授提出扶正祛邪的同时,在治疗过程中加入益气养血、补益脾肾等扶正之品,可以使药物疗效最大化,疗效持久不退。而在治疗过程中,根据疼痛的不同部位,则选用不同的药物。此患者为腰部及下肢疼痛为主,故用杜仲、威灵仙等。若疼痛部位为颈部、上肢为主,可用桂枝、羌活、葛根、姜黄。待病情稳定后,则以扶正固本为主。

案 2

周某,男,35 岁。2008 年 11 月 6 日。

主诉:腰背僵硬酸痛 8 年,加重半年。

患者 8 年前无明确诱因下腰背僵痛,臀深部疼痛,未予重视,半年前疼痛加重,腰背僵硬,休息不缓解,痛剧时翻身转侧困难;易疲乏,纳差,食后腹胀,大便稀溏。查体:双骶髂关节压痛,腰部活动受限,双侧"4"字试验阳性。HLA-B27 阳性。双侧骶髂关节 CT 示:双骶髂关节虫蚀样改变。舌淡胖,苔白腻,脉濡。

中医诊断:大偻(脾肾亏虚)。

西医诊断:强直性脊柱炎。

治则:健脾益肾、通络强脊。

处方:生黄芪、党参、薏苡仁、淮山药、炒白术、茯苓、车前草、泽泻、白豆蔻、狗脊、怀牛膝、桃仁、红花、威灵仙等。服药 10 剂,关节疼痛减轻,仍有僵硬感,加葛根、木瓜、鸡血藤等,续用以巩固治疗。

按:该案以脾肾亏虚为本,湿邪困阻为标,祛邪当使邪有去路,通常可用通大便、利小便、"开鬼门、洁净府"等法,在此采用通利小便,以实大便,健脾化湿之法。待湿邪去,再加强扶正之功,予健脾通络强脊之剂以扶正祛邪,临证随访。

案 3

李某,男,23 岁。2008 年 7 月 9 日。

主诉:反复腰背痛 6 年。

腰部疼痛 6 年,逐渐加重,以骶髂关节疼痛为甚,腰、双髋、双膝活动不利,双膝肿胀,周围皮肤灼手,纳差,口干苦,大便干燥难解。查体:腰部活动轻度受限,腰骶部压痛明显,舌质红,苔黄腻,脉滑。骶髂关节 CT 示:双侧骶髂关节密度增高,关节面模糊,间隙狭窄。实验室检查:HLA-B27 阳性。ESR、CRP 等炎性指标明显升高,肝肾功能正常。

中医诊断:大偻(风湿热)。

西医诊断:强直性脊柱炎。

治则:清热利湿、健脾通络。

处方:蒲公英 20 g、蚤休 15 g、黄芩 15 g、黄柏 15 g、薏苡仁 20 g、猪苓 15 g、茯苓 15 g、泽泻 12 g、白术 15 g、苍术 15 g、淮山药 20 g、川牛膝 12 g、桃仁 8 g、威灵仙 15 g、丹参 15 g(14 剂,水煎服,每日 1 剂)。

按:此案中医诊断为大偻,辨为风湿热证,拟清热利湿、健脾通络之剂,用四妙丸加味,药用蒲公英、蚤休、黄芩、黄柏、薏苡仁、猪苓、茯苓、泽泻、白术、苍术、淮山药、川牛膝、桃仁、威灵仙等煎服。因正处于急性加重期,故合用吲哚美辛栓纳肛以消炎止痛,选用柳氮黄胺吡啶抗风湿缓解病情。10 天后疼痛症状及湿热之象大减,酌减黄芩等清热之品,加威灵仙、杜仲、谷芽、麦芽等续服 30 剂后症状消失,复查 ESR 恢复正常。继予刘健教授经验方新风胶囊口服:每次 3 片,每日 3 次,病情控制良好,治疗期间配合适量功能锻炼,半年后随访,未复发。

案 4

【初诊】黄某,男,45 岁。2013 年 10 月 4 日。

主诉:反复腰背部疼痛 14 年。

患者强直性脊柱炎病史 14 年余,目赤肿痛 1 月余。刻诊:腰骶、颈、背、腰疼痛,目赤疼痛,眼内干涩不舒,手足心热,口干苦,夜间疼痛明显,咽痛,低热,大便干,舌红苔薄,脉细。

中医诊断:大偻(阴虚火旺)。

西医诊断:强直性脊柱炎合并目赤。

治则:滋阴清热,补肾强督。

处方:知柏地黄丸合清骨散化裁。

知母 10 g、黄柏 6 g、山药 10 g、薏苡仁 10 g、茯苓 10 g、黄芩 10 g、杜仲 10 g、青蒿10 g、地骨皮 10 g、银柴胡 6 g、夏枯草 10 g、生大黄 6 g、陈皮 6 g、甘草 3 g(3 剂,水煎服,每日1 剂)。

【二诊】2013 年 10 月 8 日。

腰骶、颈、背、腰疼痛症状好转,目红赤稍好转,目仍时痛,小便黄,大便干,拟上方加蒲公英 10 g、丹参 10 g、野菊花 10 g,继服 7 剂。

【三诊】2013 年 10 月 15 日。

患者腰骶、颈、背、腰疼痛症状好转,目赤,痛连眉梢,偶有胸闷,小便黄,大便干,拟上方加枳实 6 g、川厚朴 6 g、川芎 6 g、白芷 6 g,继服 7 剂。后随证加减:热甚加蒲公英、野菊花;夜寐欠安加夜交藤、酸枣仁等。继服 1 个月,随访至今,患者腰骶、颈、背、腰疼痛已不显,无目赤、干涩不舒等症。

按:本例患者痹证日久,缠绵不愈,耗伤气血,肝肾阴虚,阴虚火旺,虚火上炎,循经上扰,而致目赤疼痛,干涩不舒,小便黄,大便干等症。但本病多属寒热夹杂,刘健教授认为治疗应当抓住本病基本病机,以补肾为主,又佐以滋阴清热、活血通络之品,则正气存内,"邪不可干",并嘱患者注意用眼勿疲劳,多休息,少食或不食肥甘厚味,宜多食瓜果蔬菜等清润之品,以助清利头目,防疾病反复。

第三节 干燥综合征医案

案1

【初诊】方某,女,35岁。2013年8月15日。

主诉:反复口干眼干3年。

患者3年前无明显诱因下出现口干,眼干,腮肿,偶关节疼痛,胸闷,心慌,寐差,纳可,二便正常。查视患者,双唇肿胀,腮腺肿大,关节稍肿,屈伸受限。舌质红,少苔,脉细数。

中医诊断:燥痹(阴虚湿热)。

西医诊断:干燥综合征。

治则:清热祛湿,养阴生津。

处方:蒲公英30 g、白花蛇舌草20 g、黄芩15 g、紫花地丁15 g、生大黄8 g、薏苡仁20 g、陈皮15 g、茯苓15 g、淮山药30 g、黄精10 g、麦冬10 g、酸枣仁30 g、焦山楂15 g、瓜蒌皮20 g、甘草5 g(7剂,水煎服,每日1剂)。

【二诊】2013年8月25。

此方已连服10剂。患者诉关节疼痛症状较前明显好转,大便稀,小便调。

【三诊】2013年9月19日。

诉无明显心慌胸闷,关节疼痛症状基本缓解,仍口干、眼干。原方去瓜蒌皮、紫花地丁,加玄参、五味子。继服。

【四诊】2013年10月3日。

诉诸证好转,偶感乏力,寐少。原方加太子参、夜交藤。继服。后根据患者主诉稍调整药物。

【五诊】2014年1月16日。

患者无不适主诉,口干、眼干症状基本缓解,夜寐安,二便调。舌质淡红苔薄白,脉象平和。

按:刘健教授认为脾作为后天之本,在"燥痹"的防治方面作用尤为重要,故临床遣方用药以益气健脾为基本治则,予以薏苡仁、陈皮、茯苓、淮山药等药物健脾以治本。另不忘燥邪之蕴热化毒生瘀,予以蒲公英、白花蛇舌草、黄芩、紫花地丁、生大黄等药物清热利湿以治标。刘健教授擅长清热利湿药物配伍生大黄以清热利湿。下热以存其阴。嘱患者大便日行两三次,不必介怀,此取湿热邪毒泄有去路之意。燥痹病在中焦,病变多涉及足太阴脾经、足阳明胃经、手阳明大肠经。脾喜燥恶湿,胃喜润恶燥。湿邪虽亦可致使津液受损,但此时并不适合大剂量养阴之剂,需湿邪清除之后方能养阴。胃阴亏损是本病的基本病机。脾胃失充则脾胃阴虚,脾不能为胃行其津液,可见胃燥津枯之象。患者素体亏虚,易感温热邪毒,加之长期内服化学药品,导致脾胃功能失调,运化水液功能失常,津聚为湿,阻碍气机,致使津液不能正常敷布,内可致五脏六腑失其所养,外则可见各官窍失去滋润而产生燥症。患者以口干、眼干为主要临床表现,舌质红,少苔,脉细数,提示存在胃阴亏损之象。"胃不和则卧不安",故寐差。故方中加用黄精益脾阴、麦冬养胃阴。后患者关节疼痛症状明显改善,表明湿热邪毒已去大半,恐大黄服用日久致使患者脾胃受损,故原方去生大黄,余不变,继服。

案 2

【初诊】王某,女,50 岁。2013 年 12 月 19 日。

主诉:口眼干燥 1 年余。

患者于某西医院行相关检查,诊断为"干燥综合征",经治疗症状无明显改善,为求助中医治疗于 2013 年 12 月 19 日就诊于风湿科门诊,诉口舌干燥,灼痛,两眼干涩,心胸烦热,盗汗,双手关节肿痛,平素食纳少,腹胀、便溏,寐差。视察患者,关节活动不利,面色萎黄,唇痿舌红,苔白腻,边有齿痕,脉细数。

中医诊断:燥痹(阴虚血瘀)。

西医诊断:干燥综合征。

治则:滋阴清热,健脾化湿,活血通络。

处方:知母 15 g、黄柏 15 g、地骨皮 20 g、青蒿 10 g、沙参 15 g、麦冬 15 g、薏苡仁 25 g、山药 20 g、茯苓 15 g、扁豆 20 g、泽泻 10 g、车前草 10 g、酸枣仁 25 g、丹参 20 g、桃仁 15 g、红花 15 g,甘草 5 g(7 剂,水煎服,每日 1 剂)。

【二诊】2013 年 12 月 29 日。

患者服药后无不良反应,口舌干燥明显好转,双手肿痛好转,腹胀、便溏减轻,仍觉眼睛干涩,视物模糊,于上方加夏枯草 10 g、野菊花 10 g,继服。后根据患者病情变化稍调整药物,随证辨治 1 年余,诸证好转,口干、眼干、关节疼痛症状明显改善。近两年来,患者坚持服用中药治疗,现已无不适主诉,病情稳定。

按:患者干燥综合征诊断明确,平素食纳少,腹胀,便溏,脾胃亏虚,运化失职,津液输布失常,不能濡养口眼等官窍,故出现口干、眼干等症状;阴液亏虚,阴不制阳,故出现心胸烦热,盗汗等症状;痹邪趁阴虚入侵,阻滞筋络关节,故关节肿痛,活动不利。舌红苔白腻,边齿痕,脉细数,皆是脾虚湿甚,阴虚血瘀之象。方中知母、黄柏、地骨皮、青蒿滋阴清热;沙参、麦冬养阴生津以治口眼干燥、心烦、盗汗等症状;茯苓、山药、薏苡仁、扁豆、车前草、泽泻健脾化湿以治脾虚之本;丹参、桃仁、红花活血化瘀通络以治关节肿痛。

案3（膏方）

高某，女，67岁。

主诉：反复口干、眼干5年余。

患者确诊"干燥综合征"5年，现已无四肢大小关节疼痛症状，口干口苦，眼干涩，有磨砂感，燥热烦渴饮，不喜进食干食，或进食干性食物如大馍、饼干需用水送服，形体消瘦，平素稍作劳动即汗出，倦怠懒言，时有咳嗽，无痰，夜寐差，多梦，大便燥结，舌红少苔，脉细数。

中医诊断：燥痹（阴虚火旺）。

西医诊断：干燥综合征。

治则：肺肾同补、滋阴润燥、清热生津。

处方：知柏地黄汤、生脉散、增液汤加减。

太子参200 g，生地黄、熟地黄各150 g，黄精150 g，山茱萸100 g，当归200 g，麦冬150 g，玄参150 g，五味子150 g，淮山药200 g，阿胶150 g，桃仁、红花各150 g，丹参200 g，知母200 g，黄柏150 g，决明子200 g，陈皮150 g，厚朴150 g，茯苓150 g，泽泻150 g，白扁豆200 g，炒麦芽、炒谷芽各150 g，焦山楂150 g，建神曲150 g，核桃仁150 g，银耳100 g，莲子肉150 g，红枣150 g，甘草150 g。

按：方中生地黄、熟地黄、黄精、山茱萸、麦冬、五味子、当归、山药滋阴补肾、填精益髓，正合燥痹阴液亏虚之本，五味子、山茱萸味酸，酸甘所以化阴，又兼性涩，能收敛止汗，治平素易汗；太子参、红枣、白扁豆、甘草补气，气足自能津生，有阳升而阴长之妙；玄参、知母、黄柏、泽泻清热泻火，同滋阴药相配伍，标本同治，乃滋阴降火常见组合，即张太仆"壮水之主，以制阳光"之意；陈皮、厚朴行气，取气能行津，使已生之精血津液运行输布运行无碍；桃仁、红花、丹参活血化瘀，通络止痛；茯苓、焦山楂、炒麦芽、炒谷芽、建神曲一方面强壮脾胃，使膏方易于消化，预防膏方滋腻碍胃；另一方面，同补益脾胃之太子参、甘草、红枣合用，补土生金，以补肺之不足，正如《难经·十四难》所云"损其肺者，益其气"；阿胶、银耳滋肺阴、润肺燥，疗肺阴不足之干咳无痰；丹参、莲子肉清心火，治虚火上炎之夜寐难安，梦扰纷繁，由于患者大便燥结，伍以核桃仁、决明子润肠通便。综观全方，共奏滋阴润燥，清热生津之效，切合病机，定获佳效。

第四节 骨关节炎医案

案1

【初诊】关某,女,30 岁。2010 年 5 月 7 日。

主诉:反复腰部疼痛 3 年,加重 7 天。

患者 3 年前因产后感寒受凉,发为腰痛,四肢关节肿胀、麻木、酸痛,治后痛减,而后每因受凉或经期则反复发作,病情日益加重。2010 年 4 月复感外邪发病,尤以大腿外侧痛甚,固定不移,屈伸不利,西药治疗无效,而用中药治疗。舌质红,苔薄白,脉弦细数。脉症合参,此为血瘀为痹,复感外邪诱发。

中医诊断:骨痹(气血瘀阻)。

西医诊断:骨关节炎。

治则:养血祛风,活血祛瘀。

处方:鸡血藤 20 g,当归 10 g,川芎 10 g,黄芪 15 g,薏苡仁 20 g,淮山药 20 g,陈皮 15 g,茯苓 15 g,法半夏 10 g,川桂枝 15 g,丹参 20 g,桃仁、红花各 10 g,葛根 15 g,独活 10 g,白芍 15 g,甘草 6 g(7 剂,水煎服,每日 1 剂)。

【二诊】2010 年 5 月 14 日。

服上方后,臀部及大腿外侧疼痛基本消失,两膝关节下仍肿胀,脚重懒行,乃为气虚湿重,拟 2010 年 5 月 7 日方加泽泻 15 g,黄芪增至 20 g(14 剂,水煎服,每日 1 剂)。

【三诊】2010 年 5 月 28 日。

服上方后,病情明显好转,除下肢略感胀满外,余已正常,拟 2010 年 5 月 28 日方继服调治。

按:本例气血瘀阻证,临床上引起血瘀的病机主要有:阳气虚损,鼓动无力,血行缓慢;肝气郁结,疏泄不利,血行受阻;寒邪入侵,阻于脉络,血行瘀涩;热入营血,血热互结,血液瘀结,机体外伤,溢于脉外,结而为瘀。此案由寒湿稽留经络,寒主收引,致气滞血凝,湿胜缠绵,致使日久不愈。治先养血祛瘀而不伤营血,为寒凝经脉、血流不畅所致。《伤寒论》云:"手足厥寒,脉微欲绝者,当归四逆汤主之。"《类症治裁》指出:"诸痹……由营卫先虚,腠理不密,风寒湿乘虚而袭,正气为邪所阻,不能宣行,因而留滞,久而成痹。"治则活血祛瘀,佐祛风化湿之品。方中加黄芪、鸡血藤以益气养血,温通血脉;丹参、桃仁、红花使血流畅通而痛消。气血流畅,寒湿无稽留之地,寒易去而湿难愈。薏苡仁、淮山药、陈皮、茯苓健脾以化湿,效果明显。

案2

【初诊】许某,男,39岁。2009年1月9日。

主诉:右下肢疼痛伴屈伸不利4年,加重7天。

经西医诊断为坐骨神经痛,曾给予抗风湿与激素类药物治疗,虽取效一时,往往病症反复,后在某中医院予以中医治疗,给予辛燥之品,其中有大辛大热的附子,服后致使药物中毒住院2天。此后一直治疗,症状稍有缓解。10天前,患者去县城出差,坐车回家较晚,刚下车腰部僵硬疼痛难以扭动,腿痛难忍,寸步难行,后被人背回家中,从而痹证复发,竟卧床不起近半月之久,每晚家人按揉则能缓解,经西医治疗效果不显。刻诊:右侧腰、臀、大腿及小腿后侧疼痛,夜间较甚,辗转不能入睡,口干咽燥,肢体麻木,舌质红、苔微黄少津,脉沉细。经腰椎X线片无异常。实验室检查:ASO 326 IU/mL。

中医诊断:骨痹(气血亏虚)。

西医诊断:骨关节炎。

治则:益气养阴活血、祛风散寒通络(扶正祛邪,标本兼顾)。

处方:黄芪15 g、薏苡仁20 g、淮山药20 g、陈皮15 g、茯苓15 g、川桂枝15 g、当归10 g、秦艽15 g、生地黄15 g、杜仲15 g、仙灵脾20 g、威灵仙20 g、片姜黄15 g、川牛膝15 g、鸡血藤20 g、丹参20 g、甘草6 g(7剂,水煎服,每日1剂)。

【二诊】2009年1月16日。

服药后,肢体疼痛减轻,能下床活动,药症相符。以此方加减服药30余剂,病告痊愈,随访1年,未复发。

案3

【初诊】方某,男,50岁,安徽阜阳人。2009年12月18日。

主诉:左侧腰腿反复疼痛2年余。

患者2年前在无明显诱因的情况下出现左侧腰腿疼痛,一直经中西医治疗,效果不显。今年入冬以来,痛无休止,入夜更甚。时虽冬令,左腿脚感觉发热。喜裸露被外,两足跟皆痛,身体消瘦,细察左小腿肌肉有些萎缩,舌质红、苔黄腻,脉沉细滑数。

中医诊断:骨痹(阴虚热痹)。

西医诊断:骨关节炎。

治则:清热利湿、通络止痛。但虑其阜阳地处皖西北地区,气候干燥,阴虚者为多,况脉证又显见肝肾阴虚,无滋阴甘润之味配用,必更有阴伤耗液之过。

处方:白茅根15 g、川牛膝15 g、海风藤15 g、桑寄生15 g、淮山药20 g、薏苡仁20 g、茯苓15 g、陈皮15 g、生地黄20 g、丹参20 g、忍冬藤20 g、独活15 g、黄柏15 g、杜仲15 g、甘草 6 g(7 剂,水煎服,每日 1 剂)。

【二诊】2009 年 12 月 25 日。

7 剂药后腰腿疼痛、腿脚发热减半,足跟疼痛依然。拟 2009 年 12 月 18 日方加片姜黄 15 g(7 剂,水煎服,每日 1 剂)。

【三诊】2010 年 1 月 1 日。

腰腿疼痛基本消失,继予原方去白茅根、独活、黄柏,加枸杞子 20 g、女贞子 10 g、白芍 15 g,淮山药增至 30 g,调治 2 个月,足跟痛大减,腰腿疼痛痊愈。后嘱常服六味地黄丸以巩固疗效。

按:骨痹的发生发展机理在临床上表现较为复杂,就其成因来说,其发病主要在于人体正气不足,风、寒、湿、热之邪乘虚侵袭,闭阻经络,致使气血运行不畅而发生疼痛、麻木、屈伸不利等症状。正如《灵枢·五变》篇说:"粗理而肉不坚,善病痹。"《济生方·痹》亦说:"皆因体虚,腠理空疏,受风寒湿气而成痹也。"可见素体虚弱,腠理不密,卫外不固是引起痹证的内在因素,临床症状多虚实错杂。据刘健教授临床所见,此病本虚标实,病程缠绵。阳虚寒凝者当行温通之法,但阴虚之症临床所见亦复不少,不能一派温热药治之,必须遵循"三因制宜"、辨证论治的原则,尤其本病缓解期,更要注意益气活血、滋养肝肾等以扶正为主,才能获得满意的效果。

案4 (经方)

【初诊】张某,男,43 岁。2009 年 7 月 17 日。

主诉:反复膝、肘关节疼痛 6 年,加重 3 月。

患者 6 年前在外出劳动后淋雨,出现双膝、左肘关节酸痛不适,伴发热症状,当时予以活血止痛膏外贴,效果不佳,遂予以止痛片内服,关节疼痛症状曾一度缓解。3 个月前,在无明显诱因的情况下出现双膝、肘关节的疼痛不适,就诊于当地诊所,服用吲哚美辛、芬必得治疗,疼痛仍不缓解。刻诊:膝关节疼痛明显,剧者如针刺,伴沉重走窜感,活动受限,遇阴雨天及受凉后加重,且夜间重于白天。患者自觉口干、口中微渴,小便微黄、大便干而不畅,舌红、苔白滑腻,脉弦。

中医诊断:骨痹(寒热错杂)。

西医诊断:骨关节炎。

治则:寒温并用,活血通络。

患者患痹证 6 年,此为风、寒、湿邪痹阻日久,络脉瘀滞,而见疼痛如刺;痹者必有湿,故有伴沉重走窜感;痹久郁热,而见口干、口苦、尿黄、便干等热象。证属寒热错杂,寒多热少。

处方:桂枝芍药知母汤加减。

桂枝 10 g、赤芍 20 g、白芍 20 g、知母 10 g、苍术 15 g、白术 15 g、附子 10 g、麻黄 10 g、防风 10 g、羌活 10 g、独活 10 g、丹参 30 g、当归 15 g、乳香 10 g、没药 10 g、延胡索 15 g(7

剂,水煎服,每日 1 剂。)

双膝关节摄 X 线片检查。

【二诊】2009 年 7 月 24 日。

患者诉肘关节疼痛稍减,药后汗出,下肢稍多,且夜间汗出明显。膝关节仍感酸痛不适,双膝关节行 X 线显示骨质增生、骨质疏松;拟 2009 年 7 月 17 日方去附子,加黄芪 10 g、威灵仙 20 g(7 剂,水煎服,每日 1 剂)。

【三诊】2009 年 7 月 31 日。

患者诉肘关节疼痛基本消失,膝关节疼痛稍减,汗出不显,偶有胃脘不适。拟 2009 年 7 月 24 日方加淮山药 20 g、陈皮 15 g、薏苡仁 15 g(14 剂,水煎服,每日 1 剂)。

【四诊】2009 年 8 月 14 日。

患者诉肘、膝关节疼痛基本消失,膝关节疼痛稍减,汗出不显,无其他不适症状,遂以独活寄生汤善后。

按:《金匮要略·中风历节病》曰:"诸肢节疼痛、身体尪羸,脚肿如脱,头眩短气,温温欲吐,桂枝芍药知母汤主之。"视其寒热程度,斟酌热药与凉药比例。即或未见热象,方中白芍、知母亦有良好的缓急止痛之功,此系张仲景配伍之妙。凡见疼痛较重,血瘀明显者,可加丹参、桃仁、红花、鸡血藤,屡试不爽。

案5 （标本兼顾）

【初诊】韩某,女,58 岁。2010 年 6 月 13 日。

主诉:反复四肢大小关节疼痛 7 年,加重 6 个月。

患者 2010 年 1 月以来两膝关节疼痛发作,天阴加重,怕冷恶风,颈部酸胀,手指关节疼痛不明显,口稍干,小便微黄,出汗不多,舌苔薄黄腻、舌质暗红,脉细滑数。实验室检查:RF 12 IU/mL,ASO 135 IU/L,ESR 18 mm/h。

中医诊断:骨痹(肝肾亏虚,风湿久痹)。

西医诊断:骨关节炎。

治则:祛风散寒、宣痹通络、温养肝肾(扶正祛邪,标本兼顾)。

处方:黄芪 10 g、薏苡仁 20 g、淮山药 20 g、陈皮 15 g、茯苓 15 g、法半夏 15 g、蒲公英 20 g、桂枝 10 g、白芍 10 g、葛根 15 g、威灵仙 20 g、青风藤 15 g、生地黄 10 g、仙灵脾 15 g、丹参 20 g、甘草 6 g(7 剂,水煎服,每日 1 剂。)

双膝关节摄 X 线检查。

【二诊】2010 年 6 月 20 日。

患者诉天阴关节疼痛加重,怕风,右膝关节为著,膝关节局部肿胀,两膝关节 X 线检查示有骨质增生,纳可,小便黄、大便正常,舌苔薄黄腻、舌质暗红,脉细滑,左手小弦滑。痹证顽痼,难求速效,守原方加味再求,拟 2010 年 6 月 13 日方加细辛 6 g、骨碎补 10 g、南星 10 g(7 剂,水煎服,每日 1 剂)。

【三诊】2010 年 6 月 27 日。

两膝关节肿胀疼痛减轻,怕风,乏力,疲劳无力,小便黄,大便干结,口干欲饮,舌苔薄黄腻、舌质暗红,脉濡滑。风湿久痹,痰瘀互结,肝肾亏虚。拟 2010 年 6 月 27 日方去葛根、加川断 15 g、火麻仁 20 g,黄芪增至 15 g(7 剂,水煎服,每日 1 剂)。

【四诊】2010 年 7 月 4 日。

关节疼痛基本缓解,行走活动自如,天阴时稍有不适,颈部酸胀,口稍干,尿黄稍淡,大便正常,舌苔黄、舌质暗,脉细滑。效不更方,原方继用。拟 2010 年 6 月 27 日方继服(7 剂,水煎服,每日 1 剂)。

【五诊】2010 年 7 月 11 日。

两膝关节肿胀基本消退,疼痛缓解,可以蹲、起、行走,精神改善,颈部稍有不适,鼻干,舌苔薄黄腻、舌质暗红有裂纹,脉小滑数。拟 2010 年 6 月 13 日方加川断 15 g,骨碎补 10 g,桃仁、红花各 10 g,黄芪增至 15 g,生地黄增至 15 g,薏苡仁增至 30 g,淮山药增至 30 g,以善其后(14 剂,水煎服,每日 1 剂)。

按:《素问·痹论》说:"风寒湿三气杂至,合而为痹也。其风气胜者为行痹,寒气胜者为痛痹,湿气胜者为着痹。"痹证总由外受风、寒、湿邪而引发,但外邪作用于人体发病后,在其久延不愈反复消长过程中,外入之邪,未必始终羁留不去,每因内外相引,同气相召,进而导致风、寒、湿邪内生而成为久痹的病理基础。因此,风、寒、湿邪既是致病原因,更是重要的病理因素。风、寒、湿邪痹阻经络、肌骨之间,影响气血运行,津液布散失常,痰瘀内生而为病。痹证日久,累及筋骨、肌肉、关节,日久耗伤气血,损及肝肾,虚实夹杂。因此,扶正祛邪,标本兼顾治疗,培补肝肾,健脾和胃,祛风、散寒、除湿和化痰活血为痹证治疗之大法。

案6 (多维评价)

董某,女,55 岁。

主诉:反复四肢大小关节肿痛 7 年余,加重半年。

患者患双膝关节疼痛 7 年,近半年来加之颈、腰椎病使病情加重。刻下:双膝疼痛,并伴有肿胀,行走、下蹲、上下楼梯极度困难,现已病退在家,且不能料理家务,与外界接触较少,患者极度悲观,不愿与人交流。实验室检查:ASO 259 IU/L,ESR 42 mm/h,RF 4.4 IU/mL,hs-CRP 12.27 mg/L。X 线片检查示颈、腰椎均有不同程度增生。CT 查 L_4、L_5 椎间盘突出。脉沉紧,舌质淡,苔白。

中医诊断:痹证(风寒湿痹)。

西医诊断:骨关节炎。

治则:散寒祛湿通络。

处方：黄芪 10 g、薏苡仁 20 g、淮山药 20 g、陈皮 10 g、法半夏 15 g、川桂枝 15 g、丹参 20 g、仙灵脾 20 g、威灵仙 20 g、麻黄 10 g、党参 10 g、海风藤 10 g、白芍 10 g、羌活 10 g、独活 10 g、甘草 6 g。同时给予颈、腰椎手法推拿复位，配合针灸，取曲池、手三里、阳陵泉、腰眼、颈腰夹脊穴，再配合梅花针加火罐，局部关节外敷消瘀散。

患者治疗前关节证候积分 21 分。疾病活动度积分评定(DAS-28)5.78 分。生活质量量表评定：生理功能积分 21 分，社会功能积分 25 分，心理功能积分 14 分，健康自我认识能力积分 25 分，生活质量总积分 85 分。SAS 积分 52.4 分，SDS 积分 54.6 分。健康评估问卷调查表(HAQ)：HAQ 指数 0.55。

治疗：入院后给予抗炎、镇痛，改善循环治疗。

患者治疗后关节证候积分 15 分。DAS-28 3.18 分。生活质量量表评定：生理功能积分 20 分，社会功能积分 19 分，心理功能积分 10 分，健康自我认识能力积分 22 分，生活质量总积分 71 分。SAS 积分 48.8 分，SDS 积分 49.5 分。HAQ 量表：HAQ 指数 0.32。

按：随着社会的发展，生物医学模式逐渐向生物-心理-社会医学模式转变，人们对健康概念内涵认识逐步完善。风湿病的治疗亦如此，治疗风湿病，已不单纯是关注关节的局部疼痛症状，更应该向患者的内心深处着手，去关注他们的身心健康。在本案例中我们发现，通过对董某的综合治疗，患者不但关节症状得到改善，而且生活质量明显改善，尤其表现在社会功能、心理功能和健康自我认识能力方面。同时患者的焦虑、抑郁症状得以调节，对社会的认知度明显增高。

第五节　其 他 病 案

案 1

【初诊】刘某，女，48 岁。2013 年 12 月 26 日。

主诉：皮下红色结节 3 年。

就诊于安徽中医药大学第一附属医院风湿科门诊。刻诊：皮下结节散发，结节表面皮色鲜红，疼痛。偶见结节软化，且有波动感，或见结节凹陷萎缩。病程中伴有低热，多汗，口干口渴，头晕，目赤目涩，神疲乏力，腹胀，纳食不馨，心烦多梦，夜寐欠安，小便黄，大便黏滞不爽。舌质红，苔黄腻，脉滑数。

中医诊断：瓜藤缠(脾虚湿热)。

西医诊断：脂膜炎。

治则：清热解毒，健脾利湿，佐以益气养血安神。

处方：知母 15 g、黄柏 10 g、山栀子 10 g、青蒿 15 g、酸枣仁 20 g、首乌藤 20 g、薏苡仁 20 g、陈皮 15 g、茯苓 15 g、淮山药 20 g、夏枯草 20 g、野菊花 15 g、炒麦芽 15 g、炒谷芽 15 g、甘草 5 g(4 剂,水煎,每日 1 剂,早晚 2 次分服)。配合中成药芙蓉膏(院内制剂,主要由木芙蓉、藤黄、生天南星、薄荷油、冰片等组成,功效为散结化瘀、消肿止痛)联合消瘀接骨散(主要由花椒、五加皮、白芷、桂皮、川芎组成,功效为温经通络,行瘀止痛)外敷。刘健教授根据患者体质强弱、邪气类型、证候虚实,以及疾病的不同阶段,方药随症加减。

【二诊】2013 年 12 月 29 日。

患者皮下结节好转,无灼热焮红,疼痛减轻,且病程中伴随症状均有所减轻。守上方继服 14 剂。

【三诊】2014 年 1 月 12 日。

皮下结节明显好转,数目减少,但患者诉失眠有所反复,时有健忘,上方加远志以开心气而宁心安神、通肾气而强志不忘,继服 7 剂。

【四诊】2014 年 1 月 19 日。

皮下结节明显好转,基本消散,只剩数枚,但患者诉脘腹胀满,嗳腐吞酸,上方加焦山楂以消食化积,继服 14 剂。

【五诊】2014 年 2 月 2 日。

皮下结节基本消退,但患者诉口干口渴,头晕反复,故在上方基础上加葛根以解肌退热、生津止渴,加天麻、钩藤以平肝潜阳,服 7 剂。

【六诊】2014 年 2 月 9 日。

皮下结节基本消退,伴随症状均好转,故上方继服 14 剂。巩固治疗 1 个月,随访 2 个月,其皮下结节未出现反复,且未再出现口干、口苦、目赤目涩、神疲乏力,纳食可,夜寐安,二便调。

按：皮下脂肪层即为脂膜,而脂膜炎即指原发于脂膜的炎症。根据本病的特点,属中医学"痹证"范畴,中医学称之为"瓜藤缠""湿毒流注""皮中结核"。刘健教授从事临床多年,具有丰富的临床经验,并研读大量文献古籍,结合各家学说及流派思想,治疗该患者以清热解毒为主,并顾护脾胃,佐以益气养血安神之药,标本兼治。该患者病程日久,则风、寒、湿邪郁而化热,湿热蕴于筋肉、肌肤而致病,病情反复绵不愈,易伤于内脏。而痹证病情多缠绵难愈,久病必致气血亏虚,故刘健教授认为,治疗本病应健脾和胃,调补后天;扶助正气,益气养血。因此在治疗痹证疾病过程中,常用陈皮、谷芽、麦芽以健脾和胃,薏苡仁、甘草、山药、茯苓以益气健脾利湿,黄精、麦冬、白芍益胃养阴。有学者认为,痹痛一般为风、寒、湿邪入侵劳损、损伤、瘀滞的某部,俗有"三分药七分养"之说。故在治疗上,应用药物顾护脾胃的同时,也应注意避免劳损和外伤,有伤及时治疗;注意心情涵养,切忌思怒过度伤及脾肝功能;饮食以清淡、易消化食物为主,根据病情可配合天然药物外敷,经济方便,无碍脾胃。刘健教授常嘱患者清淡饮食,并结合患者病情需要予以芙蓉膏和消瘀接骨散外敷治疗。

案2

【初诊】张某，男，29岁。2013年6月30日。

主诉：反复发热、皮疹、关节痛18年，再发加重2周。

患者约1995年无明确诱因出现反复发热，体温最高达40℃，发热时伴有咽痛、全身多发淡红色风疹、右腕及双膝关节疼痛，至安徽省某医院就诊，诊断考虑为变异性败血症，予以布洛芬缓释胶囊口服，反复发热近2个月体温逐渐正常。2010年6月上症再次发作，仍以发热、全身多发淡红色风疹、关节痛为主要表现，累及双膝关节红肿疼痛，至安徽省某医院诊断为成人斯蒂尔病，予甲泼尼龙40 mg，每日1次，口服，联合环磷酰胺0.4 g静脉滴注，每月2次冲击治疗，甲氨蝶呤每周10 mg，硫唑嘌呤50 mg，每日1次，口服。治疗3个月余，症状逐渐缓解，患者自行停药。2012年上述症状再次发作，患者口服泼尼松20 mg，每日1次，症状缓解后停药。近2周来，患者再次出现发热、散在红色皮疹、关节疼痛，自服泼尼松10 mg，每日1次，服用1周，效果不佳，遂来安徽中医药大学第一附属医院风湿科就诊，舌质红，苔黄腻，脉细数。实验室检查示：WBC 27.57×10⁹/L，红细胞（RBC）3.93×10¹²/L，ESR 98 mm/h，RF 19.5 U/mL，hs-CRP 269.04 mg/L，血清铁蛋白3 506.46 ng/mL。

中医诊断：痹证（湿热痹阻）。

西医诊断：成人斯蒂尔病。

治则：滋阴清热解毒，健脾化湿通络。

处方：蒲公英10 g、白花蛇舌草15 g、紫花地丁10 g、薏苡仁15 g、茯苓10 g、陈皮6 g、丹参10 g、泽泻10 g、知母10 g、黄柏6 g、生地黄10 g、青蒿10 g、地骨皮10 g、垂盆草15 g、豨莶草10 g、炒麦芽15 g、甘草3 g（7剂，水煎服，每日1剂，早晚分服）。

同时口服泼尼松，每日10 mg。

【二诊】2013年7月7日。

患者诉诸症皆减，腕关节时有不适，活动不利，偶感心慌，乏力，拟上方去知母、黄柏，加黄芪15 g、桂枝10 g、鸡血藤15 g，同时口服泼尼松，剂量不减。

【三诊】2013年7月21日。

患者诉皮疹明显减退，关节疼痛减轻，精神明显改善，诉夜寐差，烦躁不安，拟上方加酸枣仁30 g、远志30 g、夜交藤15 g，泼尼松剂量同前。

随症辨治5周后，患者发热、皮疹及关节痛症状明显消退。近2年来，患者坚持服用中药治疗，泼尼松已减至每日6 mg，现已无特殊不适，病情稳定。

按：成人斯蒂尔病是一种罕见的复杂的累及多系统的自身炎症性疾病，以高热、多形性或一过性皮疹、关节炎或关节痛为主要表现，伴有肝、脾及淋巴结肿大，心内膜炎，血清铁蛋白增高,白细胞增多等。本病多发病急骤、病情较重,反复高热、咽痛、皮疹及关节痛,归属于中医学"热痹"范畴。刘健教授认为素体禀赋不足、阴血亏虚为发病的内因,而湿热、痰瘀是其病理关键,引起疾病迁延不愈,反复发作。本例患者为中年男性,发病急骤,初诊时见反复高热、皮疹不退及关节疼痛,舌质红,苔黄腻,脉细数,口服大量激素病情控制不佳。刘健教授详细询问病史,结合脉象,四诊合参,考虑为湿热痹阻证。患者多因感受湿、热、毒之邪,蕴结筋骨、肌肉、关节所致。热为阳邪,热盛则见发热、红肿热痛、溲黄、舌红之象,湿为阴邪,重着黏腻,湿盛则周身困重,湿邪留滞经络关节则感重着;湿热毒邪交阻于经络、关节、肌肉等处,故关节肌肉局部红肿灼热,或变生结节,或见身肿;湿邪重浊下行则易见足肿;气血阻滞不通,故关节疼痛,皮下硬痛,气血瘀滞则斑疹显现;湿热中阻,故口苦口黏,口渴不欲饮,身热不扬,大便黏滞,小便黄赤。舌红、苔黄腻、脉细数均为湿热之象。刘健教授认为,治疗应当抓住本病基本病机,以滋阴清热解毒为主,又佐以健脾利湿、活血化瘀之品宣痹通络。治疗常用苦寒之蒲公英、白花蛇舌草、紫花地丁行清热解毒凉血之功。现代药理学研究认为,常用清热解毒中药具有广谱抗菌或抑菌作用,能抑制 B 细胞体液免疫亢进,减少自身免疫反应引起的组织损伤。辛苦寒之知母,下则润肾燥而滋阴,上则清肺金泻火,乃二经气分药也,为养阴清热之良药。青蒿解湿热,退虚热,其味苦而不伤阳,寒而不碍湿,气芳香而化浊,质轻清而透邪,具有清热除湿之功。薏苡仁、茯苓、泽泻清利湿热。豨莶草通络除痹止痛。丹参活血化瘀。垂盆草保肝降酶,缓解肝功能损伤,以防长期服用非甾体类抗炎药或慢作用抗风湿药引起肝功能损伤。因长期服用糖皮质激素或苦寒之剂,胃肠道多有不适,酌加陈皮、炒麦芽、甘草健脾和胃。若热毒炽盛者,可加生大黄、生石膏清热解毒泻火。现代药理学研究证明,大黄素对真菌及多种细菌有明显的抑制作用,其对炎症渗出、白细胞游走也有较好的对抗作用;生石膏能抑制体温调节中枢,降低肌肉的兴奋性,缓解肌肉痉挛,故而有解热、镇痉、消炎的作用。

案 2

姜某,女,37 岁。

主诉:反复发热、皮肤斑疹伴关节疼痛 3 年。

反复低热,伴周身皮肤斑疹,双手指间、双腕关节肿痛 3 年,于外院行相关检查,诊断为"系统性红斑狼疮",予泼尼松每日 45 mg 治疗,症状好转。2005 年 10 月 20 日就诊于风湿科门诊,当时发热已退,已无明显皮肤斑疹、关节肿痛等症状,精神疲软,注意力不能集中,生活、工作业已受到影响,纳食一般,二便正常,夜寐多梦易醒,烦躁难安,盗汗明显。舌质暗红,苔薄白,脉细。

中医诊断:阴阳毒(阴虚血瘀)。

西医诊断:系统性红斑狼疮。

治则:养阴清热,活血通络,佐以养心安神。

处方：知母 15 g、黄柏 10 g、生地黄 15 g、熟地黄 15 g、山萸肉 15 g、地骨皮 15 g、川厚朴 15 g、泽泻 15 g、夜交藤 30 g、酸枣仁 20 g、远志 20 g、薏苡仁 20 g、丹参 30 g、生甘草 5 g（水煎服，每日 1 剂，早晚分服）。

另配合：复方芪薏胶囊，每次 3 粒，每日 3 次；金乌骨通胶囊，每次 3 粒，每日 3 次。

服药 2 周后，精神明显改善，仍夜寐差，烦躁多梦，盗汗，但较前有所好转，原方酸枣仁、远志各增至 30 g，加青蒿、煅龙骨、煅牡蛎各 15 g 继予，以加强清热降火、重镇安神之力。

药后患者夜寐改善，然白昼活动后汗出明显，前方更添黄芪、浮小麦各 30 g，以固表止汗。随证辨治 1 年后，夜寐转安，精神清爽，自汗、盗汗明显改善。

近十年来，患者坚持服用中药治疗，同时内服激素（用量已减至每日 5 mg），现已无不适主诉，能正常生活及工作，病情稳定。

按：本例患者，病史 3 年余，病变以反复低热，伴周身皮肤斑疹，双手指间、双腕关节肿痛为主。在外院完善相关检查，系统性红斑狼疮诊断明确。就诊时，发热已退，已无明显皮肤斑疹、关节肿痛等症状，纳食一般，二便正常，唯夜寐难安，多梦，烦躁、盗汗明显，精神疲软，注意力不能集中，考虑为阴阳毒慢性缓解期，治以知柏地黄汤加减，以养阴清热，活血通络，养心安神。其夜寐难安，多梦，烦躁，盗汗除疾病脾肾亏虚之本外，尚与长时间服用糖皮质激素有关。从中医理论来看，激素属阳热之品，是为壮火，《黄帝内经》有"壮火之气衰""阳胜劫阴"的论述，长期大量使用阳热之品，可导致气津亏耗，出现手足心热、潮热盗汗、口干、烦躁诸症。

刘健教授结合临床实际，认为系统性红斑狼疮病情复杂，所涉及的脏腑众多，临证时不能囿于中西门户之见，而应衷中参西，发挥各自优势，采用中西医结合治疗，提出治疗系统性红斑狼疮应中医辨证与西医辨病相结合。在急性发作期当以糖皮质激素治疗为主，以便迅速控制病情于既萌之时，同时配合清热解毒、活血化瘀方药以减小激素副反应，顾护正气。当病情进入慢性缓解期，机体内环境紊乱、抵抗力下降则上升为主要矛盾，此时应以中药辨证施治为主，发挥中医药扶正固本、改善体质、调节机体免疫功能的优势，同时逐渐减停糖皮质激素，以避免长期服用糖皮质激素带来的毒副反应和合并症，降低疾病复发的概率。刘健教授在实际工作中还观察到系统性红斑狼疮患者情志不舒、饮食不节者较为多见，中医认为，情志不畅、饮食不节是内伤病的重要致病因素。《素问·上古天真论》曰："恬淡虚无，真气从之，精神内守，病安从来。"《中藏经》曰："痹者，饮食不节，膏粱肥美之所为也。"故除药物治疗外，常嘱咐患者注意心情涵养、控制饮食。精神养生，在于提倡思想宁静，意志平和调顺，保持心境恬静、愉快，切忌思虑过度，而饮食则以清淡易消化食物为主，避免滋腻肥厚、辛辣刺激之品导致脾胃失和，百病由生。刘健教授在系统性红斑狼疮的治疗中擅融益肾、健脾、祛痰、清热、解毒、活血多法于一方，并将中医辨证与西医辨病巧妙地结合，迅速切中病要，有效解决患者的痛楚，充分体现了中医"整体观念"和"辨证论治"的精髓。且尊古而不泥古,匠心独运地从"脾胃"着手,认为痹证多表为关节肿痛变形,且呈缠绵难愈之势,久病必致气血亏虚,《黄帝内经》云:"四肢皆禀气于胃",《证治准绳》曰"脾胃者,气血之父也",创造性地提出了痹病"从脾论治"的理论,并于临床取得了满意的疗效。

案4

李某,女,60岁。

主诉:四肢近端肌肉疼痛伴无力4年,加重2个月。

患者于4年前无明显诱因出现四肢近端肌肉疼痛、僵硬,伴四肢无力,下蹲、坐起、翻身、穿衣困难,病情逐渐加重,至不能行走,在当地诊所应用倍他米松与复方倍他米松注射液肌内注射后症状缓解,1周后再发住院治疗。查ESR 68 mm/h,肌酶正常,肌电图示肌源性损害,给予小剂量泼尼松每日10 mg,口服,症状不缓解,诊断为多发性肌炎,予泼尼松每日20 mg,口服,共住院20日,症状缓解出院。出院后坚持在风湿科门诊随诊,泼尼松逐渐减量至每日7.5 mg维持治疗,病情稳定。2个月前又出现四肢近端肌肉疼痛,伴僵硬不适,到安徽省中医院风湿科门诊,查ESR 64 mm/h,调整治疗方案:泼尼松每日10 mg;甲氨蝶呤每周2次,每次5 mg;双氯芬酸每日75 mg;中药汤药内服,皮肤局部外敷消瘀散。肌肉疼痛缓解,复查ESR 60 mm/h,再次住院治疗。发病以来无发热、关节肿痛、雷诺现象、皮疹、口腔溃疡、口眼干燥等症状。精神、食欲、睡眠尚可,大、小便正常,体重无明显变化。体格检查:步入病房,自动体位,心、肺未发现异常,脊柱生理弯曲存在,颈、胸、腰椎棘突轻压痛。双膝关节轻压痛,四肢近端肌肉轻压痛,双下肢近端肌力稍差,四肢肌张力正常,双手握力正常。双侧"4"字试验阳性,骶髂关节按压试验阴性。生理反射存在,病理反射未引出。入院后辅助检查:ESR 60 mm/h,肌酶正常;自身抗体均阴性;IgG 11.7 g/L,IgA 2.6 g/L,IgM 1.3 g/L,补体C3 134 mg/dl,补体C4 45.2 mg/dl,CRP 2.34 mg/L。X线片示:① 颈椎、胸椎、腰椎骨质增生;② 骨盆未见明显异常。肌电图显示肌源性损害。

中医诊断:肌痹(脾肾亏虚)。

西医诊断:风湿性多肌痛。

治则:健脾益肾、通络除痹止痛。

处方:山药20 g、陈皮20 g、厚朴8 g、茯苓15 g、薏苡仁20 g、益智仁12 g、丹参15 g、桃仁8 g、红花8 g、威灵仙15 g、怀牛膝15 g、狗脊12 g、甘草6 g。

给予泼尼松口服,每日10 mg;甲氨蝶呤口服,每次5 mg,每周2次;双氯芬酸口服,每日75 mg。ESR下降,肌肉疼痛缓解,四肢肌力恢复正常出院。

按:该患者为老年女性,年龄>50岁,病初主要表现为肢带肌疼痛、僵硬伴无力,以致下蹲、起立、翻身、穿衣困难;病程长,ESR增快,受累肌肉无红肿,无肌萎缩,对中等剂量激素反应良好,根据以上临床特点最后诊断为风湿性多肌痛。因为患者发病 4 年,多次查肌酶不高;四肢肌肉未见明显萎缩,亦无呼吸道、消化道等内脏损害的表现;且中等剂量的激素很快控制症状,故可排除多发性肌炎。多发性肌炎以肢体近端肌肉对称性、进行性无力为主,肌力显著减弱,常有肌痛。风湿性多肌痛以对称性肢体近端肌肉酸痛、僵硬不适为主,患者可出现肌无力表现,如下蹲、着衣、上下楼及行走困难,其主要原因为疼痛明显所致而非肌无力引起。详细询问病史,该患者乃疼痛而不能用力;从治疗过程看,短时间内对激素敏感,发病时肌内注射复方倍他米松注射液症状较快缓解,后期中剂量激素治疗短时间内能使病情缓解;激素减量后病情稳定无反复,而治疗多发性肌炎激素需大剂量、长疗程才能使病情好转。从发病机制讲,多发性肌炎以骨骼肌纤维变性、坏死、肌纤维再生、肌纤维萎缩为特征,肌酶增高,肌电图示肌源性损害,肌肉活检有肌炎特征,而风湿性多肌痛为肌腱及筋膜的炎症改变,无肌酶增高,肌电图正常或轻度肌病性变化。本患者肌电图虽有肌源性损害,但系统分析病史,结合实验室检查,治疗反应及无肌肉萎缩和内脏受累等表现,不支持多发性肌炎。通过本例的诊治,启示临床工作中采集病史需细心,辨别症状要认真,全面分析病情变化及治疗反应,及时调整治疗策略。

第五章

风湿病现代研究

第一节 类风湿关节炎现代研究

一 类风湿关节炎脾气虚证的研究

通过以中医理论为指导，从病证结合的角度、临床与实验方面研究脾气虚与类风湿关节炎的关系，探讨类风湿关节炎脾气虚证的本质，并观察具有健脾益气、化湿通络作用的新风胶囊（XFC）对 AA 大鼠的疗效及红细胞免疫功能等的影响。临床研究结果发现：类风湿关节炎患者的红细胞 CD35、RBC-C3bR-R、C3、WBC、RBC、Hb、血细胞比容（Hct）等低于健康对照组，RBC-IC-R、CIC、IgG、IgM 高于健康对照组。脾气虚组类风湿关节炎患者的红细胞 CD35、RBC-C3bR-R、WBC、RBC、Hb 等明显低于非脾气虚组，RBC-IC-R 和食欲减退、食后腹胀、少气懒言、倦怠乏力、关节肿胀度等症状积分明显高于非脾气虚组。脾气虚组与非脾气虚组类风湿关节炎患者在晨僵持续时间、疼痛关节数、肿胀关节数、皮下结节、关节疼痛度、15 m 步行时间、双手平均握力、CIC、IgA、C4、RF、CRP、ASO、ESR、α-1-AGP 及血液流变学指标等方面未见显著性差异。类风湿关节炎患者红细胞 CD35 与 RBC-C3bR-R、RBC、Hb、MCHC、RF 呈正相关，与 RBC-IC-R、CIC 呈负相关。实验研究结果发现：模型组、XFC 组、雷公藤多苷片（TPT）组 AA 大鼠治疗前的 RBC-C3bR-R、木糖吸收率明显降低，RBC-IC-R 显著升高；XFC 可提高 AA 大鼠的 RBC-C3bR-R，降低其 RBC-IC-R，具有改善红细胞免疫功能的作用，而 TPT 则无此作用；XFC 与 TPT 都能降低 AA 大鼠的关节炎指数和足跖肿胀度，但 XFC 对 AA 大鼠的体重等无明显影响，并对小肠黏膜有保护作用，综合作用优于 TPT。具有健脾益气、化湿通络作用的 XFC 可改善 AA 大鼠的红细胞免疫功能，其机制可能是通过改善小肠吸收功能、保护免疫器官等综合作用而取得。与模型组相比，XFC 组和 TPT 组足跖肿胀度、关节炎指数（AI）显著降低（$P<0.001$）；XFC 组体重与正常组相比无明显差异，TPT 组治疗后体重显著低于正常组（$P<0.05$）。超微结构显示：类风湿关节炎组的滑膜、胸腺、脾脏、胃黏膜、肝、小肠细胞的线粒体肿胀、变性、嵴突破坏等方面与模型组及 TPT 组相比有明显改善。

二　类风湿关节炎患者生活质量的研究

临床研究观察类风湿关节炎生活质量变化情况及健脾化湿通络法对类风湿关节炎生活质量的影响。实验研究探讨健脾化湿通络中药提高类风湿关节炎生活质量的机制。临床研究结果显示：108 例类风湿关节炎患者中,49 例患者的生活质量受到较严重影响,其中 47 例类风湿关节炎患者生理功能、50 例类风湿关节炎患者社会功能、57 例类风湿关节炎患者心理功能、43 例类风湿关节炎患者健康自我认识受到较严重影响。不同年龄段患者的生活质量得分比较发现,青年组(20～39 岁)、中年组(40～59 岁)患者心理功能平均得分明显高于老年组(60 岁以上)患者。中年组患者健康自我认识能力平均得分明显高于青年组和老年组患者。临床表现：中青年类风湿关节炎患者的心理压力较大,中年人健康自我认识能力较弱。通过对不同病程类风湿关节炎患者生活质量比较发现,0～5 年病程比 10 年以上病程患者生理功能平均得分明显降低,说明病程越长,生活质量越低。相关性分析发现,生活质量得分与 ESR、CRP、PLT 成直线正相关。治疗方面,治疗组(XFC组)在总有效率,改善类风湿关节炎患者关节症状(晨僵时间、关节疼痛、肿胀等)及部分实验室指标方面(ESR、RF、CRP、IgG、IgA、IgM、细胞因子)与正清风痛宁组作用相似;但在改善患者整体症状(倦怠乏力、食欲减退、少气懒言)、贫血、降低血小板计数、药物不良反应方面,XFC组显著优于正清风痛宁组。改善生活质量方面,两组治疗后生理功能、社会功能、心理功能、健康自我认识能力及总体生活质量得分均明显降低,但在降低社会功能、心理功能、健康自我认识能力及总体生活质量得分方面,XFC组明显优于正清风痛宁组。

三　健脾化湿通络法对类风湿关节炎补体调节蛋白的影响

从临床与实验方面研究类风湿关节炎补体调节蛋白的变化及健脾化湿通络法对其的干预作用,并观察具有健脾化湿通络作用的 XFC 对 AA 大鼠补体与 VEGF 等的影响。临床研究结果显示：类风湿关节炎组的补体 C3、C4 水平明显高于正常对照组,补体 C3 水平与关节压痛数呈直线正相关,补体 C4 水平与关节肿胀数呈直线正相关。患者补体 C3 水平与 ESR、α-1AGP、PLT 呈直线正相关。患者补体 C3 水平与 Hb 呈直线负相关。患者补体水平与病程、年龄无明显相关性。类风湿关节炎组的补体 C3、C4 水平明显高于正常对照组,补体 C3 水平与关节压痛数呈直线正相关,补体 C4 水平与关节肿胀数呈直线正相关。患者补体 C3 水平与 ESR、α-1AGP、PLT 呈直线正相关。患者补体 C3 水平与 Hb 呈直线负相关。类风湿关节炎患者治疗前红细胞 CR1 与 CD59 表达水平均显著低于健康对照组;治疗后,两组临床症状、体征及实验室指标均较治疗前有明显改善，其中关节疼痛指数、晨僵时间、双手平均握力、15 m 步行时间及 ESR、补体 C3、RBC，实验组较对照组改善程度更显著。两组治疗后红细胞 CR1、CD59 均比治疗前显著升高，治疗后实验组 CR1、CD59 的均值均显著高于对照组。实验研究结果显示：模型组、XFC 组、TPT 组 AA 大鼠治疗前的血清补体 C3、C4 水平明显降低，血清 VEGF 水平明显升高，VEGF 与关节肿胀度成直线正相关，和补体 C3 水平成直线负相关，而与其他指标之间无直线相关性。XFC 与 TPT 均能提高 AA 大鼠的血清补体 C3、C4 水平，降低其血清 VEGF 水平，但 XFC 较 TPT 改善更为明显，且对 AA 大鼠的体重等无明显影响；XFC 与 TPT 都能降低 AA 大鼠的关节炎指数和足跖肿胀度，但 XFC 对 AA 大鼠的体重等无明显影响，综合作用优于 TPT。

四　健脾化湿通络法对类风湿关节炎肺病变的影响

从临床观察与动物实验两个方面研究类风湿关节炎肺病及中药 XFC 对类风湿关节炎肺病的影响。临床研究结果显示：类风湿关节炎患者肺功能的变化及相关性研究类风湿关节炎组的肺功能各参数明显低于正常对照组，红细胞 CR1、CD59 表达水平亦明显低于健康对照组。治疗后，XFC 组生理功能积分、心理功能积分、自我认识能力积分均明显降低，且社会功能积分明显降低。XFC 组 RBC、Hb、红细胞 CR1、红细胞 CD59 均明显升高，PLT、RF、α1 - AGP、ESR 均明显降低，对照组 Hb、红细胞 CR1、红细胞 CD59 均明显升高，IgG、RF、ESR 明显降低。XFC 组 IC、MVV、FEF_{25}、FEF_{50}、PEF 均明显升高。实验研究结果显示：XFC 组的 FVC、FEV_1、FEF_{25}、FEF_{50}、MMEF、PEF 显著高于模型对照组及甲氨蝶呤（MTX）组，XFC 组的 FVC、FEF_{50}、MMEF 显著高于 TPT 组。XFC 组电镜下肺泡Ⅱ型细胞结构完好，线粒体大部完好，少数线粒体轻度肿胀，少数板层小体有排空现象。可见中性粒细胞，单核巨噬细胞。光镜下肺内细支气管黏膜纤毛柱状上皮大部完好，黏膜内及黏膜下见少数淋巴细胞及泡沫细胞浸润，肺泡大部结构完整，无破坏，部分肺泡间隔内见少量灶性泡沫细胞及淋巴细胞，肺组织病理学改变均明显轻于模型对照组及TPT 组。因此，XFC 改善类风湿关节炎肺病变的机制：① 免疫抗炎作用；② 调节补体调节蛋白含量；③ 抑制血小板介导的炎症反应；④ 调节细胞因子平衡；⑤ 改善肺部 HRCT变化；⑥ 改善肺泡Ⅱ型细胞病理变化。

五　健脾化湿通络法对类风湿关节炎心理状态的影响

从临床试验与动物实验两个方面研究类风湿关节炎的心理和行为变化及 XFC 对其

的干预作用。临床研究结果显示：136 例类风湿关节炎患者中，SAS 标准分为 47.18±8.69，伴有焦虑症状的比率为 36.76%；SDS 标准分为 52.35±11.31，伴有抑郁症状的比率为 61.76%。XFC 在总有效率、改善症状体征积分、活动性指标等方面与正清风痛宁缓释片相似，但在改善 SDS 标准分、脾虚症状、维持生活质量（QOL）积分方面明显优于正清风痛宁缓释片对照组，且无明显不良反应。实验研究结果显示：与正常对照（NC）组相比，模型对照（MC）组大鼠自主活动次数明显减少，跳台训练期和测试期的错误次数均明显增多、跳下平台的时间（stepdownlatency，SDL）缩短而反应时间（escapelatency，EL）延长，MC 组大鼠脑组织中 γ-氨基丁酸（GABA）含量明显升高、谷氨酸/γ-氨基丁酸（GLU/GABA）值明显降低，血清皮质醇明显升高；大鼠自主活动次数、SDL 与右足跖肿胀度、关节炎指数呈负相关；EL、训练期和测试期的错误次数均与右足跖肿胀度、关节炎指数呈正相关。大鼠自主活动次数与 GLU/GABA 值呈正相关、与血清皮质醇呈负相关；EL、训练期及测试期错误次数与 GABA、血清皮质醇呈正相关，与 GLU/GABA 值呈负相关；与 MC 组相比，XFC 组大鼠的自主活动次数均显著增加、EL 明显缩短；各治疗组相比，在改善 AA 大鼠 SDL、训练期及测试期的错误次数、血清皮质醇、GABA、GLU/GABA 值方面，XFC 组优于其他两治疗组。因此，类风湿关节炎患者伴有一定程度的抑郁和焦虑症状，以抑郁症状为主，并且类风湿关节炎患者的焦虑、抑郁症状与病情及生活质量存在相关性；类风湿关节炎患者中有 61.8% 的患者伴有抑郁症状，其抑郁症状的产生与患者病情引起的生活质量下降及血清皮质醇、红细胞分布密度（RDW）升高密切相关；类风湿关节炎患者中伴有抑郁症状的患者临床症状较重，生活质量较差。抑郁症状影响患者的临床症状、生活质量，同时这些因素又影响患者的抑郁症状；XFC 在取得疗效的同时，可改善类风湿关节炎患者抑郁症状，且优于正清风痛宁缓释片对照组；AA 大鼠在足跖肿胀的同时出现行为改变，其行为改变与升高的血清皮质醇和脑组织氨基酸的失调显著相关，XFC 与 MTX、TPT 一样能降低 AA 大鼠关节炎指数和足跖肿胀度，并且在改善 AA 大鼠行为方面优于 MTX、TPT；XFC 改善 RA 心理状态变化的机制：① 免疫抗炎作用；② 升高 RBC、Hb，改善贫血；③ 抑制血小板介导的炎症反应；④ 调节内分泌失调；⑤ 调节脑组织氨基酸水平。

六　健脾化湿通络法对活动期类风湿关节炎情绪、脂质代谢的影响

从临床试验与动物实验两个方面研究类风湿关节炎患者的情绪、脂质代谢，以及 XFC 对类风湿关节炎的干预作用。临床研究结果显示：60 例活动期类风湿关节炎患者 ApoA1 较正常对照显著下降，其中 ApoA1 下降的有 21 人，占 35%。ApoA1 与年龄、社会支持总积分、总胆固醇（TC）、HDL、PA、TP、ALB 呈正相关，与食欲减退、ESR、α1-酸

性糖蛋白（α1 - AGP）呈明显负相关；ApoB 与年龄、SDS 标准分、甘油三酯（TG）、低密度脂蛋白（LDL）呈正相关；ApoA1/B 与 SDS 标准分呈负相关。实验研究结果显示：与 NC 组相比，MC 组大鼠自主活动次数明显减少，跳台训练期和测试期的错误次数均明显增多，SDL 缩短而 EL 延长，MC 组心肌组织 SOD 含量明显降低，而 MDA 明显升高。MC 组心肌和神经细胞线粒体出现空泡样变、心肌纤维破坏、闰盘结构不完整、粗面内质网扩张。AA 大鼠自主活动次数、SDL 与足跖肿胀度、关节炎指数、MDA 呈负相关，与 SOD 呈正相关；EL、训练期和测试期的错误次数与足跖肿胀度、关节炎指数、MDA 呈正相关，与 SOD 呈负相关。与 MC 组相比，XFC、MTX、TPT 组大鼠的足跖肿胀度、关节炎指数均有显著降低，自主活动次数均显著增加，EL 明显缩短；各治疗组相比，在改善 AA 大鼠 SDL，训练期及测试期的错误次数及心肌 SOD、MDA 的变化，改善心肌细胞、神经细胞超微结构方面，XFC 组优于其余两治疗组（MTX、TPT 组）。因此，活动期类风湿关节炎患者中存在脂质代谢的异常，具体表现为 ApoA1 水平下降，其变化除与类风湿关节炎炎症活动有关，尚与抑郁情绪、蛋白代谢等有关。免疫应激可出现 AA 大鼠行为改变及心肌组织 SOD、MDA、心肌细胞、神经细胞超微结构的变化，其行为改变与心肌 SOD、MDA 的变化显著相关。XFC 与 MTX、TPT 一样能降低 AA 大鼠关节炎指数和足跖肿胀度，并且在改善 AA 大鼠行为，调节心肌 SOD、MDA 水平，改善心肌细胞、神经细胞超微结构方面优于 MTX、TPT。XFC 改善 RA 心理状态变化的可能机制：① 免疫抗炎作用；② 升高血清铁，改善贫血；③ 改善生活质量；④ 调节内分泌失调；⑤ 清除自由基、阻止细胞的脂质过氧化反应、保护心肌细胞；⑥ 改善心肌细胞、神经细胞超微结构。

七 健脾化湿通络法对活动期类风湿关节炎血小板的影响

从临床试验与动物实验两个方面研究活动期类风湿关节炎的血小板参数、超微结构、CD59、Ps、CD62P 和抗中性粒细胞胞浆抗体（ANCA）、血管超微结构、细胞因子的变化及 XFC 对其的干预作用，进一步探讨 XFC 治疗类风湿关节炎的作用机制。临床研究结果显示：活动期类风湿关节炎患者 PLT、PCT、Ps 均显著高于 NC 组，异常率分别为 63%、48%、93%，CD59 显著降低，异常率为 87%；血小板超微结构破坏明显。相关性分析发现 PLT、PCT 与 Ps、IgG、ESR、CRP、RF、关节疼痛和关节肿胀积分呈正相关关系，PLT 还与关节压痛积分和晨僵时间呈正相关关系，与 CD59 呈负相关。XFC 组（治疗组）和正清风痛宁对照组总有效率相比无显著差异，但治疗组显效率显著高于对照组。两组均能显著降低 ESR、CRP、α1 - AGP、RF，升高 CD59，显著改善患者血小板超微结构及关节疼痛、关节肿胀、关节压痛和晨僵症状，但 XFC 组 PLT、PCT、Ps 显著降低；且 XFC 组在升高 CD59、改善血小板超微结构及关节疼痛、关节肿胀、关节压痛和晨僵症状显著优于对照组。实验研究结果显示：XFC 能降低 AA 大鼠的关节肿胀度、关节炎指数，对体重增长无不良影响，且在体重增长方面优于其余两治疗组（MTX 组、TPT 组）；与 NC 组相比，MC 组大鼠 PLT、PCT 及 IL-1β、TNF-α、ANCA 显著升高，IL-10 显著降低；与 MC 组比较，各治疗组（XFC 组、MTX 组、TPT 组）PLT、PCT、IL-1β、TNF-α、ANCA 显著降低，IL-10 显著升高；在升高 IL-10 方面，XFC 组优于其余两治疗组。XFC 组线粒体大部分完好，少数肿胀、空泡化，粗面内质网可见，嵴突破坏不明显。血小板超微结构改善明显优于 MTX 组、TPT 组。AA 大鼠血小板参数 PLT、PCT 与 ANCA、IL-1β、TNF-α、足跖肿胀度、关节炎指数呈正相关关系，与 IL-10 呈负相关。因此，活动期类风湿关节炎的 PLT、PCT 升高，血小板超微结构及血管超微结构有明显病变。PLT、PCT 与类风湿关节炎活动性指标呈正相关关系，可以反映类风湿关节炎活动程度。XFC 对类风湿关节炎有显著疗效。XFC 能够显著降低 PLT、PCT，改善血小板超微结构及血管超微结构。XFC 改善类风湿关节炎病变的机制：① 免疫抗炎作用；② 调节补体调节蛋白含量；③ 抑制血小板介导的炎症反应；④ 调节细胞因子平衡；⑤ 改善血小板超微结构；⑥ 改善血管超微结构。

八　健脾化湿通络法对类风湿关节炎外周血 Treg 的影响

从临床研究与动物实验两个方面观察 CD4⁺CD25⁺Treg 在类风湿关节炎活动期发病和发展过程中的作用。类风湿关节炎活动期外周血 CD4⁺CD25⁺CD127^{lo}Treg 数量及占 CD4⁺ 淋巴细胞比例下降，患者的免疫功能受到影响，免疫功能紊乱。类风湿关节炎活动期患者 CD4⁺CD25⁺CD127^{lo}Treg 表达水平与临床活动性指标中患者关节症状积分值、DAS28 分值、PLT、PCT 呈负相关，说明 CD4⁺CD25⁺CD127^{lo}Treg 可以反映类风湿关节炎疾病活动程度。类风湿关节炎活动期患者 CD4⁺CD25⁺CD127^{lo}Treg 与炎性指标中免疫球蛋白（IgG、IgA）、ESR、CRP、α₁-AGP 呈负相关，与补体 C3、C4 呈正相关（$P<0.05$ 或 $P<0.01$），与 RF、IgM 无明显相关性（$P>0.05$），说明 CD4⁺CD25⁺CD127^{lo}Treg 也参与了类风湿关节炎患者的炎症反应，并起到了抑炎作用。类风湿关节炎活动期患者 CD4⁺CD25⁺CD127^{lo}Treg 与贫血相关指标中 Hb、Fe 呈正相关（$P<0.05$），而与 RBC 无明显相关性（$P>0.05$），说明 CD4⁺CD25⁺CD127^{lo}Treg 可能也参与了类风湿关节炎贫血的机制。XFC 改善活动期类风湿关节炎病情的机制：① 发挥免疫调节作用，上调外周血 CD4⁺CD25⁺CD127^{lo}Treg；② 抗炎作用，抑制炎性反应；③ 升高 Hb、Fe，改善贫血；④ 改善胸腺、脾脏超微结构，调节免疫机能。XFC 影响 CD4⁺CD25⁺CD127^{lo}Treg 的机制：① XFC 可以调节免疫器官的发育，动物实验显示 XFC 可以改善炎症期大鼠的胸腺指数、脾脏指数，起到保护免疫器官的作用，而胸腺、脾脏为调节性 T 细胞的主要发源地，XFC

为调节性 T 细胞的产生奠定物质基础。② XFC 对胸腺、脾脏的淋巴细胞有调节作用，XFC 可以调节胸腺、脾脏的淋巴细胞产生 $CD4^+CD25^+CD127^{lo}$Treg，上调其表达水平，发挥免疫调节作用，参与机体抗炎免疫，使机体抑制自身免疫反应作用加强，减少变态反应的发生。

九	健脾化湿通络法通过 TGF-β1/Smads 和 ERK 通路 cross-talk 改善类风湿关节炎肺功能

在中医"肺脾相关"理论指导下，以"肺痹"为切入点，分析、总结类风湿关节炎肺功能损伤的中医学病机。结果显示，AA 大鼠肺功能的变化如下：

（1）AA 大鼠肺功能损伤特点：AA 大鼠存在肺功能损伤，肺功能变化以参数 FEV_1、MMF、PEF、FEF_{50}、FEF_{75} 降低为主，主要表现特征为通气功能障碍，并伴有一定程度的小气道功能损伤。

（2）Smads 和 ERK 通路 cross-talk 导致肺功能降低：Smads 和 ERK 通路在启动子 TGF-β1 诱导下，逐渐被磷酸化激活，进而进入细胞核参与转录活动，导致 AA 大鼠肺部病变发生，出现肺功能降低。

（3）类风湿关节炎肺功能降低中医病机呈"脾虚湿盛"特征："脾虚"在类风湿关节炎肺功能损伤发生、发展中起重要作用，脾气亏虚，正气不足，肺气虚弱；脾气亏虚，痰湿内生，肺失治节；脾气亏虚，痰瘀互结，肺络阻滞。

XFC 改善 AA 大鼠肺功能的机制：

（1）XFC 可降低 AA 大鼠关节炎症反应提高肺功能：XFC 通过抑制滑膜组织炎细胞浸润，降低全身炎症反应，减少炎症介质渗出及对肺组织器官的刺激，抑制肺间质病变的发生，改善肺功能水平。

（2）XFC 可减轻 AA 大鼠肺部炎症反应提高肺功能：XFC 通过抗炎作用，减少炎性介质对肺泡的直接刺激，促进中性粒细胞等炎细胞的吸收或清除，降低肺组织炎症反应，改善肺功能水平。

（3）XFC 可调节 AA 大鼠细胞因子平衡提高肺功能：XFC 通过上调 IL-10、IFN-γ、FGF 表达，下调 IL-1β、IL-4、TGF-β1、CTGF 表达，抑制 AA 大鼠肺间质纤维化的发生，提高肺功能水平。

（4）XFC 可改善 AA 大鼠肺组织形态学提高肺功能：XFC 通过减少炎性渗出物对肺组织损伤，保持肺组织病理形态学，维持肺泡 II 型上皮细胞结构，增加肺泡的通气功能和弥散功能，改善肺功能。

（5）XFC 可调节 AA 大鼠 TGF-β1/Smads 通路提高肺功能：XFC 通过提高 Smad7

表达,抑制 p - Smad2/3 与 Smad4 的结合及阻止 Smad2/3 磷酸化,延缓 AA 大鼠肺纤维化的发生,改善肺功能。

(6)XFC 可抑制 AA 大鼠 ERK1/2 通路表达提高肺功能:XFC 通过抑制 ERK1/2 磷酸化过程,阻止信号通路的激活,减少致纤维化因子对肺组织的损伤,降低 AA 大鼠肺病变程度,改善肺功能。

(7)XFC 可调节 AA 大鼠 Smads 和 ERK 通路 cross-talk 提高肺功能:XFC 通过调节信号通路 cross-talk,降低信号传导与 DNA 的转录活动,抑制 AA 大鼠肺间质纤维化形成,改善肺功能。

十 健脾化湿通络法对活动期类风湿关节炎载脂蛋白的影响

从临床实验与动物实验两个方面研究活动期类风湿关节炎的载脂蛋白、前白蛋白等系列蛋白、血管内皮生长因子(VEGF)、E -选择素(ES)、血管内皮细胞的超微结构,以及细胞因子的变化及 XFC 对其的干预作用。临床研究结果显示:XFC 组治疗前后相比 PA、HDL、ApoA1、ApoB 显著升高,而正清风痛宁对照组除前白蛋白显著升高。实验研究结果显示:与模型对照组相比,XFC 组能显著下调 ApoA1、HDL 的升高率。XFC 组明显下调 VEGF、ES、IL - 1β、CRP,上调 IL - 10;MTX 组能下调 VEGF、IL - 1β、CRP,上调 IL - 10。XFC 组下调 VEGF、ES 的表达明显优于 MTX 组和 TPT 组。XFC 组线粒体大部分完好,少数肿胀,核膜清楚结构完整,细胞间隙稍增大,未出现明显吞饮泡,明显优于 TPT 组和 MTX 组。AA 大鼠载脂蛋白、VEGF、ES、细胞因子、足跖肿胀度、关节炎指数的相关性分析:AA 大鼠模型组 ApoA1、HDL 与 VEGF、ES、IL - 1β 呈明显负相关($P<$ 0.05 或 $P<0.01$),与足跖肿胀度、关节炎指数、CRP 呈明显正相关,与 IL - 10 无明显相关。因此,活动期类风湿关节炎患者出现 PA、ALB 显著降低,ApoA1、HDL 下降的趋势,这种变化与合并其他疾病无关,是由类风湿关节炎本身病理变化引起。在动物实验部分由于病程短,不易控制,疾病尚处于疾病早期,ApoA1、HDL 免疫应激性增高,临床患者病程均较长,病情变化复杂,疾病多处于后期,ApoA1、HDL 出现降低趋势。ApoA1、PA、ALB 与类风湿关节炎活动性指标呈负相关,可以反映疾病的活动性。AA 大鼠的 VEGF、ES、IL - 1β 显著升高,IL - 10 明显降低,ApoA1、HDL 与 VEGF、ES、IL - 1β 呈明显负相关,表明 AA 大鼠血管内皮细胞超微结构有明显病变与 HDL、ApoA1 相关。XFC 对类风湿关节炎有显著疗效的同时,能够显著升高 ApoA1、HDL、PA、ALB、IL - 10,降低 VEGF、ES、IL - 1β,改善血管内皮细胞超微结构。XFC 改善类风湿关节炎载脂蛋白病变的机制:① 免疫抗炎作用;② 通过调节细胞因子平衡,改善蛋白质代谢;③ 通过调节 HDL、ApoA1,降低 VEGF、ES,改善血管内皮细胞超微结构。

十一　健脾化湿通络法对活动期类风湿关节炎铁代谢的影响

从临床实验与动物实验两个方面研究活动期类风湿关节炎的铁代谢参数、细胞因子、红细胞参数、肝脏和滑膜超微结构、骨髓象的变化及 XFC 对其的干预作用。临床研究结果显示：XFC 组 RBC、Hb、MCV、Fe、TF 显著增高，且显著降低 SF；且 XFC 组在升高 RBC、Hb、MCV、Fe、组织因子（TF）且降低 SF 方面，均优于对照组；RET 在两治疗组治疗前后无明显变化。实验研究结果显示：XFC 能降低 AA 大鼠的关节肿胀度、关节炎指数，对体重增长无不良影响，且在体重增长方面优于 MTX 组及 TPT 组。与正常对照组相比，模型对照组大鼠 RBC、Hb、MCV 及 Fe、TF 显著降低，SF 明显升高；与模型对照组比较，其余各组 RBC、Hb、MCV 及 Fe、TF 均明显升高；治疗组间 XFC 与 TPT、MTX 组相比较，XFC 组 RBC、Hb、MCV、TF、Fe 显著升高，且 SF 明显降低。与正常对照组相比，模型组大鼠 L-1β 显著升高，IL-10 降低；与模型对照组相比，XFC、MTX、TPT 组均能升高 IL-10，降低 IL-1β；各治疗组相比，在升高 AA 大鼠 IL-10 方面，XFC 组优于其余两治疗组，在 IL-1β 方面无明显差异。XFC 能改善 AA 大鼠肝脏超微结构，优于 MTX 组及 TPT 组。因此，依据从"脾"论治的原则具有健脾化湿通络作用的中药 XFC 能缓解类风湿关节炎患者的晨僵、关节疼痛、肿胀、改善关节功能、并能显著改善患者的整体机能，升高 Fe、TF、RBC、Hb，降低 ESR、CRP、SF、α_1-AGP、RF，且未见胃肠道毒副反应；其综合作用明显优于正清风痛宁组，是有效安全的治疗类风湿关节炎的中药制剂，其作用机理与可能与下列因素有关：XFC 通过降低 ESR、CRP、α1-AGP、RF，下调致炎因子 IL-1，上调抑炎因子 IL-10，从而升高 Fe、TF、RBC、Hb，且降低 SF，调节铁代谢，改善贫血症状；XFC 通过免疫调节，减少进入外周循环的自身反应淋巴细胞数，抑制自身免疫反应，减少免疫复合物的生成和沉积，从而改善滑膜线粒体病变，改善关节功能；XFC 通过改善肝细胞超微结构病变，使肝脏能够发挥正常生理功能，机体的正常物质代谢得到保护，从而调节 Fe、SF、TF 在肝脏中代谢，改善贫血症状；XFC 通过免疫抗炎作用改善骨髓象病变，调节铁代谢，从而改善贫血症状；XFC 通过对类风湿关节炎患者整体调节、攻补兼施，改善类风湿关节炎患者气血不足，脾虚湿盛的全身症状，无不良反应，依从性好。

十二　健脾化湿通络法对类风湿关节炎肺功能的影响

从临床与实验两个方面观察类风湿关节炎肺功能变化及健脾化湿通络中药复方 XFC 对其的影响。68.2％类风湿关节炎肺功能异常患者与正常健康者比较，肺功能参数有不同程度的降低,其肺功能改变表现为通气功能障碍(限制性通气功能障碍),并伴有小气道阻塞。类风湿关节炎患者肺功能改变与关节、肺部及全身症状体征相关,并与生理功能、焦虑抑郁、疾病活动度、实验室指标(PLT、C3、C4、IgA、RF、α_1- AGP、CRP、ESR、Treg等)亦密切相关。说明类风湿关节炎不但引起关节的肿胀、疼痛、变形、屈伸不利,而且还可导致肺功能降低,以及在此基础上出现生理、心理障碍和全身整体功能异常。XFC 在降低类风湿关节炎患者疼痛、肿胀等关节局部症状的同时,也能改善胸闷、气短等肺部症状,改善肺功能,并能全面改善少气懒言、食欲减退等全身症状,降低 PLT、RF、CRP、ESR等炎症活动性指标。

XFC 改善类风湿关节炎肺功能的机制:

(1) 免疫抗炎作用:促进单核巨噬细胞系统的功能、增强细胞免疫及体液免疫功能,降低肺组织细胞膜的通透性,减少炎症渗出,降低炎性细胞对肺组织刺激。

(2) 调节血小板参数:下调血小板计数,抑制血小板介导的炎症反应,降低肺组织血管通透性,增加肺泡壁微血管开放数,延缓肺血管炎的产生。

(3) 调节免疫平衡:下调免疫球蛋白,激活 C3、C4 补体系统,调节体液免疫、细胞免疫双重功能,促进巨噬细胞吞噬能力,降低肺组织炎性细胞的聚集,综合调节机体免疫功能,改善肺功能。

(4) 提高肺组织细胞新陈代谢:上调血红蛋白含量,增强肺和组织之间 O_2 和 CO_2 的交换,提高肺部气体交换率,改善肺组织局部血流供应和血液循环。

(5) 调节细胞因子平衡:下调 TNF - α、Th1/Th2 细胞,上调 IL - 10,调节细胞因子平衡,抑制细胞因子的促炎效应,增强抗炎效应,减少炎性介质对肺组织细胞的损伤。

(6) 调节 TGF - β1/Smads 信号传导:上调 Smad7 蛋白的表达,下调 TGF - β1、Smad3 蛋白的表达,抑制肺组织局部成纤维细胞的大量增殖,阻止炎性反应的持续发生,抑制免疫复合物在肺组织中的沉积,降低肺泡炎症反应。

(7) 调节 Notch 信号传导:上调 Notch1、Jagged1、Jagged2 的表达,下调 Notch3、Notch4、Delta1 的表达,调控 T 细胞发育和激活 T 细胞,调节肺 T 细胞的免疫应答能力,降低肺组织的损伤。

(8) 上调调节性 T 细胞的表达:维持外周免疫耐受,调控细胞因子的分泌,抑制淋巴细胞、中性粒细胞浸润和炎性介质的过度分泌,降低炎症对肺(或关节)组织器官的刺激,降低肺泡表面张力,抑制肺泡基底膜增厚,提高肺泡通气/换气功能。

(9) 上调 $FoxP_3$ 的表达:上调 $FoxP_3$ mRNA 及 $FoxP_3$ 蛋白的表达,维持体内的免疫稳态,促进 Th1 细胞活化,释放大量抑制性细胞因子(IL - 10 等),抑制肺(或关节)组织的炎症反应,延缓炎性介质对肺(或关节)组织细胞的进一步损害。

十三 健脾化湿通络法对类风湿关节炎蛋白质代谢的影响

从临床及动物实验两个方面观察类风湿关节炎患者的蛋白质代谢变化及 XFC 对类风湿关节炎的干预作用。临床研究结果显示：XFC 组亦能降低炎性指标，且在改善 RBC、Hb、Fe 等贫血指标方面优于风湿骨痛组。实验研究结果显示：与模型组相比，XFC 组 CD4$^+$ Treg、CD4$^+$ CD25$^+$ Treg 表达均升高；XFC 组能升高肝组织 Foxp3 mRNA 及 Foxp3 蛋白的表达水平；与 MTX 组和 TPT 组相比，XFC 组能升高肝组织 Foxp3 mRNA 及 Foxp3 蛋白的表达。因此，得出结论：类风湿关节炎患者与正常健康人相比有近九成的患者其蛋白质代谢指标（如 PA、ALB、HDL、ApoA1、ApoB）有不同程度的降低。类风湿关节炎患者蛋白质代谢的变化与疾病活动度、生理功能积分、生活质量积分及实验室指标（RBC、Hb、Fe、IgG、IgA、C3、α1-AGP、CRP、ESR、Treg 等）有密切的关系。XFC 在降低类风湿关节炎患者疼痛、肿胀、局部发热等关节局部症状的同时，也能缓解食欲减退、食后腹胀等全身症状，升高 RBC、Hb、Fe 等贫血指标，降低 α1-AGP、CRP、ESR、RF 等炎性指标，提高 PA、ALB、HDL、ApoA1 等蛋白质指标，以改善蛋白质代谢。XFC 能够下调致炎因子 TNF-α，上调抗炎因子 IL-10、外周血调节 T 细胞的表达，以及肝组织 Foxp3 的表达水平。

XFC 改善类风湿关节炎蛋白质代谢的机制：

（1）免疫抗炎，消肿止痛：增强机体免疫功能，减少炎性渗出，延缓对肝组织细胞的损害，促进蛋白质在肝脏中的吸收。

（2）改善贫血症状：升高 RBC、Hb、Fe 等贫血指标，促进肝组织细胞的新陈代谢。

（3）调节免疫平衡：下调免疫球蛋白，激活 C3、C4 补体系统，综合调节免疫功能，促进蛋白质在肝脏中的代谢。

（4）调节细胞因子平衡：下调致炎因子，上调抗炎因子，减少炎性介质对肝组织细胞的损伤，改善蛋白质在肝脏中的代谢。

（5）上调调节性 T 细胞及 Foxp3 的表达：维持体内的免疫稳态，调控细胞因子的分泌，释放大量抑制性细胞因子（IL-10 等），抑制肝组织的炎症反应，延缓炎性介质对肝组织细胞的进一步损害，从而可改善蛋白质代谢。

十四 健脾化湿通络法对类风湿关节炎神经内分泌免疫(NEI)网络的影响

研究健脾化湿通络中药复方 XFC 对 AA 大鼠神经内分泌免疫（NEI）网络有关指标

的影响。实验研究结果显示：

(1) 与正常组比较,模型组大鼠 5 - HT、促肾上腺皮质激素（ACTH）、皮质酮（CORT）、TNF - α 显著升高,IL - 10 值降低;血清及脑组织 ET - 1 含量明显升高,CGRP 含量明显降低。

(2) 各指标相关性分析显示 5 - HT、ACTH、CORT、TNF - α 值呈正相关,IL - 10 与其他指标均呈负相关。足趾肿胀度与 5 - HT、CORT、TNF - α 值呈正相关,与 IL - 10 值呈负相关;关节炎指数与 5 - HT、ACTH、CORT、TNF - α 值呈正相关,与 IL - 10 值呈负相关。

(3) 各治疗组相比,XFC 组在降低 5 - HT、CORT、TNF - α、ET - 1,升高 IL - 10、CGRP 方面优于 MTX 组和 TPT 组;仅 XFC 组能显著降低 ACTH 水平,各组多巴胺（DA）水平无明显差异。因此,得出结论,健脾化湿通络中药 XFC 能有效调整 ET - 1 与 CGRP 的平衡,调整关节滑膜新生血管的舒缩功能,改善关节局部血管功能障碍,是其治疗类风湿关节炎的可能机制之一。AA 大鼠存在 NEI 网络功能紊乱,中药复方 XFC 可通络下调致炎因子,上调抑炎因子,抑制 AA 大鼠神经-内分泌-免疫（HPA）轴功能亢进,减少 ACTH 及 CORT 分泌,减少神经递质 5 - HT 的释放,从而有效控制 AA 大鼠关节肿胀,起到抗炎抗免疫的效果。

十五　健脾化湿通络法对类风湿关节炎心功能的影响

从临床与实验两个方面观察类风湿关节炎患者心功能变化及健脾单元疗法对其的影响。与正常健康者比较,77.94％类风湿关节炎患者超声心动图检测结果显示心功能参数有不同程度的降低,其心功能下降超声心动图主要表现为早期左心室舒张功能的下降。类风湿关节炎患者心功能改变与关节症状、全身症状体征相关,并与生理功能、焦虑抑郁、疾病活动度、实验室指标（PLT、C3、C4、UA、GLU、RF、α_1 - AGP、CRP、ESR、Treg 等）亦密切相关。说明类风湿关节炎不但引起关节的肿胀、疼痛、变形、屈伸不利,而且还可导致心功能降低,以及在此基础上出现生理、心理障碍和全身整体功能异常。健脾单元疗法在改善类风湿关节炎患者疼痛、肿胀等关节局部症状的同时,改善心功能参数,并能改善心悸、胸闷、少气懒言、食欲减退等全身症状,降低 PLT、UA、RF、CRP、ESR 等炎症性指标。健脾单元疗法改善 RA 心功能的机制：① 免疫抗炎,改善心肌超微结构。能降低 RF、Hs - CRP、α_1 - AGP、ESR、IgG 等炎症因子水平,减轻了免疫炎症对心肌的损伤;调节细胞免疫反应,减轻心脏组织的炎症反应,改善心肌超微结构,从而使其心功能得到改善。② 抑制血尿酸、血小板介导的炎症反应,减轻心肌的损伤。能降低血尿酸、血小板水平,从而减轻血尿酸对心肌的损伤,降低血小板的激活水平,提高心功能。③ 纠正贫血,改善心肌供氧。活动期类风湿关节炎常伴贫血,健脾单元疗法能提高类风湿关节炎患者血红蛋白含量,有效纠正贫血,从而改善心肌供氧。④ 上调抑炎因子,下调致炎细胞因子生成,减轻心肌免疫炎症反应。能上调抑炎因子 IL-10、$CD4^+CD25^+$ Treg、Foxp3,下调致炎细胞因子 TNF-α、IL-17,抑制细胞因子的促炎效应,增强抗炎效应,从而减轻心肌免疫炎症反应,起到抗炎抗免疫的效果。⑤ 调整 MMP9 和金属蛋白酶内源性抑制剂-1(TIMP-1)之间的平衡,改善心肌重构。能上调 AA 大鼠心脏组织 TIMP-1,下调 MMP-9 的水平,恢复细胞外基质的平衡,改善心肌重构。⑥ 调节 BNP 的含量,减轻心脏负荷。能显著降低 AA 大鼠血清 BNP 及心肌 BNPmRNA 表达,减轻心室容积扩张和心室压力,降低心脏负荷。

十六　健脾化湿通络法对佐剂性关节炎大鼠血小板活化的影响

以中医理论为指导,分析、总结血小板活化在类风湿关节炎发病中的作用及其中医机制;通过动物实验,观察佐剂性关节炎大鼠外周血血小板参数,血清血小板活化因子(PAF)、血小板 α 颗粒膜糖蛋白(GMP-140)、血小板分化抗原 40 配体(CD40L),胸腺 *GMP-140*、*CD40L*、*CD40L* mRNA 表达,血小板超微结构的变化、IL-1、IL-6、IL-17、TNF-α、IL-10 的变化及健脾益气中药 XFC 对 AA 大鼠的疗效及上述指标的影响,基于血小板活化探讨 XFC 对 AA 大鼠的作用机制。理论研究结果显示:血小板活化在类风湿关节炎的发生、发展中起重要作用:血小板及其活化产物促进了类风湿关节炎滑膜炎症的发生发展、滑膜组织的增生、血管翳的形成和软骨及骨破坏。血小板活化是中医血瘀证本质的重要表现:血瘀证本质表现之一为血小板活化,血小板活化参与了血瘀证的发生与发展,是血瘀证产生的重要生理、病理基础。脾虚是类风湿关节炎血瘀证产生的重要因素:脾虚引起的运化失职、化源匮乏、脾不统血、阳虚寒凝均可致瘀。因此,类风湿关节炎血小板活化的中医机制在于脾虚,应当“从脾论治”。实验研究结果显示:与 MC 组相比,XFC 可以显著降低 AA 大鼠外周血 PLT、PCT,血清 *PAF*、*GMP-140*、*CD40L*,胸腺 *GMP-140*、*CD40L*、*CD40L* mRNA 的表达水平;与 MTX 组、TPT 组相比,XFC 组血清 PAF、胸腺 GMP-140 表达水平显著降低,血清 *GMP-140*、胸腺 *CD40L* mRNA 呈下降趋势,但差异无统计学意义。XFC 能够降低血清 IL-1、IL-6、IL-17、TNF-α 表达,升高 IL-10;与 MTX 组、TPT 组相比,XFC 组 IL-10 显著升高,IL-17 呈下降趋势。因此,得出结论,血小板活化在类风湿关节炎的发生、发展中发挥重要作用,其中医机制在于脾虚,应当“从脾论治”。AA 大鼠存在血小板活化,表现为外周血 PLT、PCT,血清 *PAF*、*GMP-140*、*CD40L* 及胸腺 *GMP-140*、*CD40L*、*CD40L* mRNA 表达升高。AA 大鼠血小板活化指标 PAF、GMP-140、CD40L 与致炎因子 IL-1、IL-6、IL-17、TNF-α,抑炎因子 IL‐10 及足跖肿胀度、关节炎指数(AI)具有相关性,血小板活化与炎症密切相关。XFC 对 AA 大鼠体重、足跖肿胀度、AI 具有良好的调控作用。基于血小板活化 XFC 对 AA 大鼠的作用机制:① XFC 能通过抑制血小板活化,调节细胞因子在炎症中的表达,从而降低足跖肿胀度、AI。② XFC 能显著降低 AA 大鼠外周血 PLT、PCT,血清 PAF、GMP‐140、CD40L 表达,抑制血小板活化介导的炎症反应,从而降低 AA 大鼠足跖肿胀度、AI。③ XFC 能显著降低胸腺 *GMP‐140*、*CD40L*、*CD40L* mRNA 的表达,抑制血小板活化介导的炎症反应,从而降低 AA 大鼠足跖肿胀度、AI。④ XFC 能显著改善血小板超微结构,抑制血小板活化介导的炎症反应,从而降低 AA 大鼠足跖肿胀度、AI。

十七　健脾化湿通络法通过调节 Keap1‐Nrf2/ARE 信号通路改善类风湿关节炎心肺功能

在新安医学"从脾治痹""健脾化湿通络法"理论指导下,以脾虚影响氧化应激为切入点,分析、总结类风湿关节炎心、肺功能降低的中医学病机,从临床与实验两个方面观察类风湿关节炎心肺功能,生活质量,Keap1‐Nrf2/ARE 信号通路及氧化应激状态,T、B 细胞衰减因子,细胞因子及相关实验室指标的变化,评价中药 XFC 对其的影响。结果显示,类风湿关节炎疾病易引起心肺功能下降:超声心动图检测结果显示,类风湿关节炎患者普遍存在心功能参数异常,异常率最高为 E/A,类风湿关节炎患者心功能参数 A 峰明显增高,而 E 峰、E/A 比值均明显低于正常人;类风湿关节炎患者心功能改变常隐匿发病,在超声心动图最常表现为左心室的舒张功能下降,其次是主动脉瓣关闭不全和二尖瓣关闭不全。肺功能检测结果显示,类风湿关节炎患者肺功能参数 PEF、FVC、FEV1、FEV1/FVC、MEF25‐75、MEF50、MEF25 明显低于正常人。XFC 改善类风湿关节炎心肺功能机制探讨:① 强调中医整体观念,从脾论治,改善心肺组织病理损伤:XFC 通过调节免疫反应,减轻滑膜及心、肺组织的炎症反应,减少组织炎性细胞浸润,改善滑膜、心、肺组织病理结构,从而改善关节炎症,提高心、肺功能。② 增强抗氧化能力,改善过氧化状态,减轻心肺组织氧化应激损伤:XFC 能显著提高类风湿关节炎患者外周血抗氧化物质 SOD、GSH 水平,降低自由基和氧化还原产物 ROS、MDA 水平,提高机体抗氧化能力,促进自由基清除,减轻心肺组织氧化应激损伤。能提高 AA 大鼠外周血 SOD、T‐AOC,降低 MDA、ROS 水平。XFC 还能升高 AA 大鼠心肺组织 GSH、TRX 蛋白表达,降低 ROS、RNS 含量。说明 XFC 可通过调节机体氧化应激平衡,提高抗氧化能力,从而改善心肺功能。③ 平衡细胞因子网络,抑制体液免疫,减轻心肺组织免疫炎症损伤:XFC 能上调类风湿关节炎患者外周血 BTLA 的表达水平,上调 CD19$^+$BTLA$^+$B 细胞,CD24$^+$BTLA$^+$B 细胞表达频率,抑制 B 细胞介导的体液免疫反应。还能显著提高类风湿关节炎患者外周血抑炎细胞因子 IL‐35、IFN‐γ,降低促炎因子 IL-1β、IL-17 表达,抑制炎症反应,减轻心肺组织免疫损伤。XFC 能升高 AA 大鼠血清抑炎性细胞因子 IL-35、IFN-γ 水平,降低促炎性细胞因子 IL-18、TNF-α 水平。说明 XFC 可通过调节细胞因子网络平衡,减轻组织免疫炎症损伤,从而改善心肺功能。④ 调节 Keap1-Nrf2-ARE 信号通路,恢复心肺组织氧化应激稳态:XFC 可以调节 AA 大鼠心肺组织 Keap1-Nrf2/ARE 通路的过度激活,改善组织高度氧化应激状态,恢复组织正常的抗氧化能力,减轻心肺组织的氧化应激损伤,从而保护心肺功能。

十八 健脾化湿通络法通过调节 PTEN/PI3K/AKT 信号通路改善佐剂关节炎大鼠滑膜血管新生

以中医"脾虚致痹"理论为指导,从 PTEN/PI3K/AKT 信号通路角度总结分析类风湿关节炎滑膜血管新生的变化、PTEN/PI3K/AKT 信号通路指标的变化及 XFC 对其影响,全面揭示健脾化湿通络中药 XFC 对 AA 大鼠关节滑膜血管新生的调控作用及可能机制。结果显示,AA 大鼠存在关节炎症反应和滑膜血管新生改变,且滑膜血管新生改变与 AA 大鼠血清细胞因子表达和滑膜血管 PTEN/PI3K/Akt 表达有关。采用 XFC 治疗后发现 XFC 能明显改善 AA 大鼠关节炎症反应、抑制滑膜血管新生。XFC 改善 AA 大鼠滑膜血管新生的机制在于:XFC 通过降低滑膜血管新生抑制炎症反应以降低足跖肿胀度、关节炎指数:XFC 通过降低滑膜血管 MVD 计数,CD34、CD105 表达,降低关节滑膜炎症反应,改善足跖肿胀度、关节炎指数。XFC 通过调节血清细胞因子平衡改善 AA 大鼠滑膜血管新生:XFC 能够通过下调 AA 大鼠血清炎性细胞因子 TNF-α、IL-6、HIF-1α 及促血管生成因子 VEGF 表达,上调血清抑炎性细胞因子 IL-10 及抑制血管生成因子 ES 表达,降低血管通透性,改善 AA 大鼠滑膜血管新生。XFC 通过调节滑膜细胞因子表达改善 AA 大鼠滑膜血管新生:通过下调滑膜血管 *HIF-1α*、*TNF-α*、*VEGF* mRNA 和促血管内皮细胞因子蛋白表达,上调抑内皮细胞生成因子 ES 基因和蛋白表达,抑制血管的过表达,从而改善 AA 大鼠滑膜血管新生。XFC 通过调节滑膜及血管 PTEN/PI3K/Akt 通路表达改善 AA 大鼠滑膜血管新生:通过下调滑膜血管 PI3K、Akt 基因和 PI3K、Akt、P-Akt 蛋白表达,上调滑膜血管 PTEN 基因、蛋白表达,调节 PTEN/PI3K/Akt 通路表达,改善 AA 大鼠关节症状和滑膜血管新生。XFC 通过调节滑膜及血管 TSC1、TSC2 表达改善 AA 大鼠滑膜血管新生:通过下调滑膜血管 TSC1、TSC2 基因表达,减少对滑膜血管的进一步刺激,抑制 AA 大鼠滑膜血管新生。XFC 通过调节滑膜及血管 Rheb、mTOR 表达改善 AA 大鼠滑膜血管新生:通过下调滑膜血管 Rheb、mTOR 蛋白表达,抑制 PTEN/PI3K/Akt 信号传导通路的过激活,从而降低对滑膜血管的刺激,抑制滑膜血管生成,改善 AA 大鼠滑膜血管新生。

十九　健脾化湿通络法对类风湿关节炎患者 Fas/FasL 细胞凋亡的影响

　　根据 XFC 治疗前后,类风湿关节炎患者外周血 CD4$^+$T 细胞的凋亡率、Fas/FasL 细胞凋亡通路中有关凋亡基因蛋白的表达,以及与某些临床指标的相关性,探讨 XFC 治疗类风湿关节炎的作用机制。临床研究结果:治疗后第 4、8、12、16 周分别计算 ACR20、ACR50、ACR70 的数值,XFC 组与来氟米特(LEF)组比较,$P>0.05$,两组总体疗效相当。实验研究结果:CD4$^+$T 细胞凋亡水平,治疗前,XFC 组、LEF 组与 NC 组比较,$P<0.001$。治疗后,XFC 组与 LEF 组比较,$P>0.05$,XFC 组、LEF 组各自与治疗前比较,$P<0.001$。CD4$^+$T 细胞凋亡蛋白 Fas、FasL、Caspase8、Caspase3、Bcl-2、BaxmRNA 相对表达量。治疗前,XFC 组、LEF 组与 NC 组比较,$P<0.001$;两组治疗后,Fas、Caspase3、FasL、Caspase8、Bax mRNA 相对表达量均较治疗前明显增高,Bcl-2 mRNA 相对表达量明显降低,与治疗前比,$P<0.001$;Bcl-2,XFC 组与 LEF 组比,$P<0.001$。CD4$^+$T 细胞凋亡蛋白表达量(WB 法),治疗前,Fas、FasL、Caspase3 的表达量,XFC 组与 NC 组比较,$P<0.001$,Caspase8 的表达量,$P<0.05$。XFC 组治疗后,Fas、Caspase3FasL、Caspase8 的表达量明显升高,与治疗前相比,$P<0.001$。LEF 组治疗后,Fas、Caspase8、Caspase3 的表达量明显升高,与治疗前相比,$P<0.001$;FasL 的表达量升高,与治疗前相比,$P<0.05$。因此,得出结论,XFC 治疗类风湿关节炎与 LEF 疗效相当。XFC 能够显著减少关节压痛数、肿胀数及改善中医症状积分、疲倦乏力、纳食减少、大便稀溏、SDS 积分等。这说明 XFC 不仅可以治疗类风湿关节炎,还具有整体调节,改善疲倦乏力,食欲不振等症状,缓解患者思想压力,改善精神状态的作用。两组不良事件均为轻、中度。XFC 是一种治疗类风湿关节炎的有效药物,有较好的临床疗效。XFC 能够增加类风湿关节炎患者 CD4$^+$T 细胞凋亡水平,上调 Fas、FasL、Caspase8、Caspase3、Bax 的表达,下调 Bcl-2 的表达。某些凋亡蛋白的表达水平与 ESR、RF、关节肿胀数等密切相关。推测 XFC 治疗类风湿关节炎的机制可能在于增加调控 Fas/FasL 细胞凋亡通路,调节细胞凋亡相关蛋白的表达,促进细胞凋亡。

二十　健脾化湿通络法通过调节 PI3K-AKT-mTor 信号通路/Atg/LC3/Beclin1 改善治疗类风湿关节炎 IgG 的表达

　　从临床与实验两个方面观察类风湿关节炎免疫球蛋白、生活质量、B 细胞刺激因子、细胞因子、细胞自噬状态、PI3K－AKT－mTOR 信号通路及相关实验室指标的变化,评价中药 XFC 对其的影响。临床研究结果显示:XFC 降低 IgG1 的表达,而 LEF 则稍有升高($P>0.05$)。实验研究结果:与 MC 组比较,XFC 组 κ、κ/λ 明显升高($P<0.05$),LEF 组无统计学差异。与 LEF 组比较,XFC 组 κ/λ 明显升高($P<0.05$)。XFC 组与 TP 组无统计学差异。XFC 组滑膜 *Atg12* mRNA 明显下降,*Atg5* mRNA、*Atg7* mRNA 无明显差异;脾脏 *Atg5* mRNA、*Atg7* mRNA、*Atg12* mRNA 明显上升;胸腺 *Atg5* mRNA 明显上升,*Atg7* mRNA 明显下降,*Atg12* mRNA 无明显差异。与 LEF 组比较,XFC 组的滑膜的 *Atg5* mRNA、*Atg12* mRNA 明显升高,脾脏的 *Atg5* mRNA、*Atg7* mRNA 和 *Atg12* mRNA 明显上升,胸腺的 *Atg5* mRNA、*Atg12* mRNA 明显升高,*Atg7* mRNA 明显降低。在滑膜组织中,与 MC 组比较,XFC 组 LC3－Ⅱ、Beclin1 明显升高;在脾脏组织中,与 MC 组比较,XFC 组 LC3－Ⅱ、Beclin1 明显升高。在胸腺组织中,与 MC 组比较,XFC 组 LC3－Ⅱ、Beclin1 明显升高。在滑膜组织中,与 MC 组比较,XFC 组 PI3K、AKT、mTOR 明显降低;在脾脏组织中,与 MC 组比较,XFC 组 PI3K、AKT、mTOR 明显降低。因此,得出结论,XFC 能显著降低类风湿关节炎患者 BAFF－R 的表达;XFC 能显著提高类风湿关节炎患者外周血中 IgG1 的含量,改善患者免疫功能;XFC 能够显著调节类风湿关节炎患者免疫球蛋白水平和中医症状体征;XFC 能够显著改善类风湿关节炎患者的生活质量及抑郁情绪;XFC 对 AA 大鼠的体重增长无不良影响,在体重增长和存活率方面优于对照组;在改善大鼠足跖肿胀度,降低关节炎指数方面与对照组无差异;XFC 能降低 AA 大鼠免疫球蛋白 BAFF、IgG、IgG2a、IgG2a/IgG1 水平,增高 IgM、IgG1 水平;升高 AA 大鼠滑膜 κ、κ/λ 水平,提高血清细胞因子 IL－4、IL－10 水平,降低 IL－1β、TNF－α 水平及调节滑膜、脾脏、胸腺组织的自噬相关基因以及调节 PI3K/AKT/mTOR 信号通路,降低 AA 大鼠细胞自噬水平。XFC 改善类风湿关节炎患者免疫球蛋白作用机制:① 通过诸药的联合作用调节细胞免疫及体液免疫功能,降低体液免疫活化,分泌免疫球蛋白发挥免疫抗炎作用。② 通过下调 BAFF 的表达,抑制浆细胞分泌免疫球蛋白,减低免疫球蛋白水平。③ 通过上调 *Atg5* mRNA、*Atg7* mRNA、*Atg12* mRNA、LC3－Ⅱ、Beclin1 的表达维持外周免疫耐受,调控细胞因子的分泌平衡,抑制淋巴细胞、免疫复合物过度分泌和浸润关节滑膜,降低免疫球蛋白水平,缓解关节破坏。④ 通过调节 PI3K/Akt/mTOR 通路,提高体内的自噬水平的同时提高 Foxp3 水平,降低 BAFF 刺激 B 细胞活化分泌免疫球蛋白。

二十一 健脾化湿通络法通过调节 Act1/NF－κB 信号转导通路及 miR－155 改善类风湿关节炎血瘀状态

从临床研究和体外细胞实验的角度探讨类风湿关节炎患者凝血纤溶指标、致炎/抑炎细胞因子、血瘀状态、NF - κB 信号通路、miR - 155、生活质量及实验室指标变化,研究 XFC 对类风湿关节炎的影响。理论研究结果显示:脾虚与血瘀之间存在着密切的联系,如脾虚生化乏源气血生成不足,则气虚血少,血行无力而致瘀;脾不能运化津液,使脉道涩滞不通而成瘀;脾气虚损,则统摄无权、血不循经而溢出脉外即成瘀血;脾阳气虚衰,血液失于温煦而凝聚成瘀。类风湿关节炎患者的关节重着、肿胀、疼痛、麻木、屈伸不利,关节周围结节,皮下瘀斑等均与血瘀有着密不可分的关系,是中医血瘀证本质的重要表现,血瘀证贯穿于类风湿关节炎病程始终,而类风湿关节炎日久不愈,病情反复缠绵,则会损害脏腑,使脾脏虚损,从而加重血瘀,故脾虚是类风湿关节炎血瘀证产生的重要因素。临床研究结果显示:与治疗前相比,XFC 组治疗后 D - D、FBG、PLT、PAF、TXB2 明显降低,PAF - AH、6 - keto - PGF1a 明显升高。与 LEF 组治疗后相比,XFC 组 D - D、PLT、PAF/PAF - AH 的明显改善。与治疗前相比,XFC 组 IL - 4、IL - 10 明显升高,IL - 17、IL - 6 明显降低,与 LEF 组相比,XFC 组的 IL - 17 明显下降。与治疗前相比,XFC 组 $Act1$、$p65$、$p50$、$I\kappa B\alpha$、$IKK\alpha$ mRNA 明显下降,与 LEF 组相比,XFC 组 $p65$ mRNA 明显下降。与治疗前相比,XFC 组 Act1、p50、p65、IκBα 蛋白水平明显下降,与 LEF 组相比,XFC 组 p50、p65 蛋白水平明显下降。与治疗前相比,两组治疗后 miR - 155 水平明显改善。与治疗前相比,XFC 组治疗后血瘀症状体征明显改善;与 LEF 对照组相比,XFC 组关节刺痛、舌质、皮下瘀斑、血瘀总积分明显降低。体外实验研究结果显示:XFC 能够抑制类风湿关节炎患者的单核细胞 IL - 6、IL - 17 的分泌,并且能够抑制单核细胞内 miR - 155 的表达,从而下调 miR - 155 的表达水平,进而抑制 IL - 6、IL - 17 的表达水平,抑制单核细胞的促炎症反应。因此,得出结论,类风湿关节炎患者体内存在着血瘀状态,其具体表现为血瘀症状体征积分值的升高及凝血指标水平的失调。观察了 60 例类风湿关节炎患者,发现 60 例类风湿关节炎患者体内均有凝血指标的升高,且 60 例患者的血瘀总积分值均高于正常对照组。XFC 在改善类风湿关节炎患者临床症状疗效的同时,还能够显著改善类风湿关节炎患者血瘀状态,并且在临床疗效及血瘀状态的疗效上优于对照组。XFC 改善类风湿关节炎患者血瘀状态的机制如下:① XFC 通过调节细胞因子网络的水平的平衡,从而改善血瘀症状,且明显优于来氟米特组。② XFC 通过调节 NF - κB 信号通络蛋白的表达水平,从而改善血瘀症状,且明显优于来氟米特组。③ XFC 通过下调 miR - 155 的表达水平,从而改善细胞因子的水平,进而改善血瘀状态。④ XFC 通过调节类风湿关节炎患者体内凝血指标的变化,使其恢复新的平衡状态,继而改善血瘀状态,且明显优于 LEF 组。

第二节 强直性脊柱炎现代研究

一 健脾化湿通络法对强直性脊柱炎患者骨代谢的影响

观察中医健脾化湿通络法对强直性脊柱炎患者骨代谢的影响。理论研究结果显示：骨代谢失衡在强直性脊柱炎的发生、发展中起重要作用：骨代谢失衡贯穿于强直性脊柱炎的发生、发展整个过程，故骨代谢失衡在强直性脊柱炎的发生、发展中起重要作用。中医脾虚贯穿于强直性脊柱炎骨代谢异常的始终：强直性脊柱炎骨代谢失衡与脾肾亏虚有关，前期以脾虚为基础，后期则出现脾肾两虚，故脾虚贯穿于强直性脊柱炎骨代谢失衡的整个过程。肝脾肾亏虚与强直性脊柱炎的发病关系密切：强直性脊柱炎的病机以脾虚为先，脾气健运，肝肾充养，筋骨强壮，诸病不生；若脾气亏虚，肝失濡养，肾失所藏，则筋骨失养，痹证乃生。中医脾虚贯穿于强直性脊柱炎的始末：脾气亏虚所引起的气血不足、湿浊内生、痰瘀互结均可致强直性脊柱炎出现相应的临床表现，故中医脾虚贯穿于强直性脊柱炎的始末。临床研究结果显示：研究组在降低强直性脊柱炎患者的疼痛严重性评估（VAS）、疾病活动指数（BASDAI）、躯体功能指数（BASFI）、患者总体评价（BAS - G）、中医症状积分、SAS、SDS 等分值方面优于对照组；研究组在降低急性时相反应物（CRP、α - AGP）、IgA 等一般实验室指标方面优于对照组；研究组在改善血清骨代谢指标（BGP、TRACP）和上调 $CD4^+CD25^+CD127$ - Treg 表达频率等方面均明显优于对照组；两组在影响外周血单核细胞计数有统计学意义；两组治疗后在骶髂关节 CT 评分各领域及分期均无差异。因此，得出结论，骨代谢失衡在强直性脊柱炎的发生、发展中起重要作用。中医脾虚贯穿于强直性脊柱炎骨代谢紊乱的始末。强直性脊柱炎患者出现骨代谢紊乱，表现为 BGP 水平降低，TRACP 水平升高。强直性脊柱炎患者 BGP、TRACP 水平与生活质量、VAS、BASDAI、BASFI、BAS - G、症状总积分、$CD4^+CD25^+$ Treg、$CD4^+CD25^+CD127$ - Treg、SAS、SDS、ESR、hs - CRP、IgA、髂骨侧关节面、骶骨侧关节面积分密切相关，提示免疫炎症反应参与骨代谢失衡的过程，加重患者的症状和体征，使强直性脊柱炎患者的生活质量下降和焦虑抑郁情绪积分增高。研究组治疗强直性脊柱炎的疗效显著优于对照组，在提高生活质量、改善临床症状、降低急性时相反应物、改善焦虑、抑郁情绪、维持血清骨代谢（BGP、TRACP）平衡、上调 $CD4^+CD25^+CD127$ - Treg 表达频率均明显优于对照组。强直性脊柱炎患者骨代谢紊乱可能与疾病活动和调节 T 细胞表达频率（%）降低有关,中医健脾单元疗法治疗强直性脊柱炎有效的机制可能是免疫抗炎作用和维持骨代谢平衡,改善蛋白质代谢,缓解临床症状体征,提高生活质量,降低焦虑抑郁情绪。

二　健脾化湿通络法对强直性脊柱炎患者心肺功能的影响

　　观察中医健脾单元疗法对强直性脊柱炎患者心肺功能的影响。理论研究结果显示:强直性脊柱炎患者存在心肺功能的降低;强直性脊柱炎患者存在心肺功能的降低,伴随病情发展临床症状逐渐显现,因此临床应重视强直性脊柱炎心肺功能降低的危害。中医脾虚在强直性脊柱炎心肺功能降低病变中具有重要意义:强直性脊柱炎心肺病变与脾亏虚有关,前期脾气不足,导致心肺失养;后期脾失健运,水液不归正化,变生痰浊瘀血,邪舍心肺;故中医脾虚在强直性脊柱炎心肺功能降低病变中具有重要意义。脾虚为强直性脊柱炎心肺功能降低的主要病机:脾虚是强直性脊柱炎心肺脏功能降低病变的基础,脾胃虚弱,营卫失调,心肺失养;脾气虚弱,宗气不足,心肺气虚;脾胃虚弱,湿浊内生,上干心肺;脾胃虚弱,痰瘀互结,痹阻心肺。临床研究结果显示:60 例强直性脊柱炎患者中,共有14 例(23.33%)强直性脊柱炎患者出现心脏多普勒超声异常;与正常组相比,强直性脊柱炎患者 E 峰、E/A 比值、短轴缩短率(FS,%)均显著降低;A 峰显著升高。60 例强直性脊柱炎患者中,共有 19 例(31.67%)患者出现肺功能的降低。与正常对照组比较,强直性脊柱炎患者外周血 $CD4^+BTLA^+T$ 细胞、$CD8^+BTLA^+T$ 细胞、$CD3^+BTLA^+T$ 细胞的表达显著降低,血清中 IL-10 明显降低,IL-17 明显升高($P<0.05$ 或 $P<0.01$)。因此,得出结论,强直性脊柱炎患者存在心肺功能的降低。中医脾虚在强直性脊柱炎心肺功能降低中具有重要意义。强直性脊柱炎患者出现心肺病变,表现为心功能参数及肺功能参数的降低。强直性脊柱炎患者心、肺功能参数水平与生活质量、VAS、BASDAI、BASFI、BAS-G、症状总积分、BTLA/$CD3^+$T、BTLA/$CD4^+$T、BTLA/$CD8^+$T,及其荧光强度 BTLA/$CD4^+$TMFI、SAS、SDS、ESR、WBC、CRP 密切相关,提示免疫炎症反应参与心肺功能受损的过程,导致患者症状、体征加重,生活质量下降及焦虑抑郁情绪不良情绪升高。中医健脾单元疗法组治疗强直性脊柱炎的疗效显著优于对照组,在改善患者心肺功能参数,提高患者生活质量、控制临床症状体征、降低急性时相反应物、改善焦虑、抑郁情绪不良情绪、维持 TH 细胞因子平衡、调节免疫上调 BTLA 的表达上均明显优于对照组。强直性脊柱炎患者心肺功能的受损可能与疾病活动和 BTLA 的表达,细胞因子 IL-10 表达降低、IL-17 表达升高有关,中医健脾单元疗法治疗强直性脊柱炎改善心肺功能的有效的机制可能是:通过上调 BTLA 的表达频率,维持免疫平衡,上调细胞因子 IL-10 表达、下调细胞因子 IL-17 表达,调节 TH 细胞因子平衡,减轻心肺组织损伤;降低免疫炎症,缓解临床症状体征,控制病情,改善患者焦虑、抑郁等不良情绪,提高生活质量。

三 健脾化湿通络法对强直性脊柱炎患者 NF‑κB‑iNOS‑NO 通路的影响

观察强直性脊柱炎患者心肺功能变化及健脾化湿通络中药复方 XFC 对其影响。临床研究结果显示：与正常对照组比较，强直性脊柱炎患者外周血 ROS、RNS、MDA、NF‑κBp65、iNOS、NO 的表达明显升高，SOD、CAT、T‑AOC 明显降低。强直性脊柱炎患者心肺功能变化与各指标间相关性研究。相关性分析结果显示，强直性脊柱炎患者的心功能参数 E 峰与 IL‑4、IL‑10 呈正相关，与 TNF‑α、ESR、CRP、IgG 呈负相关；E/A 与 BTLA/CD3$^+$T、BTLA/CD4$^+$T 呈正相关，与 IL‑1β、TNF‑α、CRP 呈负相关；EF% 与 BTLA/CD4$^+$T 呈正相关，与 C3 呈负相关；FS% 与 IL‑10 呈正相关。强直性脊柱炎患者心功能参数 E 峰与 NF‑κBp65、iNOS、NO、ROS、RNS、MDA 呈负相关，与 SOD、CAT、T‑AOC 呈正相关；A 峰与 NF‑κBp65 呈正相关，E/A 与 NF‑κBp65、iNOS、NO 呈负相关，EF% 与 NO 呈负相关，FS% 与 iNOS、NO 呈负相关。强直性脊柱炎患者 NF‑κBp65‑iNOS‑NO 的表达与各指标间相关性研究：强直性脊柱炎患者 NF‑κBp65 的表达与 ROS、RNS、MDA、TNF‑α、ESR 呈正相关，与 SOD、TAOC、IL‑4、IL‑10、BTLA/CD3$^+$T、BTLA/CD4$^+$T 呈负相关；iNOS 的表达与 ROS、RNS、MDA、TNF‑α、Hs‑CRP、BTLA/CD3$^+$T 呈正相关，与 SOD、TAOC 呈负相关；NO 的表达与 ROS、MDA、IL‑1β、ESR、Hs‑CRP 呈正相关，与 SOD、TAOC、BTLA/CD4$^+$T 呈负相关。因此，强直性脊柱炎患者存在心肺功能的降低。脾虚在强直性脊柱炎心肺功能降低中具有重要意义。强直性脊柱炎患者心肺病变，表现为心肺功能参数的降低。强直性脊柱炎患者心肺功能参数水平与 NF‑κBp65、iNOS、NO、ROS、RNS、MDA、SOD、TAOC、BTLA/CD3$^+$T、BTLA/CD4$^+$T、IL‑4、IL‑10、IL‑1β、TNF‑α、ESR、CRP、VAS、BASDAI、BASFI、BAS‑G、SAS、SDS、生活质量密切相关，提示氧化应激、免疫炎症反应参与心肺功能受损的过程。心肺功能下降越明显，强直性脊柱炎患者生活质量越差，焦虑、抑郁不良情绪越高。XFC 治疗强直性脊柱炎的疗效显著优于 SASP，在改善患者心肺功能参数、提高患者生活质量、控制临床症状体征、降低急性时相反应物、改善焦虑抑郁不良情绪、增强抗氧化能力、上调 BTLA 表达、维持细胞因子平衡等方面均明显优于对照组。XFC 改善强直性脊柱炎患者心肺功能的机制可能是：抑制 NF‑κB‑iNOS‑NO 信号通路活化，下调氧化指标、致炎细胞因子、炎性指标水平；上调 BTLA 表达频率、抗氧化指标、抑炎细胞因子水平，增强机体抗氧化能力，纠正细胞因子失衡状态，降低炎症指标及免疫复合物异常沉积，减少炎症反应对心肺脏器的损伤，进而改善心肺功能。

四 健脾化湿通络法对强直性脊柱炎患者血瘀状态 miRNA155 及 NF - κB 通路的影响

观察强直性脊柱炎活动期患者血瘀状态相关指标变化,强直性脊柱炎活动期患者外周血细胞因子(TNF - α、IL - 4、IL - 10、IL - 17)、核因子(NF - κB)信号通路相关指标、miRNA155 表达变化及中药 XFC 对上述指标的影响。理论研究结果显示:强直性脊柱炎血瘀理论研究:瘀血是"痹证"重要的致病特点,故痹前已有瘀,无瘀不成痹,瘀久必成痹;另强直性脊柱炎病程较长,久病邪入经络,故"久痹必瘀"。故"痹"与"瘀"密不可分。寒、湿、痰、热等邪均可致瘀,脾肾亏虚也可致瘀,故强直性脊柱炎血瘀状态的病因当归为邪实(风、寒、湿、痰、瘀等)和正虚(多为肾脾亏虚)两个方面。现代研究认为强直性脊柱炎血瘀形成的基础主要与微循环障碍(血流缓慢、红细胞聚集)、血液流变学异常(纤维蛋白原、红细胞压积等增高)、凝血-纤溶系统失衡(血小板聚集和活化、GMP140 等)、血管内皮细胞(血管内皮细胞、血小板活化因子、VEGF 等)有关。从脾肾论治强直性脊柱炎的血瘀证疗效确切:"痹"与"瘀"互为因果,互相影响,且与脾肾密切相关。临床研究结果显示:XFC 临床疗效:XFC 组 BASDAI50 显著高于柳氮磺胺吡啶(SASP)组。XFC 组中医症候疗效总有效率为 83.3%,显著高于 SASP 组。XFC 对强直性脊柱炎活动期患者具有以下作用:① XFC 显著降低 PLT、FBG、D - D、TXA2、GMP140、PAF、VEGF,升高 PGI2,改善强直性脊柱炎活动期患者血瘀状态。② XFC 显著降低 IL - 17、IκBα、NF - κB/P65、NF - κB/P50 含量,Act1、IκBα、P65、P50 mRNA 及 NF - κB/P65、NF - κB/P50 蛋白表达,升高 IL - 4、IL - 10,调节了细胞因子的失衡,同时抑制了 NF - κB 信号通路过度活化。③ XFC 显著降低强直性脊柱炎活动期患者的 miRNA155 表达。④ XFC 可显著降低强直性脊柱炎活动期患者的 BASDAI、BASFI、BAS - G、晨僵时间,改善患者的临床症状。⑤ XFC 可显著降低强直性脊柱炎活动期患者体倦乏力、腰脊活动受限、晨僵、腰膝酸软、肢体困重、少气懒言、面色萎黄、食少纳呆、食少腹胀、中医症状总积分,改善患者中医症状。⑥ XFC 可显著降低强直性脊柱炎活动期患者关节刺痛、唇色、皮下瘀斑及血瘀症状总积分,改善患者血瘀状态。强直性脊柱炎活动期患者血瘀状态表现:与正常范围相比,强直性脊柱炎活动期患者中 PLT、FBG、D - D 异常率分别为 75%、66.7%、61.7%,强直性脊柱炎活动期患者存在血瘀状态,以 PLT、FBG、D - D 三者异常升高为主要表现。XFC 虽在 ASAS20、改善临床症状方面及部分实验室指标方面与 SASP 相似,但在改善中医症状总积分、血瘀症状总积分、患者精力及心理健康状态显著优于 SASP 组。XFC 改善强直性脊柱炎活动期患者血瘀状态机制:① XFC 调节细胞因子失衡;② XFC 抑制 NF - κB 过度活化,纠正凝血-纤溶系统失衡;③ XFC 显著降低 miRNA155 表达。

第三节 干燥综合征现代研究

一 健脾益气通络法对干燥综合征的疗效及免疫学机制研究

从临床试验与动物实验两个方面研究干燥综合征的生活质量、抑郁情绪、调节 T 细胞、细胞因子的变化及 XFC 对其的干预作用,进一步探讨 XFC 治疗干燥综合征的作用机制。临床研究结果显示:干燥综合征患者生活质量各维度积分低于常模组,抑郁量表积分明显高于常模组。XFC 能显著改善干燥综合征患者生活质量积分、中医症状积分及抑郁量表积分,还能降低 IgG、IgA、IgM、ESR、CRP 等指标;同时能够显著降低干燥综合征患者血清中 IL - 6、TNF - α 含量,升高 IL - 10 的含量;上调 CD4$^+$CD25$^+$Treg、CD4$^+$CD25$^+$CD127 - Treg 的表达频率。实验研究结果显示:XFC 能够显著增加大鼠的体重同时降低饮水量,作用优于两组对照组。XFC 能够显著降低 IL - 17 和 TNF - α,升高 IL - 10;且大鼠体重与 IL - 17 和 TNF - α 呈负相关 XFC 能够增加 AQP1,AQP5 和 M3R 在干燥综合征大鼠颌下腺中的表达,降低 IL - 1β 的表达。因此,得出结论,细胞因子与干燥综合征的发病密切相关;中医脾虚贯穿干燥综合征的发病过程;约半数的干燥综合征患者生活质量各维度积分下降并伴有抑郁情绪,说明干燥综合征对患者的生活质量有明显影响;干燥综合征患者 IL - 6、IL - 10、TNF - α 的水平与生活质量、CD4$^+$CD25$^+$Treg、CD4$^+$CD25$^+$CD127 - Treg、患者的抑郁情绪、实验室指标等密切相关,提示免疫炎症反应参与干燥综合征的致病过程,加重患者的症状和体征,使干燥综合征患者的生活质量各维度积分下降,抑郁情绪积分升高;研究组在治疗干燥综合征的临床疗效方面显著优于对照组,在提高患者生活质量、改善临床症状、降低 CRP、ESR 等炎症性指标、改善抑郁情绪、上调 CD4$^+$CD25$^+$Treg、CD4$^+$CD25$^+$CD127 - Treg 表达频率等方面均明显优于对照组。干燥综合征患者的致病过程与致炎因子水平的升高和抑炎因子水平的降低有关,同时与 Treg 表达频率降低有关,XFC 治疗干燥综合征有效的机制可能是免疫抗炎作用调节细胞因子含量和调节补体调节蛋白含量,改善机体代谢,缓解临床症状、体征,提高生活质量,降低抑郁情绪。

二　健脾益气通络法对干燥综合征心肺功能及免疫学的影响

观察干燥综合征患者心肺功能变化、外周血 T、B 细胞衰减因子（BTLA）在 CD4+ CD25+ Treg 的表达频率、外周血 IL－17、IL－10 及 BTLA 配体疱疹病毒进入介质（HVEM）的变化及患者生活质量及 XFC 对其的影响；从动物实验角度观察干燥综合征大鼠心肺功能的变化、外周血 BTLA 在 CD4+CD25+ Treg 的表达频率、外周血 IL－17、IL－4 及 HVEM 的变化、大鼠心肌组织转化生长因子（TGF－β1）、Smad4、Smad7 及肺组织细胞外信号调节激酶（ERK）1、TGF－β1 的表达情况及 XFC 对其的影响，评价"益气健脾通络法"治疗干燥综合征的疗效。临床研究结果显示：XFC 可明显改善干燥综合征患者 EF％、E 峰；与治疗前比较，XFC 可明显改善干燥综合征患者 FEV1、MEF50、MEF25 及 PEF；XFC 能明显升高 CD3+BTLA+T 细胞、CD4+BTLA+T 细胞、血清 BTLA、SOD、Hb 及 IL－10 表达，能明显降低 IL－17、ESR、IgG、PLT 及 Hs－CRP 表达；XFC 可明显降低干燥综合征患者症状分级量总评分、改善口干咽燥、双目干涩、体倦乏力、食少纳呆、心悸、胸闷、气短症状，且在降低症状分级量总评分、改善口干咽燥、双目干涩、体倦乏力、食少纳呆方面明显优于对照组；实验研究结果显示：与 MC 组相比，XFC 组左室内径显著降低、室间隔、FEF50 明显升高，FEF25、MMF 显著升高。与羟氯喹（HCQ）组比较，XFC 组室间隔、FEF25、FEF75、MMF 显著升高；与 TGP 组相比较，XFC 组室间隔明显升高。与 MC 组相比，XFC 组 BTLA、IL－4 明显升高，IL－17、HVEM 明显降低。HCQ 组相比，XFC 组 BTLA、HVEM 显著升高、IL－17 明显降低；与白芍总苷胶囊（TGP）组相比，XFC 组 BTLA、HVEM 显著升高、IL－17 显著降低。与 MC 相比，XFC 组 CD4+CD25+ Treg、CD4+CD25+Foxp3+ Treg 明显增加。XFC 对干燥综合征大鼠颌下腺 AQP1,5 及超微结构的影响：XFC 能够增加 AQP1,5 在干燥综合征大鼠颌下腺中的表达，降低肺组织 ERK1、TGF－β1 积分，降低心肌组织 TGF－β1 的表达，升高 Smad7 的表达；改善干燥综合征大鼠下颌下腺超微结构的变化。因此，干燥综合征者出现心肺功能下降及生活质量各维度积分下降并伴有抑郁情绪，说明干燥综合征对患者的心肺功能及生活质量有明显影响；干燥综合征患者心肺功能与 BTLA 的表达水平、实验室指标等密切相关，提示 BTLA 参与干燥综合征的致病过程，加重患者的症状和体征，使干燥综合征患者的心肺功能及生活质量各维度积分下降，抑郁情绪积分升高；XFC 可以有效地改善干燥综合征患者心肺功能，提高患者生活质量、改善临床症状、降低 CRP、ESR 等炎症性指标、改善抑郁情绪、上调 BTLA 的表达频率；XFC 改善干燥综合征患者心肺功能，其有效的机制是上调外周血 BTLA 表达，通过 BTLA－HVEM 的负调共刺激信号作用调节 T、B 细胞的表达，上调 IL－10 表达，抑制 IL－17 表达，减少免疫复合物的沉积，减轻干燥综合征患者口眼干燥症状,降低心肺组织炎症反应,改善患者心肺功能。

三 健脾化湿通络法对干燥综合征心肺功能 Keap1－Nrf2/ARE 通路的影响

从临床角度观察干燥综合征患者心肺功能变化、外周血 ROS、RNS、SOD、T－AOC、MDA、GSH、TRX 及 T、B 细胞衰减因子(BTLA)、CD19$^+$、CD24$^+$调节性 B 细胞(Breg)的表达频率,外周血 IL－18、IL－35、TNF－α、TNF－γ、IL－4、IL－10 的变化及患者生活质量及 XFC 对其的影响;从动物实验角度系统观察干燥综合征大鼠外周血 IL－18、IL－35、TNF－α、TNF－γ、ROS、SOD、T－AOC、MDA 的变化,心、肺组织 Keap1－Nrf2－ARE 信号通路及 γ－GCS、HO－1 通路蛋白的变化。临床研究结果显示:XFC 可明显改善干燥综合征患者 EF%、E 峰;与治疗前比较,XFC 可明显改善干燥综合征患者 FEV1、MEF50、MEF25 及 PEF;XFC 能明显升高 BTLA 表达频率、BTLA 占淋巴细胞比例、SOD、TRX 值、IL－4,降低 CD19$^+$、CD24$^+$表达频率、MDA、ROS 值、IL－1β、ESR、CRP、IgA;且在升高 BTLA 表达频率、SOD、TRX 值、IL－4,降低 CD19$^+$、CD24$^+$表达频率、MDA、ROS 值、IL－1β、ESR、CRP、IgA 方面明显优于对照组。XFC 可明显降低干燥综合征患者症状分级量总评分、改善口干咽燥、双目干涩、体倦乏力、食少纳呆、心悸、胸闷、气短症状,且在降低症状分级量总评分、改善口干咽燥、双目干涩、体倦乏力、食少纳呆方面明显优于对照组;SF－36 各维度评分升高,SAS、SDS 评分降低。实验研究结果显示:与 MC 组比较,给药后 XFC 组、HCQ 组大鼠饮水量、颌下腺指数、脾指数显著降低,大鼠体重显著升高。与 HCQ 组比较,XFC 组饮水量下降的较明显。干燥综合征大鼠血清细胞因子变化及 XFC 对血清细胞因子影响。与 NC 组比较,MC 组 TNF－α、IFN－γ、IL－18 含量均升高,而 IL－35 含量下降。与 MC 组比较,给药后 XFC 组、HCQ 组 IL－35 升高,而 TNF－α、IFN－γ、IL－18 下降。与 NC 组比较,MC 组 MDA、ROS 含量均升高,而 T－AOC、SOD 含量、GSH、TRX 蛋白表达下降。与 MC 组比较,给药后 XFC 组、HCQ 组 SOD、T－AOC 含量、GSH、TRX 蛋白表达升高,而 MDA、ROS 下降。与 MC 组比较,XFC 组 *Keap1*、*Maf*、*Nfr2* mRNA、γ－GCS、HO－1 均降低。因此,得出结论,干燥综合征患者出现心肺功能下降及生活质量各维度积分下降并伴有焦虑抑郁情绪,说明干燥综合征对患者的心肺功能及生活质量有明显影响;干燥综合征患者心肺功能与 CD19$^+$、CD24$^+$、BTLA 的表达水平、氧化应激等密切相关,提示 B 细胞参与干燥综合征的致病过程,加重患者的症状和体征,使干燥综合征患者的心肺功能及生活质量各维度积分下降,焦虑抑郁情绪积分升高;XFC 可以有效地改善干燥综合征患者心肺功能,提高患者生活质量,改善临床症状,降低 CRP、ESR 等炎症性指标、改善焦虑抑郁情绪;XFC 改善干燥综合征患者心肺功能,其有效的机制是上调外周血 BTLA 表达频率,下调 CD19⁺、CD24⁺ 表达频率,上调 SOD、TRX、IL‐10 表达,抑制 IL‐17、MDA、ROS 表达,减少免疫复合物的沉积,减轻干燥综合征患者口眼干燥症状,降低心肺组织炎症反应,改善患者心肺功能,提高患者生活质量。

四 健脾化湿通络法对干燥综合征患者血瘀状态 miR155/NF‐κB 通路的影响

临床观察干燥综合征患者凝血参数、血瘀症状积分、症状体征积分、生活质量积分、焦虑抑郁积分、外周血细胞因子、NF‐κB 信号通路蛋白及相关实验室指标的变化,评价中药复方新风胶囊对其影响。理论研究结果显示:干燥综合征与血瘀状态的关系密切,血瘀既可以导致燥证的发生,燥证也可以导致瘀血的形成,两者互为因果,胶结难分。脾气亏虚是干燥综合征的发病基础:干燥综合征与脾、肺、肾三脏密切相关,而其中尤以脾最为关键,因"脾主运化水谷之精",为气血津液化生之源,又"脾主升清""脾气散精",主津液的输布,饮食水谷入胃,必须通过脾脏的运化及胃腑的消磨协调作用后才能化生为津液,津液生成后又赖脾气的推动"为胃行其津液",从而将津液输布全身。同时,脾"开窍于口",可通过足太阴脾经连舌本,散舌下,将脾精上承于口而"主涎",从而促进唾液腺的分泌。脾气亏虚是干燥综合征血瘀状态形成的病机关键:干燥综合征血瘀状态的形成虽有因虚、因燥、因郁、因久之异,且受多种因素影响,同时也是多个脏腑共同作用的结果,但其中尤以脾为关键,脾气亏虚是干燥综合征血瘀状态形成的病机关键,脾气亏虚,化源匮乏,脉道不充,血流滞缓;脾气亏虚,运化失职,聚为痰饮,阻碍气机;脾气亏虚,统摄无权,血行乖张,溢于脉外;脾气亏虚,中焦虚寒,温煦不及,血行迟缓,最终导致血瘀状态的形成。临床研究结果显示:XFC 组在降低凝血参数 D 二聚体(D‐D)方面优于 HCQ 组($P<$ 0.05)。与治疗前相比,XFC 组血瘀症状总积分、肌肤甲错、唇色、舌质、脉象积分值下降明显($P<0.05$ 或 $P<0.01$)。且 XFC 组在降低血瘀症状总积分、唇色、舌质、脉象积分方面优于 HCQ 组($P<0.05$ 或 $P<0.01$)。治疗后 XFC 组在降低 miR‐155 水平方面优于 HCQ 组($P<0.05$)。与治疗前相比,XFC 组 $P50$、$P65$、$I\kappa B\alpha$ mRNA 表达明显下降。且 XFC 组在降低 P50、P65 蛋白表达,降低 SOCS‐1 蛋白表达方面优于 HCQ 组,差异有统计学意义($P<0.05$ 或 $P<0.01$)。因此,干燥综合征患者存在血瘀状态,且与脾胃虚弱关系密切;干燥综合征患者血瘀状态的形成与 miR‐155/NF‐κB 信号通路异常活化有关;XFC 能显著改善干燥综合征患者临床症状及血瘀状态;XFC 改善干燥综合征患者临床症状及血瘀状态的机制可能是:① 降低炎症指标,减轻急性蛋白及免疫复合物的异常沉积,改善血瘀状态。② 上调抑炎因子,下调促炎因子,减轻对血管内皮细胞的损伤,从而维持凝血/纤溶系统的稳定,改善血瘀状态。③ 直接抑制 NF‐κB 信号通路,平衡炎症-细胞因

子-凝血网络,减轻血管内皮细胞持续损伤,改善血瘀状态。④ 降低 miR-155,升高 SOCS-1 表达,进一步抑制 NF-κB 信号通路过度活化,改善血瘀状态。

第四节　骨关节炎现代研究

一　健脾化湿通络法对膝骨关节炎患者疗效及免疫学的影响

通过临床研究,观察膝骨关节炎患者的症状体征、生活质量、免疫学、影像学指标变化及中医健脾化湿通络法对其影响,探讨中医健脾化湿通络法对膝骨关节炎患者的作用机制。理论研究结果显示,细胞因子网络失衡在骨关节炎发病中起着重要作用;细胞因子网络失衡是脾气虚的重要体现;脾气虚是骨关节炎中医学病机主要环节;健脾益气是中医治疗骨关节炎的关键治法。与对照组比较,治疗组治疗后夜间疼痛或不适、晨僵或起床后痛加重、行走时疼痛或不适、从坐位站起时疼痛或不适、日常活动、登楼梯、下楼梯、下蹲或弯曲膝关节、在不平路面行走积分及 LequesneMG 积分均显著降低。与对照组比较,治疗组治疗后 SAS、SDS 积分显著低于对照组、SF-36 各维度评分显著高于对照组。与治疗前比较,两组治疗后 TGF-β 显著升高,IL-1β 显著降低。与对照组比较,治疗组治疗前 IL-1β、TGF-β 无统计学意义;治疗后 TGF-β 显著升高、IL-1β 显著降低。与治疗前比较,两组治疗后 TIMP-1 显著升高、MMP-3 显著降低。与对照组比较,治疗组治疗前 MMP-3、TIMP-1 无统计学意义;治疗后 TIMP-1 显著升高、MMP-3 显著降低。与治疗前比较,两组治疗后 CD4$^+$CD25$^+$Treg、CD4$^+$CD25$^+$CD127$^{low/-}$Treg 比例显著升高 ($P<0.05$);与对照组比较,治疗组治疗前 CD4$^+$CD25$^+$Treg、CD4$^+$CD25$^+$CD127$^{low/-}$ Treg 比例无统计学意义,治疗后 CD4$^+$CD25$^+$Treg、CD4$^+$CD25$^+$CD127$^{low/-}$Treg 比例显著升高。因此,得出结论,脾气虚是骨关节炎中医学病机主要环节,细胞因子网络失衡是脾气虚的重要体现,健脾益气是治疗骨关节炎的主要治法。膝骨关节炎患者血清 IL-1β 显著升高,TGF-β 显著降低,并且随着病情加重及年龄增加血清 IL-1β、TGF-β 水平呈上升趋势。中医健脾化湿通络法能够显著改善膝骨关节炎患者的症状体征、生活质量、焦虑抑郁积分值。中医健脾单元疗法对膝骨关节炎患者的作用机制:① 中医健脾化湿通络法通过升高 KOA 患者外周血中 CD4$^+$CD25$^+$Treg、CD4$^+$CD25$^+$CD127$^{low/-}$ Treg 表达比例,进而调节 KOA 患者细胞因子、基质金属蛋白酶的失衡状态,改善患者免疫功能。② 下调致炎细胞因子、上调抑炎细胞因子,抑制膝骨关节炎患者炎症反应程度。③ 调节

基质蛋白酶及其组织抑制物之间的异常状态,改善膝骨关节炎患者软骨代谢的内环境。

二　健脾化湿通络法对膝骨关节炎心肺功能的影响

观察膝骨关节炎患者心肺功能,生活质量,BTLA,细胞因子,相关实验室指标的变化,以及健脾化湿通络中药 XFC 对上述指标的影响。结果显示,XFC 组治疗后 EF%、FS%、E 峰、E/A 明显升高,A 峰明显降低。与对照组相比,XFC 组能明显升高膝骨关节炎患者 E 峰、E/A。XFC 组治疗后 FVC、FEV1、MEF25-75、MEF50、MEF25 明显升高。XFC 组治疗后 $CD3^+$ $BTLA^+$ T 细胞、$CD4^+$ $BTLA^+$ T 细胞、$CD4^+$ $BTLA^+$ T 细胞、IL-10、SOD 表达频率明显升高,IL-1β、MMP9、Hs-CRP、ESR、MDA 表达频率明显降低($P<0.05$ 或 $P<0.01$)。与对照组比较,XFC 可明显升高膝骨关节炎患者 $CD3^+$ $BTLA^+$ T 细胞、$CD4^+$ $BTLA^+$ T 细胞、SOD 表达水平,降低 IL-1β、MDA 表达频率。与 MC 组比较,XFC 组 ERK1、TGF-β1、MMP9 明显降低,TIMP1 明显升高。与 GS 组比较,XFC 在升高 Smad-7 上明显优于 GS 组。XFC 组 IL-17、TGF-β1、IFN-γ 明显降低,而 BTLA、HVEM、IL-4 明显升高;与 GS 组比较,XFC 组 HVEM 明显升高。与 MC 组比较,XFC 组 $CD4^+CD25^+$ Treg、$CD4^+CD25^+Foxp3^+$ Treg 明显升高。因此得出结论,XFC 改善膝骨关节炎心肺功能的机制:① 免疫抗炎,改善心肌、肺组织病理结构。XFC 通过调节免疫反应,减轻关节局部及心脏、肺组织的炎症反应,改善关节、心肌、肺组织病理结构,使关节肿胀及其心肺功能得到改善。② 上调抑炎因子,下调致炎细胞因子,减轻心肌、肺组织免疫炎症反应。XFC 能上调 BTLA、HVEM、IL-4、$CD4^+CD25^+$ Treg、$CD4^+$ $CD25^+Foxp3^+$ Treg,下调致炎因子 IL-17、TGF-β1、IFN-γ,抑制细胞因子的促炎效应,增强抗炎效应,从而有效控制膝骨关节炎大鼠关节症状,减轻心肌、肺组织免疫炎症反应,起到抗炎抗免疫的效果。③ 抑制 ERK1、TGF-β1 生成,调节 MMP9 和 TIMP1 之间的平衡,改善心功能。XFC 能上调膝骨关节炎大鼠心脏组织 TIMP-1,下调 ERK1、TGF-β1、MMP-9 的水平,恢复细胞外基质的平衡,改善心功能。④ 调节 TGF-β1/Smads 信号传导,改善肺功能。XFC 能上调膝骨关节炎大鼠肺组织 Smad-7,降低 TGF-β1、Smad-4 蛋白表达,减轻肺组织炎症反应,减轻肺组织的损伤,促进肺组织修复,改善肺功能。

三　健脾化湿通络法对骨关节炎免疫球蛋白及 PI3K/Akt-mTOR 的影响

从临床与实验两个方面观察膝骨关节炎患者免疫球蛋白(Ig)、细胞自噬的变化及

XFC 对其的影响,并基于细胞 PI3K/Akt‐mTOR 及 Beclin‐1 通路探讨 XFC 降低膝骨关节炎患者免疫球蛋白的机制。临床研究结果显示,与治疗前比较,XFC 可明显降低膝骨关节炎患者 IgG1、IgG3,且在降低 IgG1 方面,XFC 组明显优于氨基葡萄糖对照组(GS组)。治疗后,两组 BAFF 及 BAFF‐R 均有所改善,在改善 BAFF‐R 方面治疗组优于对照组。实验研究结果显示,与 MC 组比较,XFC 组体重明显升高,Mankin 评分明显降低。与模型组比较,XFC 组 IgG1、IgG2a 降低。因此,膝骨关节炎患者 IgG 升高,其中 IgG1、IgG2、IgG3 水平升高($P<0.01$),说明在膝骨关节炎患者的病变中,确实存在体液免疫的参与。膝骨关节炎患者免疫球蛋白改变与关节、全身症状体征相关,并与生理功能、焦虑抑郁、疾病活动度、实验室指标(IgA、IgM、CRP、ESR 等)亦密切相关。这说明膝骨关节炎不但引起关节的肿胀、疼痛、变形、屈伸不利,而且还可导致免疫球蛋白降低,以及在此基础上出现生理、心理障碍和全身整体功能异常。XFC 在降低膝骨关节炎患者疼痛、肿胀等关节局部症状的同时,并能降低免疫球蛋白,调节全身体液免疫反应并能全面改善少气懒言、食欲减退等全身症状,降低 CRP、ESR 等炎症活动性指标。XFC 改善膝骨关节炎的机制:① 免疫抗炎,抑制软骨组织的病理损伤:XFC 能显著降低膝骨关节炎大鼠 Mankin 评分,改善软骨细胞超微结构,说明 XFC 通过调节细胞免疫反应,减轻关节局部的炎症反应,改善微循环,提高局部血供及氧供,使关节功能得到改善。② 上调抑炎因子,下调致炎因子,纠正软骨细胞分解合成平衡。③ 调节 BAFF,降低体液免疫。④ 调节 PI3K/Akt‐mTOR 信号的表达,改善 B 细胞代谢,调节体液免疫。⑤ 调节 Beclin‐1 通路信号转导,改善自噬状态,恢复稳态。

四 健脾化湿通络法对骨关节炎血瘀状态 NF‐κB/miR‐146 通路的影响

从临床与体外细胞实验两个方面观察膝骨关节炎患者血瘀状态、凝血‐纤溶指标、生活质量、致炎/抑炎细胞因子、NF‐κB 信号通路、miR‐146、相关实验室指标的变化及 XFC 对其的影响,并基于细胞 NF‐κB/miR‐146 通路探讨 XFC 改善膝骨关节炎患者血瘀状态的机制。临床研究结果显示,与治疗前相比,XFC 组治疗后血瘀积分、PLT、D‐D、FIB、PAF、TXB2 明显降低,PAF‐AH、6‐keto‐PGF1a 明显升高。与 GS 组治疗后相比,XFC 组血瘀积分、PLT、FIB、TXB2、6‐keto‐PGF1a 的明显改善。与治疗前相比,XFC 组 IL‐4、IL‐10 明显升高,IL‐1、IL‐17 明显降低,与 LEF 组相比,XFC 组的 IL‐17 明显下降。与治疗前相比,XFC 组 p50、p65、ACT1 明显明显降低。$p65$、$p50$、$TAK1$、$Act1$ mRNA 明显下降,与 GS 组相比,XFC 组 $p65$、$ACT1$ mRNA 明显下降。与治疗前相比,XFC 组治疗后 miRNA‐146 水平明显改善;与 GS 组相比,差异无统计学意义。因此,XFC改善膝骨关节炎(KOA)血瘀状态的机制:① 上调抑炎因子,下调致炎因子,阻止其对凝血系统的影响,及其对骨质的破坏。② 调节 NF‐κB 信号的表达,预防其异常活化,保护血管内皮。③ 调节 miR‐146 的表达。④ 调节 PI3K/Akt‐mTOR 信号的表达,改善 B 细胞代谢,调节体液免疫。⑤ 调节 Beclin‐1 通路信号转导,改善自噬状态,恢复稳态。